消化系统常见疾病
诊疗思维

主　编　董卫国　于红刚

副主编　李景南　邹多武　陈其奎

人民卫生出版社
·北京·

图书在版编目（CIP）数据

消化系统常见疾病诊疗思维 / 董卫国，于红刚主编
. —北京：人民卫生出版社，2023.4
ISBN 978-7-117-34650-4

Ⅰ.①消… Ⅱ.①董…②于… Ⅲ.①消化系统疾病
－常见病－诊疗 Ⅳ.①R57

中国国家版本馆 CIP 数据核字（2023）第 050685 号

| 人卫智网 | www.ipmph.com | 医学教育、学术、考试、健康，购书智慧智能综合服务平台 |
| 人卫官网 | www.pmph.com | 人卫官方资讯发布平台 |

消化系统常见疾病诊疗思维
Xiaohuaxitong Changjian Jibing Zhenliao Siwei

主　　编：董卫国　于红刚
出版发行：人民卫生出版社（中继线 010-59780011）
地　　址：北京市朝阳区潘家园南里 19 号
邮　　编：100021
E - mail：pmph @ pmph.com
购书热线：010-59787592　010-59787584　010-65264830
印　　刷：北京华联印刷有限公司
经　　销：新华书店
开　　本：710×1000　1/16　印张：20
字　　数：370 千字
版　　次：2023 年 4 月第 1 版
印　　次：2023 年 4 月第 1 次印刷
标准书号：ISBN 978-7-117-34650-4
定　　价：118.00 元

打击盗版举报电话：010-59787491　E-mail：WQ @ pmph.com
质量问题联系电话：010-59787234　E-mail：zhiliang @ pmph.com
数字融合服务电话：4001118166　E-mail：zengzhi @ pmph.com

编委（以姓氏笔画为序）

于红刚（武汉大学人民医院）
马静静（武汉大学人民医院）
王　硕（武汉大学人民医院）
王　婷（海南医学院第一附属医院）
亢　舰（武汉大学人民医院）
邓蓓莹（武汉大学人民医院）
仝巧云（宜昌市中心人民医院）
向建康（武汉大学人民医院）
刘　传（武汉大学人民医院）
刘　波（襄阳市第一人民医院）
刘启胜（咸宁市中心医院）
刘颖慧（武汉大学人民医院）
汤绍迁（荆州市中心医院）
安　萍（武汉大学人民医院）
孙泽群（十堰市妇幼保健院）
苏文豪（武汉大学人民医院）
李　娇（武汉大学人民医院）
李扬波（武汉大学人民医院）
李军华（荆门市第一人民医院）
李金婷（武汉大学人民医院）
李胜保（十堰市太和医院）
李景南（北京协和医院）
杨　辉（随州市中心医院）
杨敏琪（武汉大学人民医院）
吴晓涵（武汉大学人民医院）
吴继雄（黄冈市中心医院）

何鹏展（武汉大学人民医院）
邹传鑫（荆州市中心医院）
邹多武（上海交通大学医学院附属
　　　　瑞金医院）
沈　磊（武汉大学人民医院）
张　姮（武汉市中心医院）
张　海（黄石市中心医院）
张　清（孝感市第一人民医院）
张吉翔（武汉大学人民医院）
陈文习（鄂州市中心医院）
陈其奎（中山大学孙逸仙纪念医院）
陈明锴（武汉大学人民医院）
陈梅林（武汉大学人民医院）
林　晨（武汉市第四医院）
季梦遥（武汉大学人民医院）
周中银（武汉大学人民医院）
胡亚华（黄石市中心医院）
胡嘉铭（武汉大学人民医院）
柳　舟（武汉大学人民医院）
禹　蓉（武汉大学人民医院）
姜绍连（荆门市第二人民医院）
贺　阳（武汉大学人民医院）
贺建华（恩施土家族苗族自治州中心
　　　　医院）
高　山（襄阳市中心医院）
郭远美（武汉大学人民医院）

前　言

　　医师的临床实践不仅需要知识和技能,也需要全面和深入的临床思维能力。应用深入缜密的诊疗思维指导自己的临床实践,并预防患者产生不良后果,是当前基层医师必须具备的核心能力。随着我国分层医疗健康保障体系地不断完善,基层医师将在常见病和多发病的诊疗中承担越来越重要的任务,因而提高基层医师的诊疗思维能力,提升基层医疗服务水平成为实现"健康中国 2030"战略目标的重要内容。

　　当前基层医疗机构接诊疾病中,消化系统疾病是常见病、多发病。究其原因,主要是消化系统涉及组织器官较多、生理功能复杂,任何环节出现的器质性损伤或生理功能破坏均可导致疾病发生;同时,消化系统疾病可单独出现或与其他器官系统疾病伴随发生,且临床症状多不典型并常具隐匿性,易被忽视或与其他器官系统疾病相混淆。因此,培养基层医师全面、系统及科学的临床思维,对于规范消化系统常见疾病的诊断、治疗和预防至关重要。但目前在广大基层医院一线开展诊疗工作的基层医师常由于所掌握的消化系统常见疾病基础理论和诊疗技术的前沿性不突出,诊疗思维的系统性和科学性不足,导致诊疗的规范性、精准性尚不能充分满足患者需求,直接影响了广大消化系统常见疾病患者的生活质量,威胁了患者生命健康,阻碍了基层医院健康服务能力的提升,将直接影响"健康中国2030"战略目标中建立优质高效整合型医疗卫生服务体系和全民健身公共服务体系的实现。

　　《消化系统常见疾病诊疗思维》一书面向基层医师提供了一系列真实生动且内涵丰富的消化系统疾病案例,在编排上希望基层医师去批判性和创造性地思考案例的诊疗,不断地促进其在脑海中预演自己应该如何应对真实的临床场景,在临床场景中做出最优选择,引导基层医师在思考中体验临床诊疗思维的推理过程,逐步形成系统、科学的诊疗思维,进而规范消化系统常见疾病的诊断、治疗和预防。本书内容分为消化道常见疾病、肝胆胰常见疾病、消化系统常见肿瘤共三个部分。每个部分纳入八种常见疾病,共二十四章。每章分为六个版块,第一版块为该疾病的概述,第二版块提供经过精心筛选的关于该疾病的两个真实的完整病例,第三版块由国内消化领域知名专家针对病例予以专业点评,第四版块列出该疾病的规范化诊疗流程,第五版块展示该疾病的最新国内外重要诊疗指南,第六版块针对该疾病的诊断或治疗综述国内外最新研究进展。本书从概述到病例和专家点评,从规范化诊疗流程到最新共识指南,最后综述最新研究进展,整体设计全面、合理,为基层医师形成全面、系统、科学的消化系统常见疾病诊疗思维提供了可靠工具,为基层医院开展消化系统常见疾病的规范化诊疗提供了可靠保障。本书既可作为基层医师业务培训的教材,也可作为住院医师规范化培训教材,还可作为医学院校本科生、研究生学习的参考用书。

本书沉淀汇聚了全体编委多年的临床经验,不仅在病例选择上科学严谨、精益求精,更是在编写过程中融入了全体编委求真务实的精神和大医精诚的人文情怀。但由于编委水平有限,加之医学理论和专业技术的不断快速更新,不足之处在所难免,恳请广大读者不吝赐教、批评指正,以便再版时予以修正。

董卫国
于武汉大学人民医院都司湖畔
2022 年 10 月

目　录

第一部分　消化道常见疾病 ··· 1

　　第一章　胃食管反流病诊疗思维 ······································ 2

　　第二章　慢性胃炎诊疗思维 ·· 12

　　第三章　消化性溃疡诊疗思维 ·· 23

　　第四章　肠易激综合征诊疗思维 ······································ 33

　　第五章　炎症性肠病诊疗思维 ·· 44

　　第六章　胃肠道息肉病诊疗思维 ······································ 58

　　第七章　肠梗阻诊疗思维 ·· 70

　　第八章　消化道出血诊疗思维 ·· 84

第二部分　肝胆胰常见疾病 ··· 99

　　第一章　脂肪性肝病诊疗思维 ·· 100

　　第二章　药物性肝损伤诊疗思维 ······································ 112

　　第三章　肝硬化诊疗思维 ·· 127

　　第四章　肝脓肿诊疗思维 ·· 141

　　第五章　胆囊炎诊疗思维 ·· 154

　　第六章　急性胆管炎诊疗思维 ·· 167

　　第七章　胆总管结石诊疗思维 ·· 180

　　第八章　急性胰腺炎诊疗思维 ·· 190

第三部分　消化系统常见肿瘤 ··· 203

　　第一章　食管癌诊疗思维 ·· 204

　　第二章　胃癌诊疗思维 ·· 215

　　第三章　结直肠癌诊疗思维 ·· 230

　　第四章　胃肠道间质瘤诊疗思维 ······································ 244

第五章　胃肠胰神经内分泌肿瘤诊疗思维 ……………………………………… 256

第六章　胆道恶性肿瘤诊疗思维 ………………………………………………… 270

第七章　原发性肝癌诊疗思维……………………………………………………… 283

第八章　胰腺癌诊疗思维…………………………………………………………… 297

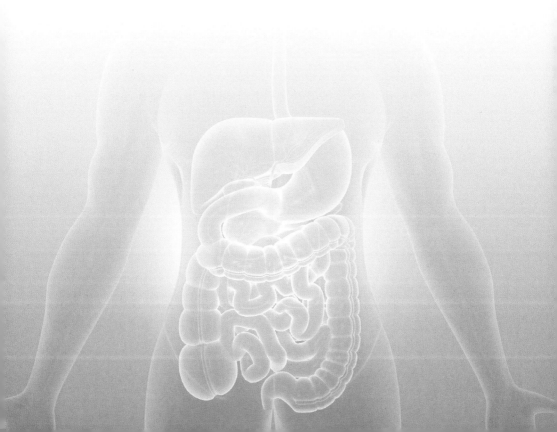

第一部分

消化道常见疾病

第一章

胃食管反流病诊疗思维

【概述】

胃食管反流病（gastroesophageal reflux disease，GERD）是指胃十二指肠内容物反流入食管引起不适症状和/或并发症的疾病。根据是否导致食管黏膜糜烂、溃疡，GERD 可分为反流性食管炎（reflux esophagitis，RE）和非糜烂性反流病（nonerosive reflux disease，NERD）。GERD 的发生主要与食管下括约肌（lower esophageal sphincter，LES）结构受损、功能障碍或一过性松弛延长有关，可引起反流和烧心等典型症状，也可引起咽喉、气道等食管邻近组织的损害，出现食管外表现。其并发症包括巴雷特食管（Barrett 食管）、食管狭窄和上消化道出血，其中 Barrett 食管有恶变风险。

GERD 是消化系统常见病，其患病率随年龄增长而增加，我国患病率约为12.5%，并呈逐渐上升趋势。

【典型病例】

 病例 1

1. 患者男性，54 岁，因"反酸、烧心 1 个月"于 2021 年 5 月 17 日入院。

2. 现病史　患者近 1 个月来无明显诱因出现间断性反酸、胸骨后烧心，无明显加重及缓解因素，无腹痛腹泻、畏寒发热、心慌胸闷等不适，期间未予特殊处理，今为求诊治来我院门诊，门诊以"反流性食管炎"收入我科。起病以来，患者精神及食欲尚可,大小便如常,体力、体重无明显变化。

3. **既往史**　有糖尿病病史(具体不详),否认冠心病、高血压等慢性病病史,否认乙肝、结核等传染病病史,否认手术、外伤、输血史,否认食物、药物过敏史,否认烟酒史。

4. **体格检查**　体温 36.5℃,脉搏 76 次/min,呼吸 18 次/min,血压 132/92mmHg。神清,精神可,步入病房,查体合作,营养良好,双侧瞳孔等大等圆,皮肤及巩膜无明显黄染,浅表淋巴结未及肿大,双肺呼吸音清,未闻及明显干、湿啰音。心率 76 次/min,律齐,各瓣膜区未闻及明显病理性杂音。腹软,全腹无压痛及反跳痛,肝、脾肋下未及,墨菲征(−),移动性浊音(−),双肾叩击痛(−),双下肢未见水肿,生理反射存在,病理反射未引出。

5. **入院前检验检查**　无。

6. **入院诊断**　反流性食管炎。

7. **鉴别诊断**

(1) 心脏疾病:GERD 引起的胸痛需与心源性胸痛鉴别,如心绞痛、心肌梗死等,心电图、心脏彩超、心肌酶有助于鉴别。

(2) 食管癌:早期食管癌的症状多不典型,主要表现为胸骨后不适、烧灼感、胸痛、食物通过缓慢等,胃镜检查及病理检查有助于鉴别。

8. **入院后检验检查**

(1) 生化 38 项(2021-05-17):葡萄糖(GLU)6.54mmol/L,总胆固醇(TC)5.23mmol/L,甘油三酯(TG)1.83mmol/L。

(2) 术前病原学检查:HBcAb 0.02C.O.I,HBsAb 146.30mIU/ml。

(3) 无痛电子胃镜:①反流性食管炎(B 级);②Barrett 食管;③萎缩性胃炎伴糜烂?④胃体隆起;⑤食管裂孔疝?(图 1-1-1)。

(4) 血常规、尿常规、大便常规、新型冠状病毒核酸、凝血功能、男性肿瘤标志物、甲状腺功能三项、心电图结果均未见异常。

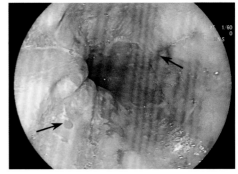

图 1-1-1　下段食管一周见片状糜烂灶,齿状线上缘可见 2 处橘红色岛状黏膜

9. **入院后治疗及转归**　入院后给予抑酸、护胃、修复胃肠黏膜等对症支持治疗。2021 年 5 月 24 日患者反酸、烧心症状消失,未诉其他不适,查体未见明显阳性体征,予办理出院手续。

10. **出院诊断**　①反流性食管炎;②Barrett 食管;③慢性胃炎。

病例 2

1. 患者男性,37 岁,因"反酸、烧心 4 个月"于 2021 年 3 月 13 日入院。

2. **现病史** 患者近 4 个月来无明显诱因出现反酸、烧心,多于餐后 1 小时发作,卧位及弯腰时加重,无明显腹痛腹泻、吞咽困难、胸骨后不适、心慌胸闷等,未经诊治,今求进一步治疗来我院,门诊以"反流性食管炎"收入我科。起病来,患者精神、食欲、睡眠可,二便如常,体力、体重未见明显变化。

3. **既往史** 否认高血压、冠心病、糖尿病等慢性病病史,否认乙肝、结核等传染病病史,否认手术、外伤、输血史,否认食物、药物过敏史,否认烟酒史。

4. **体格检查** 体温 36.3℃,脉搏 82 次/min,呼吸 16 次/min,血压 126/78mmhg。神清,精神可,步入病房,查体合作,营养良好,双侧瞳孔等大等圆,皮肤及巩膜无明显黄染,浅表淋巴结未及肿大,双肺呼吸音清,未闻及明显干、湿啰音。心率 82 次/min,律齐,各瓣膜区未闻及明显病理性杂音。腹软,全腹无压痛,无反跳痛,肝、脾肋下未及,墨菲征(-),移动性浊音(-),双肾叩击痛(-),双下肢未见水肿,生理反射存在,病理反射未引出。

5. **入院前辅助检查** 暂无。

6. **入院诊断** 反流性食管炎。

7. **鉴别诊断**

(1) 功能性消化不良:常有腹痛腹胀、恶心呕吐、反酸嗳气等消化道症状,查体未见明显体征,胃镜检查可见胃黏膜轻度炎症。

(2) 胃轻瘫综合征:可有餐后腹胀、恶心呕吐、反酸反流等不适,内镜检查提示胃排空障碍或胃潴留。

(3) 食管裂孔疝:有长期吞咽困难、反流、烧心等症状,胃镜可见齿状线上移,贲门口扩大、松弛,膈上可见疝囊腔。

(4) 其他:食管癌、不稳定型心绞痛等疾病。

8. **入院后检验检查**

(1) 生化 38 项(2021-03-14):γ-谷氨酰转肽酶(GGT)5.00U/L,TG 1.99mmol/L,高密度脂蛋白胆固醇(HDL-C)0.84mmol/L。

(2) 血常规、尿常规、大便常规、凝血检查及术前病原学检查未见明显异常。

(3) 心电图:①窦性心律;②心电轴中度左偏;③大致正常范围心电图。

(4) 行无痛胃肠镜检查(2021-03-16)提示结肠多发息肉钳除+APC 术;胃息肉钳除+APC 术;反流性食管炎 B 级(图 1-1-2)。病理检查示:(胃底)内镜活检标本,胃底腺息肉;(横结肠近端)内镜活检标本,提示增生性息肉。

9. **入院后治疗及转归** 入院后予以无痛内镜下诊疗、抑酸、修复胃肠黏膜及营养支持治疗。治疗后患者诉反酸、烧心症状好转,未诉其他不适,查体未见明显

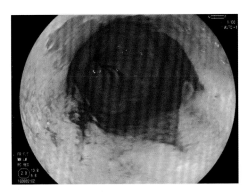

图 1-1-2　下段可见数处条状糜烂，长径大于 5mm，未融合，舒缩好

阳性体征，予以办理出院手续。

10. **出院诊断**　①反流性食管炎 B 级；②结肠多发息肉钳除+APC 术；③胃息肉钳除+APC 术。

知识点一

　　反流和烧心是 GERD 的典型症状，胸痛、吞咽困难、胸骨后异物感等是 GERD 的非典型表现。GERD 可伴随食管外表现，包括咽喉炎、哮喘、慢性咳嗽、特发性肺纤维化、声嘶、咽部不适和牙齿酸蚀等等，对于病因不明、反复发作的上述患者，特别是伴有反流和烧心症状，应考虑是否存在 GERD。

　　GERD 的病理生理机制包括食管下括约肌（lower esophageal sphincter, LES）结构与功能异常导致的抗反流屏障功能减弱、食管清除作用降低、食管黏膜防御功能降低以及食管敏感性增高等。

知识点二

　　食管反流监测可检测食管腔内有无胃内容物反流，为胃食管反流提供客观的诊断证据，还可评估反流与症状的关联性，预测抑酸治疗的疗效。具有典型的反流症状，但内镜检查正常、症状不典型、药物治疗无效或拟行抗反流手术的患者，需行食管反流监测。

　　食管反流监测的主要指标为酸暴露时间百分比（acid exposure time, AET），定义为 24 小时内食管酸碱值（pH）<4 的时间百分比，通常以 AET>4.2% 作为异常酸反流的标准。

知识点三

根据典型的反流和烧心症状,可拟诊 GERD,GERD 问卷(gastroesophageal reflux disease questionnaire,GerdQ)可作为 GERD 诊断的辅助工具。

建议初诊患者行内镜检查,内镜下若发现 RE 并能排除其他原因引起的食管炎和其他食管病变,可诊断 RE;若内镜检查阴性,但食管 pH 监测证实存在食管过度酸反流,则可诊断 NERD。

对拟诊 GERD 的患者,尤其是内镜检查阴性时,可采用质子泵抑制剂(proton pump inhibitor,PPI)试验性治疗协助诊断。

知识点四

PPI 或钾离子竞争性酸阻滞剂(potassium channel acid blocker,P-CAB)是 GERD 诱导缓解和维持治疗的首选药物,单剂量治疗无效时可改用双倍剂量,一种抑酸剂无效时可尝试换用另一种。

疗程为 4~8 周,对于重度食管炎(LA-C 和 LA-D 级)以及合并食管裂孔疝的 GERD 患者,可适当延长疗程或增加剂量。

知识点五

难治性 GERD 指双倍剂量 PPI 治疗 8 周后反流、烧心等症状无明显改善者。

多种原因可引起难治性 GERD,包括抑酸不足、弱酸或非酸反流、食管高敏感性、肥胖及食管裂孔疝、食管运动障碍、其他原因引起的食管炎和其他食管病变、功能性烧心、未纠正不良生活方式、未遵医嘱服药、精神心理因素等。

难治性 GERD 患者需行内镜、食管高分辨率测压和食管阻抗-pH 监测等检查。对于难治性 GERD,处理首先需了解患者的服药依从性,优化 PPI 的使用或换用 P-CAB。药物治疗失败的难治性 GERD,经全面、细致的检查确定存在反流证据且除外其他病因的,可考虑行内镜或外科手术治疗。

【专家点评】

GERD 是消化系统的常见疾病,近年来我国 GERD 患病率逐年上升,多数患者症状反复,病程迁延,影响生活质量。

病例 1 中,患者有典型的反流和烧心症状,可拟诊 GERD,行胃镜检查发现反流性食管炎(RE)和 Barrett 食管,排除了上消化道恶性肿瘤及其他食管病变,符合 RE 诊断标准,并对 RE 的严重程度进行了分级(B 级),有利于预测治疗效果和临床预后。本例患者症状典型,胃镜检查阳性,PPI 治疗有效,可暂不行食管反流监测。患者胃镜检查考虑食管裂孔疝的可能,可行食管气钡双重对比造影检查,以明确是否存在食管裂孔疝及其大小、位置,食管高分辨率测压有助于明确 GERD 的发病机制,也对诊断食管裂孔疝有较高的灵敏性。需要指出的是,饮食和生活习惯改变对于本病的治疗较为重要,医师应对患者进行相应宣教。

病例 2 中,根据患者的典型临床表现及内镜检查结果,RE 的诊断明确,治疗及时、有效,完成内镜检查的同时治疗了胃肠道息肉,降低了患者癌变的风险。需要指出的是,医师应对患者加强宣教,纠正其不良生活方式。调整生活方式是 GERD 患者的基础治疗手段,研究表明 PPI 治疗联合纠正不良生活方式的症状缓解率明显高于未纠正不良生活方式的单纯药物治疗者。同时,医师应提醒患者院外继续服用 PPI,总疗程为 4~8 周,及时复诊,避免抑酸不足、服药依从性差引起的症状控制不佳和反复。

【规范化诊疗流程】(图 1-1-3)

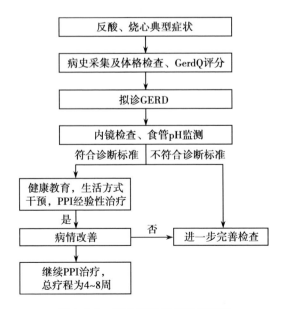

图 1-1-3　胃食管反流病诊疗流程

【指南推荐】

1. 中华医学会消化病学分会. 2020 年中国胃食管反流病专家共识[J]. 中华消化杂志,2020,40(10):649-663.

2. 中国医师协会消化医师分会胃食管反流病专业委员会,中华医学会消化内镜学分会食管疾病协作组. 2020 年中国胃食管反流病内镜治疗专家共识[J]. 中华消化内镜杂志,2021,38(1):1-12.

3. 中华医学会,中华医学会杂志社,中华医学会消化病学分会,等. 胃食管反流病基层诊疗指南(2019 年)[J]. 中华全科医师杂志,2019,18(7):635-641.

【综述】

内镜下射频消融术治疗胃食管反流病的研究进展

胃食管反流病(gastroesophageal reflux disease,GERD)是一种消化系统常见病,西方国家 GERD 的患病率为 10%~20%[1],国内尚缺乏大规模流行病学资料,有荟萃分析显示国内 GERD 的患病率为 12.5%[2],且呈逐年上升趋势。目前,以质子泵抑制剂(proton pump inhibitor,PPI)为核心的药物治疗联合生活方式干预是 GERD 的主要治疗方法。然而,经规范 PPI 治疗后,仍有高达 30% 的 GERD 患者症状控制欠佳,同时,部分患者需要长期甚至终身服药,PPI 治疗的有效性可能随着时间的推移而下降,长期应用 PPI 可能会降低患者的依从性及生活质量,甚至引起维生素及矿物质缺乏、骨质疏松、继发性感染等不良反应[3]。

外科抗反流手术的经典术式是腹腔镜下 Nissen 胃底折叠术(laparoscopic Nissen fundoplication,LNF),尽管疗效确切,但鉴于手术的侵入性、麻醉风险以及短期或长期并发症的发生,其临床应用受限[4]。近年来,GERD 的内镜治疗不断发展,2000 年美国食品药品监督管理局(Food and Drug Administration,FDA)批准内镜下射频消融术(Stretta 系统)应用于 GERD 的治疗[4],目前在临床上广泛开展[4-5]。

本文就内镜下射频消融术的作用机制、适应证和禁忌证、临床疗效和安全性等做一综述。

(一)作用机制

内镜下射频消融术治疗 GERD 的作用机制仍不清楚。一般认为,内镜下射频消融术将热能作用于食管下括约肌(lower esophageal sphincter,LES)及贲门局部的神经肌肉组织,导致局部组织凝固性坏死、胶原沉积,进而形成组织纤维化,增加 LES 压力及厚度,降低胃食管交界处顺应性,从而减少一过性 LES 松弛的频率,达到减轻反流症状及减少相关并发症的效果[5]。但多项临床研究证实,内镜下射频消融术并不能有效提高 LES 压力[6-8]，也并没有显著增加食管下端管壁厚度[9]；同时，食管平滑肌松弛剂可逆转射频治疗后患者胃食管交界处顺应性的改变。因此，局部组织纤维化可能并不是内镜下射频消融术治疗 GERD 的主要机制[8]。

射频治疗对神经的扰乱可能是其治疗 GERD 的潜在机制。内镜下射频消融术将射频能量传递到胃食管交界区，可能通过破坏食管壁内机械感受器或迷走神经传入通路，降低食管黏膜的敏感度，减少一过性 LES 松弛的频率，从而改善症状[9]。

(二) 适应证和禁忌证

1. 适应证　射频治疗主要用于 18 岁以上、确诊 GERD 且 PPI 治疗部分或完全有效、不能耐受长期服药、不愿意或不适宜行手术治疗的患者[3,5,10]。

2. 禁忌证　①长度>2~3cm 的食管裂孔疝；②严重食管炎（洛杉矶分级 C、D 级）；③Barrett 食管；④食管不典型增生；⑤门静脉高压和/或食管-胃底静脉曲张；⑥食管狭窄和食管溃疡；⑦存在其他动力障碍疾病和严重的食管体部蠕动失败；⑧LES 静息压过低（低于 5mmHg）；⑨吞咽困难、自身免疫性疾病、凝血功能障碍及不能耐受麻醉等合并症[5,10]。

(三) 临床疗效和安全性

2001 年 Richards 等[11]首次应用内镜下射频消融术治疗 20 例 GERD 患者，随访 3 个月，结果发现射频治疗可明显改善 GERD 患者的生活质量，减轻 GERD 症状，减少 PPI 用量，并且无严重不良反应发生。该研究证实了内镜下射频消融术治疗 GERD 的可能性和安全性，其后的相关临床研究也越来越多。

2017 年发表的荟萃分析[7]较为全面地分析了内镜下射频消融术对 GERD 的疗效，这项荟萃分析共纳入 28 项临床研究（包括 4 项随机对照研究、23 项队列研究和 1 项注册研究），共计 2 468 例患者，术后平均随访达 25.4 个月，结果显示，与假手术、单纯 PPI 治疗或 LNF 相比，射频消融治疗可显著减轻患者烧心症状，显著降低患者 RE 发病风险和食管酸暴露时间，治疗后患者 PPI 用量显著减少，生活质量显著提高。

关于内镜下射频消融术的长期疗效，Dughera 教授团队[6]对接受射频治疗的 26 例 GERD 患者进行了为期 8 年的随访，结果表明烧心严重程度评分在 4 年、8 年时分别降低 2.8 分、1.8 分，患者一般生活质量评分在 4 年、8 年时均显著上升，在 4 年、8 年后分别有 80.7%、76.9% 患者完全停用 PPI，所有患者都认为对症状控制的满意度优于先前的药物治疗。

在一项多中心前瞻性研究中[12]，217 例难治性 GERD 患者接受了射频治疗，其中 149 例患者完成了 10 年的随访，结果发现，72% 的患者 GERD 健康相关生活质量（GERD-HRQL）正常化，64% 的患者 PPI 用量减少 50% 以上，54% 的患者满意度增加了 60% 以上，最常见的不良反应是短期胸痛（50%）。Liang 等的研究[13]

纳入了 152 例接受内镜下射频消融术治疗的难治性 GERD 患者,其中 138 名患者完成了 5 年的术后随访,结果显示,患者烧心、反酸、胸痛、咳嗽和哮喘等症状评分均较前显著降低,59 名(42.8%)患者可以完全停用 PPI,104 名(75.4%)患者对症状控制完全或一定程度上满意。此外,除了 12 名(8.7%)患者在术后诉腹胀外,其余患者均未观察到严重并发症发生。

内镜下射频消融术治疗 GERD 的安全性较好。近期一篇整合了 28 项临床研究的荟萃分析[7]显示,2 468 例接受射频治疗的 GERD 患者中总体并发症发生率仅为 0.93%(23 例),包括浅表糜烂 9 例、黏膜撕裂 7 例、胃轻瘫 3 例、出血 1 例、纵隔炎、胸膜炎及肺炎各 1 例。

(四)小结

总体而言,内镜下射频消融术可明显减轻 GERD 患者的症状,显著改善患者的生活质量,减少 PPI 用量,降低食管炎发生率,但对食管酸暴露时间和 LES 静息压的作用仍存在争议,多数研究认为,射频治疗可以一定程度减少食管酸暴露时间,但并不会显著增加 LES 静息压[6-7]。射频治疗对难治性 GERD 也具有不错的疗效。射频治疗总体安全性较高,无严重不良反应发生。未来还需进一步细化内镜下射频消融术的适用人群,获取高质量中国人群的疗效评估数据。此外,内镜下射频消融术治疗 GERD 的具体机制也有待进一步深入探究。

(郭远美　寇继光　姜绍连　董卫国)

参考文献

[1] ZAGARI R M,FUCCIO L,WALLANDER M A,et al. Gastro-oesophageal reflux symptoms, oesophagitis and Barrett's oesophagus in the general population:the Loiano-Monghidoro study [J]. Gut,2008,57(10):1354-1359.

[2] 屈坤鹏,成晓舟. 我国部分地区胃食管反流病患病率的 Meta 分析[J]. 中华胃食管反流病电子杂志,2015,2(1):34-44.

[3] 魏雪,卢迪,郝建宇. 胃食管反流病的非药物治疗研究进展[J]. 中华疝和腹壁外科杂志(电子版),2020,14(4):331-335.

[4] PEARL J,PAULI E,DUNKIN B,et al. SAGES endoluminal treatments for GERD [J]. Surg Endosc,2017,31(10):3783-3790.

[5] 中国医师协会消化医师分会胃食管反流病专业委员会,中华医学会消化内镜学分会食管疾病协作组. 2020 年中国胃食管反流病内镜治疗专家共识[J]. 中华消化内镜杂志, 2021,38(1):1-12.

[6] DUGHERA L,ROTONDANO G,DE CENTO M,et al. Durability of Stretta Radiofrequency Treatment for GERD:Results of an 8-Year Follow-Up [J]. Gastroenterol Res Pract,2014, 2014:531907.

[7] FASS R,CAHN F,SCOTTI D J,et al. Systematic review and meta-analysis of controlled and prospective cohort efficacy studies of endoscopic radiofrequency for treatment of

gastroesophageal reflux disease ［J］. Surg Endosc,2017,31(12):4865-4882.

［8］ ARTS J,BISSCHOPS R,BLONDEAU K,et al. A double-blind sham-controlled study of the effect of radiofrequency energy on symptoms and distensibility of the gastro-esophageal junction in GERD ［J］. Am J Gastroenterol,2012,107(2):222-230.

［9］ DIBAISE J K,BRAND R E,QUIGLEY E M M. Endoluminal delivery of radiofrequency energy to the gastroesophageal junction in uncomplicated GERD:efficacy and potential mechanism of action ［J］. Am J Gastroenterol,2002,97(4):833-842.

［10］ AUYANG E D,CARTER P,RAUTH T,et al. SAGES clinical spotlight review:endoluminal treatments for gastroesophageal reflux disease(GERD) ［J］. Surg Endosc,2013,27(8): 2658-2672.

［11］ RICHARDS W O,SCHOLZ S,KHAITAN L,et al. Initial experience with the stretta procedure for the treatment of gastroesophageal reflux disease ［J］. J Laparoendosc Adv Surg Tech A,2001,11(5):267-273.

［12］ NOAR M,SQUIRES P,NOAR E,et al. Long-term maintenance effect of radiofrequency energy delivery for refractory GERD:a decade later ［J］. Surg Endosc,2014,28(8): 2323-2333.

［13］ LIANG W T,WANG Z G,WANG F,et al. Long-term outcomes of patients with refractory gastroesophageal reflux disease following a minimally invasive endoscopic procedure:a prospective observational study ［J］. BMC Gastroenterol,2014,14:178.

第二章

慢性胃炎诊疗思维

【概述】

慢性胃炎(chronic gastritis)是由多种病因引起的胃黏膜慢性炎症性或萎缩性病变,其主要病因为幽门螺杆菌(*Helicobacter pylori*,Hp)感染。根据内镜和黏膜活组织病理学检查,慢性胃炎分为萎缩性胃炎和非萎缩性胃炎。大多数慢性胃炎患者无明显症状,少数患者表现为上腹痛、腹胀、餐后饱胀及早饱感等非特异性消化不良症状。内镜和黏膜活组织病理学检查是慢性胃炎诊断和鉴别诊断的主要手段。慢性胃炎的治疗目标为去除病因、缓解症状及改善胃黏膜炎症反应。慢性非萎缩性胃炎患者预后良好,部分萎缩性胃炎可以改善或者逆转,但伴重度异型增生者易进展为胃癌。

【典型病例】

 病例1

1. 患者女性,62岁,因"间断上腹胀痛2年,再发20天"于2020年1月10日入院。

2. 现病史　患者2年前无明显诱因出现上腹胀痛,呈间断发作,与进食及体位改变无关,伴嗳气,无反酸烧心、恶心呕吐及腰背部放射痛等不适。2018年1月15日于我院胃镜检查提示慢性非萎缩性胃炎,给予抑酸等对症治疗后缓解,之后仍间断发作。20天前患者再发上述症状且逐渐加重,门诊给予口服促胃肠动力药物(具体不详)治疗后症状无明显缓解。为求进一步诊治,门诊以"慢性胃炎"收入院。起病以来,患者精神状态一般,食欲欠佳,睡眠状况欠佳,大小便正常,体力正常,体重较前无变化。

3. **既往史** 否认高血压、糖尿病、冠心病等慢性病病史,否认肝炎、结核、伤寒等传染病病史,否认手术、外伤、输血史,否认食物、药物过敏史,预防接种随当地进行,否认烟酒史。

4. **体格检查** 体温 36.5℃,脉搏 84 次/min,呼吸 20 次/min,血压 126/75mmHg。神志清楚,营养良好,全身皮肤、黏膜及巩膜无黄染,全身浅表淋巴结无肿大及压痛,两肺呼吸音清,未闻及干、湿啰音。心音有力,心率 84 次/min,律齐,未闻及病理性杂音。腹部平坦,腹壁无静脉显露,无胃肠型及蠕动波,腹软,无压痛、反跳痛,全腹未触及包块,肝、脾肋下未触及,墨菲征(−),移动性浊音(−),肝区及双侧肾区叩击痛(−),肠鸣音正常,4 次/min,未闻及振水音及血管杂音,双下肢无明显水肿,生理反射存在,病理反射未引出。

5. **入院前检验检查** 肝胆胰脾超声(2020-01-09)未见异常;肝功能正常。

6. **入院诊断** 慢性胃炎。

7. **鉴别诊断**

(1) 消化性溃疡:多有以慢性、周期性、节律性为特点的上腹痛病史,胃镜检查及活检有助于鉴别。

(2) 胃癌:早期往往无明显症状,进展期可出现上腹痛、呕吐、黑便甚至呕血,体重下降等症状,胃镜检查及活检有助于鉴别。

(3) 胆囊结石:常有胆绞痛史,疼痛位于右上腹,常放射至右肩部,墨菲征(+),肝胆胰脾超声检查可明确诊断。

8. **入院后检验检查**

(1) 血常规、血生化、甲状腺功能、肿瘤标志物正常。

(2) 血清胃功能检测:胃蛋白酶原Ⅰ(PGⅠ)89ng/ml,胃蛋白酶原Ⅱ(PGⅡ)7.29ng/ml,胃蛋白酶原比值(PGR,PGⅠ/PGⅡ)12.21,促胃液素 17(G-17)1.38pmol/L。

(3) 心电图:窦性心律,正常心电图.

(4) ^{13}C 呼气试验:阳性。

(5) 上腹部 CT 平扫:未见异常。

(6) **胃镜检查(2020-01-12)**:慢性萎缩性胃炎(C-2)(图 1-2-1)。病理检查示(胃窦)黏膜组织固有腺体萎缩、腺体数量减少,伴部分肠化。

9. **入院后治疗及转归**:入院后予以抑酸、促胃肠动力、Hp 根除治疗。2020 年1 月 15 日患者腹部胀痛好转,食欲尚可,无恶心、呕吐。体格检查示生命体征稳定,神志清楚,精神可,心、肺无明显异常,腹软,无压痛及反跳痛,肝、脾肋下未及,双下肢无明显水肿。予办理出院手续。

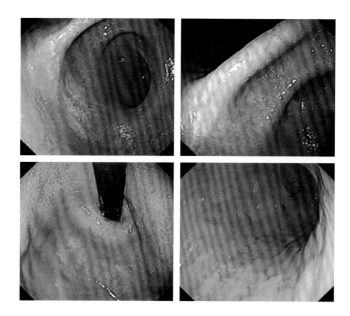

图 1-2-1　胃镜下可见胃窦、胃角黏膜红白相间,以白相为主,血管透见,胃窦大弯侧见 F 线,胃角 RAC 消失。诊断为慢性萎缩性胃炎(C-2)

10. 出院诊断　①慢性萎缩性胃炎(C-2);②Hp 感染。

 病例 2

1. 患者男性,52 岁,因"上腹痛 1 个月"于 2019 年 3 月 4 日入院。

2. 现病史　患者 1 个月前饮酒后出现上腹部烧灼痛,呈间断发作,与进食及体位改变无关,无反酸烧心、嗳气腹胀、恶心呕吐、胸痛胸闷、咳嗽咳痰等不适,口服质子泵抑制剂后腹痛稍缓解。2019 年 2 月 10 日我院门诊胃镜示糜烂性胃炎、胃窦隆起。为求进一步诊治,门诊以"胃炎"收入我科。起病以来,患者精神、食欲、睡眠一般,大小便正常,体力下降,体重无明显变化。

3. 既往史　否认冠心病、高血压、糖尿病等慢性病病史,否认肝炎、结核等传染病病史,否认手术、外伤、输血史,否认食物、药物过敏史,否认烟酒史。

4. 体格检查　体温 36.5℃,脉搏 80 次/min,呼吸 18 次/min,血压 120/70mmHg。神清,精神可,步入病房,查体合作,营养良好,双侧瞳孔等大等圆,皮肤及巩膜无明显黄染,浅表淋巴结未及肿大,双肺呼吸音清,未闻及明显干、湿啰音。心率 80 次/min,律齐,各瓣膜区未闻及明显病理性杂音。腹部平坦,腹壁无静脉显露,无胃肠型及蠕动波,腹软,剑突下轻压痛,无明显反跳痛,肝、脾肋下未及,墨菲征(−),移动性浊音(−),双肾叩击痛(−),双下肢无明显水肿,生理反射存在,病理反射未引出。

5. 入院前检验检查　胃镜(2019-02-10):糜烂性胃炎、胃窦隆起。

6. 入院诊断　①糜烂性胃炎;②胃窦隆起。

7. 鉴别诊断

(1) 消化性溃疡:患者常有反酸、上腹痛等症状,疼痛有规律,胃镜及病理检查可明确诊断。

(2) 功能性消化不良:有上腹痛、饱胀不适、反酸及嗳气等消化不良表现,胃镜、气钡双重对比造影、B 超均无器质性病变。

(3) 胃癌:患者年龄较大,有进行性消瘦、贫血等表现,胃镜及活组织检查可明确诊断。

8. 入院后检验检查

(1) 心电图:窦性心律,正常心电图。

(2) 血常规(2019-03-05):白细胞(WBC)2.75×10^9 个/L,血小板(PLT)85×10^9 个/L。

(3) 大便常规、尿常规、凝血功能、甲状腺功能、肝肾功能、乙型肝炎病毒表面抗原及肿瘤标志物未见明显异常。

(4) 胃镜(2019-03-06):①Barrett 食管;②胃多发息肉;③慢性非萎缩性胃炎;④反流性食管炎(B 级)。

9. 入院后治疗及转归　入院后于 2019 年 3 月 6 日行胃镜下胃多发息肉、Barrett 食管氩气刀治疗,予以抑酸、护胃等对症支持治疗。患者腹痛症状消失,未诉其他不适,查体未见明显阳性体征,于 2019 年 3 月 7 日予办理出院手续。

10. 出院诊断　①慢性非萎缩性胃炎;②胃多发息肉术后;③Barrett 食管术后;④反流性食管炎(B 级)。

知识点一

慢性胃炎症状缺乏特异性,仅根据临床表现,难以与消化性溃疡、胃癌、肝胆胰腺疾病等鉴别。如果出现食欲减退、体重减轻、贫血、呕血或黑便等报警征象,尤其是 45 岁以上、新近出现症状或原有症状加重者应警惕胃癌,内镜检查结合胃黏膜活检病理组织学检查为排除消化性溃疡、胃癌的最佳手段。慢性胆囊炎、胆石症及胰腺疾病也可出现消化不良症状,容易发生误诊。肝胆胰脾超声、腹部 CT 或 MRI、血液生化检查等可帮助诊断和鉴别。

知识点二

Hp 感染是慢性胃炎最主要的病因,胆汁反流、长期服用非甾体抗炎药(nonsteroidal anti-inflammatory drug,NSAID)和饮酒是慢性胃炎相对常见的病因,自身免疫性胃炎(A 型胃炎)在我国相对少见,其他感染性、嗜酸性粒细胞性、淋巴细胞性、肉芽肿性胃炎和肥厚性胃炎(Ménétrier 病)相对少见。

知识点三

慢性胃炎的治疗目的是去除病因、缓解症状和改善胃黏膜炎症反应。无症状、Hp 阴性的慢性非萎缩性胃炎无须特殊治疗;慢性萎缩性胃炎,尤其是严重的慢性萎缩性胃炎或伴有上皮内瘤变者,应注意预防恶变。

知识点四

慢性萎缩性胃炎年癌变率为 0.5%~1%,需要定期进行内镜、病理组织学检查和随访。中、重度萎缩并伴有肠化生的慢性萎缩性胃炎患者需 1 年随访 1 次,不伴有肠上皮化生或上皮内瘤变的慢性萎缩性胃炎患者可酌情内镜和病理随访。伴有低级别上皮内瘤变,并证明此标本并非来源于癌旁组织,根据内镜和临床情况,缩短至 6 个月左右随访 1 次;而高级别上皮内瘤变需立即确认,证实后行内镜下治疗或手术治疗。

【专家点评】

慢性胃炎是消化系统常见病之一,其发病率在我国呈上升趋势,症状缺乏特异性,部分慢性胃炎可进展为胃癌,因此提高慢性胃炎的规范化诊疗水平有重要意义。

病例 1 完善了腹部超声检查,初步排除了可引起患者所述症状的常见肝胆胰腺疾病可能。入院后进行胃镜和黏膜活组织病理学检查、^{13}C 呼气试验,在明确胃炎诊断的同时,也初步明确了病因,从而为确定后续治疗方案奠定了基础。本病例早期诊断并及时给予抑酸、促胃肠动力、Hp 根除治疗改善患者症状,降低胃癌发生率。值得注意的是,该患者住院治疗时间为 5 天,而 Hp 规范化根除治疗的疗程为 14 天,因此应告知患者出院后继续规律 Hp 根除治疗至足疗程,停药 1 个月后复查,并建议患者出院后门诊随诊。最后,本病例诊断慢性萎缩性胃炎伴肠化,具有一定的癌变风险,应使用 OLGA 和 OLGIM 分级分期系统对萎缩性胃炎的严重程度进行分级,有助于胃癌风险度的分层以及萎缩的监测和随访。

病例 2 对患者进行了内镜、肿瘤标志物等相关检查,排除了消化性溃疡及消化道肿瘤的可能,早期诊断并及时给予抑酸、护胃等治疗改善患者症状。但是本病例未进行病因诊断,在明确胃炎诊断之后,应对病因进行全面、详细的筛查,从而确定后续治疗方案,包括 ^{13}C 呼气试验、血清胃泌素抗体、壁细胞抗体和内因子抗体检测等。饮食习惯的改变和生活方式的调整也是慢性胃炎治疗的一部分。出院时医师应对患者进行健康宣教,建议患者尽量避免长期大量服用引起胃黏膜损伤的药物(如 NSAID),改善饮食与生活习惯(如避免过多饮用咖啡、大量饮酒和长期大量吸烟)。

【规范化诊疗流程】(图 1-2-2,图 1-2-3)

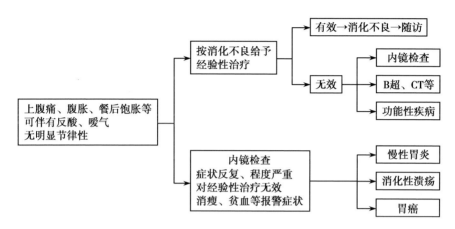

图 1-2-2 慢性胃炎诊断流程

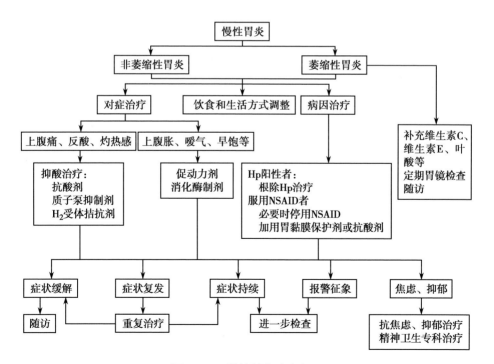

图 1-2-3 慢性胃炎治疗流程

【指南推荐】

1. 中华医学会,中华医学会杂志社,中华医学会消化病学分会,等. 慢性胃炎基层诊疗指南(2019 年)［J］. 中华全科医师杂志,2020,19(9):768-775.

2. 中华医学会消化病学分会. 中国慢性胃炎共识意见(2017 年,上海)［J］. 中华消化杂志,2017,37(11):721-738.

【综述】

慢性萎缩性胃炎的内镜诊断进展

慢性萎缩性胃炎(chronic atrophic gastritis,CAG)是指胃黏膜固有腺体萎缩常伴肠上皮化生的慢性胃炎,其胃黏膜可出现炎症、腺体萎缩、肠上皮化生和异型增生等病理改变。我国绝大部分的 CAG 由 Hp 感染引起。由于绝大多数的胃癌发生过程遵循 Correa 提出的"正常胃黏膜—浅表性胃炎—萎缩性胃炎—小肠型肠上皮化生—大肠型肠上皮化生—异型增生(中重度)—胃癌"发生模式,故早期发现和根治 CAG 是阻止其向胃癌发展、降低胃癌发生率的有效手段。目前内镜和黏膜组织活检是 CAG 的主要诊断方式。本文就 CAG 的内镜诊断方法及其发展与应用进行综述,以便为临床诊治提供依据。

(一) CAG 的内镜诊断标准及现状

CAG 在普通白光内镜下可见黏膜红白相间,以白相为主,皱襞变平甚至消失,部分黏膜血管显露;可伴有黏膜颗粒或结节状等表现[1]。然而普通白光内镜对黏膜的细微形态呈现不明显,诊断灵敏度和特异度较低,且观察者间变异度较高[2],因此不能可靠地诊断 CAG。我国慢性胃炎诊疗共识指南指出,以病理诊断为"金标准",普通白光内镜诊断萎缩的灵敏度仅为 42%[1],其原因可能与内镜的分辨率、操作人员技术熟练程度、病理活检数量、部位、深度及病理诊断医师之间的差异等因素有关。随着科技的发展,近年来涌现出多种基于普通白光内镜的新型内镜技术,提高了 CAG 内镜检查结果的可视性和内镜诊断的准确性。

(二) 染色内镜

1. 化学染色内镜　化学染色内镜是应用特殊染料对黏膜染色,从而增加病变组织与正常组织的对比度,使病灶的形态、范围更清晰,能够重点观察腺管的开口、黏膜下血管形态。目前常用亚甲蓝染色,结合放大内镜,诊断肠上皮化生和上皮内瘤变的准确率较高。此外,苏木精、靛洋红和醋酸染色对上皮内瘤变也具有诊断作用[1]。

然而,化学染色内镜在使用染色剂过程中的染色不均、试剂流失以及重复喷洒等情况可导致操作时间延长,且易出现假阳性结果,以上原因导致化学染色内镜在临床上的应用受限。

2. 电子染色内镜　电子染色内镜采用电子分光技术,能显示黏膜细微结构和表浅血管,对可疑的组织进行"靶向活检",提高活检的准确性和阳性率。窄带成像(narrow-band imaging,NBI)内镜是一种目前常用的电子染色内镜,其通过蓝色和绿色滤光片使用较窄波段的光来增强黏膜血管网络和表面结构的可视化。NBI放大内镜下的浅蓝色嵴或白色不透明物质,被认为是高度怀疑肠上皮化生的标志[3]。NBI内镜有助于提高肠上皮化生的检出率,并对其进行分级[4-5]。一项纳入44篇研究的荟萃分析指出,NBI内镜诊断胃黏膜肠上皮化生的灵敏度和特异度分别为79%和95%[5]。在一项针对5个西方国家中普通白光内镜和NBI内镜的实时诊断的多中心前瞻性研究指出,NBI内镜诊断肠上皮化生的准确率和灵敏度明显高于普通白光内镜(94% *vs.* 83%,87% *vs.* 53%)[6]。

除NBI以外,电子染色技术还包括蓝激光成像技术(blue laser imaging,BLI)、联动成像技术(linked color imaging,LCI)、内镜智能分光比色技术(flexible spectral imaging color enhancement,FICE)等。BLI是一种高强度对比成像,可对微血管进行可视化,模式类似于NBI。有研究指出,BLI内镜对广泛型肠上皮化生诊断的灵敏度和特异度分别为100%和79%[7]。LCI是一种颜色增强技术,在BLI-bright模式基础上加入红色强调信号,可区别黏膜颜色的轻微差异。LCI诊断Hp感染及肠上皮化生的准确性、灵敏度和特异度均高于普通白光内镜[8]。FICE利用光谱分析技术原理,将普通内镜图像经处理、分析产生特定波长的分光图像,不同组合的分光图像再经处理产生FICE图像,大大增强了黏膜对比度,联合放大内镜可清楚显示黏膜表面腺管开口类型和毛细血管网结构。然而,以上三种技术在CAG诊断与鉴别诊断中的应用价值及临床可行性仍待进一步研究。

电子染色内镜操作简便,无须喷洒染料,对CAG诊断及鉴别诊断有一定价值,灵敏度及特异度均较高。然而其光强度较弱,很难观察到整个胃,且镜下CAG表现特征及分型暂无完全统一的标准。

(三) 激光共聚焦显微内镜

激光共聚焦显微内镜(confocal laser endomicroscopy,CLE)将微型共聚焦显微镜整合于传统内镜先端,利用点扫描激光分析,获得高分辨率图像,能使内镜放大倍数超过1 000倍,在活体中对细胞和亚细胞结构进行观察,还能对深250μm处的黏膜细胞进行观察,并通过对影像的后处理重建三维结构。

目前,国内外文献均证实CLE对于诊断Hp感染的可行性,有望成为公认的诊断Hp感染的有力工具[9]。不仅如此,CLE引导下的靶向活检有助于提高活检的诊断率[10-11]。一项多中心随机对照试验结果发现,与标准活检相比,基于探针的CLE引导下的靶向活检可使患者的活检次数显著减少48.5%[10]。

CLE 由于可反映活体内消化道黏膜病变,在 CAG 疾病诊断以及组织学变化分级诊断方面具有较高的临床应用价值。然而,高昂的成本使其临床应用受到了一定限制。

(四)计算机辅助内镜诊断技术

计算机辅助内镜诊断正在迅速发展。深度学习是其中的一个重要分支,特指基于深层神经网络实现的模型或算法,可以自主提取和学习图像的判别特征,使得其对图像识别的准确度大大提高。目前最常用于图像识别的模型为卷积神经网络(convolutional neutral network,CNN)模型,可有效识别图像,分析图像的复杂特征包括形状、颜色和纹理,并进行图像分割。

计算机辅助内镜诊断技术不仅在检测 Hp 感染状态方面具有较高的准确性,还有助于内镜下诊断 CAG[12-15]。Itoh 等开发的 CNN 模型检测 Hp 感染的灵敏度和特异度均为 86.7%[16]。Pedro[17]等构建的深度学习算法模型诊断 CAG 的准确率为 93%,优于有经验的内镜医师。

计算机辅助内镜诊断技术有助于 CAG 内镜诊断,且具有高效、稳定、成本低廉等优势,有望在将来成为内镜医师的得力帮手。然而,由于大多数研究都是基于对选定图像的回顾性分析,且训练数据集的规模有限,此项技术的临床应用价值尚需前瞻性研究进一步验证。

(五)小结

普通白光内镜可呈现胃黏膜的自然色泽,但对黏膜的细微形态呈现不明显,与组织学检查结果之间的吻合率较低。染色内镜包括化学染色内镜和电子染色内镜,可对黏膜表面的细微形态变化进行观察,有助于辨认病灶并进行"靶向活检",提高活检的准确性和活检阳性率,指南指出以染色内镜为辅助的活检是检测胃黏膜癌前状态或病变的最佳方法[18]。焦激光共聚显微内镜可将组织放大 1 000 倍,从微观上显示黏膜层次,可清晰观察细胞和亚细胞结构,无须活检,即可从组织学上更清晰地区分病变与非病变区域。计算机辅助内镜诊断技术为准确诊断医学影像提供了可能,前景广阔,但仍需进一步研究。

(邓蓓莹　姜绍连　张　清　沈　磊　李景南)

参考文献

[1] 中华医学会消化病学分会. 中国慢性胃炎共识意见(2017年,上海)[J]. 中华消化杂志,2017,37(11):721-738.

[2] PIMENTEL-NUNES P,LIBÂNIO D,MARCOS-PINTO R,et al. Management of epithelial precancerous conditions and lesions in the stomach(MAPS Ⅱ):European Society of Gastrointestinal Endoscopy(ESGE),European Helicobacter and Microbiota Study Group(EHMSG),European Society of Pathology(ESP),and Sociedade Portuguesa de Endoscopia Digestiva(SPED)guideline update 2019 [J]. Endoscopy,2019,51(4):365-388.

［3］ KANEMITSU T,YAO K,NAGAHAMA T,et al. Extending magnifying NBI diagnosis of intestinal metaplasia in the stomach：the white opaque substance marker［J］. Endoscopy, 2017,49(6)：529-535.

［4］ ESPOSITO G,PIMENTEL-NUNES P,ANGELETTI S,et al. Endoscopic grading of gastric intestinal metaplasia(EGGIM)：a multicenter validation study［J］. Endoscopy,2019,51(6)：515-521.

［5］ RODRÍGUEZ-CARRASCO M,ESPOSITO G,LIBÂNIO D,et al. Image-enhanced endoscopy for gastric preneoplastic conditions and neoplastic lesions：a systematic review and meta-analysis［J］. Endoscopy,2020,52(12)：1048-1065.

［6］ PIMENTEL-NUNES P,LIBÂNIO D,LAGE J,et al. A multicenter prospective study of the real-time use of narrow-band imaging in the diagnosis of premalignant gastric conditions and lesions［J］. Endoscopy,2016,48(8)：723-730.

［7］ CASTRO R,RODRIGUEZ M,LIBÂNIO D,et al. Reliability and accuracy of blue light imaging for staging of intestinal metaplasia in the stomach［J］. Scand J Gastroenterol,2019, 54(11)：1301-1305.

［8］ ONO S,KATO M,TSUDA M,et al. Lavender Color in Linked Color Imaging Enables Noninvasive Detection of Gastric Intestinal Metaplasia［J］. Digestion,2018,98(4)：222-230.

［9］ 路敏敏,金世禄,刘宝珍,等. 慢性萎缩性胃炎的诊断进展［J］. 中华全科医学,2015, 13(5)：823-825,836.

［10］ ZUO X L,LI Z,LI C Q,et al. Probe-based endomicroscopy for in vivo detection of gastric intestinal metaplasia and neoplasia：a multicenter randomized controlled trial［J］. Endoscopy,2017,49(11)：1033-1042.

［11］ LI Z,ZUO X L,YU T,et al. Confocal laser endomicroscopy for in vivo detection of gastric intestinal metaplasia：a randomized controlled trial［J］. Endoscopy,2014,46(4)：282-290.

［12］ LUI T K L,TSUI V W M,LEUNG W K. Accuracy of artificial intelligence-assisted detection of upper GI lesions：a systematic review and meta-analysis［J］. Gastrointest Endosc,2020, 92(4)：821-830.

［13］ BANG C S,LEE J J,BAIK G H. Artificial Intelligence for the Prediction of Helicobacter Pylori Infection in Endoscopic Images：Systematic Review and Meta-Analysis Of Diagnostic Test Accuracy［J］. J Med Internet Res,2020,22(9)：e21983.

［14］ MU G,ZHU Y,NIU Z,et al. Expert-level classification of gastritis by endoscopy using deep learning：a multicenter diagnostic trial［J］. Endosc Int Open,2021,9(6)：E955-E964.

［15］ XU M,ZHOU W,WU L,et al. Artificial intelligence in the diagnosis of gastric precancerous conditions by image-enhanced endoscopy：a multicenter,diagnostic study(with video)［J］. Gastrointest Endosc,2021,94(3)：540-548.

［16］ ITOH T,KAWAHIRA H,NAKASHIMA H,et al. Deep learning analyzes Helicobacter pylori infection by upper gastrointestinal endoscopy images［J］. Endosc Int Open,2018, 6(2)：E139-E144.

［17］ GUIMARÃES P,KELLER A,FEHLMANN T,et al. Deep-learning based detection of gastric precancerous conditions［J］. Gut,2020,69(1):4-6.

［18］国家消化系疾病临床医学研究中心(上海),国家消化道早癌防治中心联盟(GECA),中华医学会消化病学分会幽门螺杆菌学组,等. 中国胃黏膜癌前状态及病变的处理策略专家共识(2020)［J］. 中华消化内镜杂志,2020,37(11):769-780.

第三章

消化性溃疡诊疗思维

【概述】

消化性溃疡（peptic ulcer, PU）或消化性溃疡病（peptic ulcer disease, PUD）泛指胃肠道黏膜在某种情况下被胃酸和/或胃蛋白酶自身消化（self-digestion）而形成的炎症性缺损，病变深度达到或超过黏膜肌层或达更深层次。幽门螺杆菌（*Helicobacter pylor*, Hp）感染和非甾体抗炎药（non-steroidal anti-inflammatory drug, NSAID）摄入是 PU 的主要病因。消化性溃疡常发生于胃或十二指肠，也可发生于食管-胃吻合口、胃-空肠吻合口附近或含有胃黏膜的麦克尔憩室（Meckel 憩室）内，十二指肠溃疡（duodenal ulcer, DU）的发病率高于胃溃疡（gastric ulcer, GU）（3：1）。消化性溃疡的典型症状为慢性上腹痛，常呈周期性、节律性发作，部分患者仅表现消化不良症状，部分以消化道出血、穿孔等并发症为首发症状。

消化性溃疡可见于任何年龄，以 20~50 岁居多，男性多于女性[(2~5)：1]。近年来，随着抑酸剂的发展，Hp 根除率及消化性溃疡药物治愈率明显提高，青壮年患者死亡率接近于 0，老年患者并发症死亡率也大幅度下降。

【典型病例】

 病例1

1. 患者男性，63 岁，因"上腹痛 1 个月，黑便 1 天"于 2021 年 6 月 23 日入院。
2. 现病史　患者 1 个月前无明显诱因出现上腹痛，以剑突下为主，疼痛呈烧灼样,阵发性发作,可忍受,进食后疼痛明显,空腹状态疼痛减轻,偶有反酸,无恶心呕吐、厌油、嗳气、心慌胸闷、畏寒发热、咳嗽咳痰、呼吸困难,发病期间曾自行口服止痛药物(具体不详)后症状有所缓解。1 天前出现解黑便,柏油样,量约 600ml,共计 5 次,伴有头晕、乏力,为求进一步诊治遂来我院。门诊胃镜示食管炎 A 级、胃窦溃疡性质待定(图 1-3-1),遂以"胃溃疡伴出血(性质待定)"收入院。起病以来,患者精神、睡眠、食欲欠佳,大便同上,小便正常。体力下降,体重无明显改变。

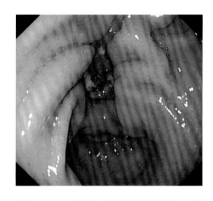

图 1-3-1　胃窦:黏膜小弯侧见一个溃疡灶,大小约 1.2cm×1.5cm,表覆白苔,基底深邃

3. 既往史　否认冠心病、高血压、糖尿病等慢性病病史,否认乙肝、结核等传染病病史,否认手术、外伤、输血史,否认食物、药物过敏史,否认烟酒史。

4. 体格检查　体温 36.7℃,脉搏 93 次/min,呼吸 20 次/min,血压 113/87mmHg。查体合作,神志清醒,发育正常,营养中等,体形偏瘦,步入病房,自主体位,对答切题,皮肤、黏膜无黄染,无肝掌,无蜘蛛痣,口唇苍白,贫血貌,全身浅表淋巴结无肿大,颈软,颈静脉无怒张,肝颈静脉回流征阴性,双侧甲状腺无肿大,双肺呼吸音清,双肺未闻及干、湿啰音。心音有力,心率 93 次/min,律齐,无病理性杂音。腹部平坦,肠鸣音活跃,腹壁柔软,剑突下轻压痛,无反跳痛,肝、脾肋下未触及,未触及腹部包块。无肝区叩击痛,无肾区叩击痛,移动性浊音(-)。生理反射存在,病理反射未引出。

5. 入院前检验检查　胃镜(2021-06-23):食管炎 A 级、胃窦溃疡(性质待定)。心电图(2021-06-23):①窦性心律;②正常心电图。血常规(2021-06-23):血红蛋白(HGB)95g/L。新型冠状病毒核酸检测阴性。

6. 入院诊断　①胃溃疡性质待定;②上消化道出血;③轻度贫血;④食管炎。

7. 鉴别诊断

(1)胃癌:早期多无典型临床症状,逐渐出现上腹痛、食欲减退、厌食、体重减轻甚至恶病质,可并发出血、幽门或贲门梗阻及穿孔,粪常规检查可长期隐血阳性,应用抑酸剂通常无效。胃镜下可见病变形态不规则,范围大于 2cm,底部凹凸不平,上覆污秽苔,病理活检可确诊。

(2)静脉曲张破裂出血:多有慢性肝病病史,发病前多见于进食粗糙食物、胃酸侵蚀、腹腔内压力增高、剧烈咳嗽等。临床表现为突发大量呕血或柏油样便,容易出现失血性休克。胃镜检查可见食管-胃底静脉曲张,见红色血栓头。

(3)急性糜烂出血性胃炎:此类患者大部分发病之前有明确的诱发因素,如口服非甾体抗炎药或者大量饮酒等,可出现急性上腹部疼痛,部分可出现呕血或者呕吐咖啡渣样物质,胃镜可见弥漫性糜烂性出血点,多以胃体和胃窦为主,病变深度多在黏膜层。

(4) Zollinger-Ellison综合征:该综合征主要由胃泌素瘤或促胃液素细胞增生所致,临床以高胃酸分泌,血促胃液素水平升高,多发、顽固及不典型部位消化性溃疡及腹泻为特征。临床疑诊时可行促胃液素水平检测,增强CT有助于发现肿瘤。

8. 入院后检验检查

(1) 心电图(2021-06-23):①窦性心律;②正常心电图。

(2) 血常规(2021-06-23):WBC 9.7×10^9 个/L,HGB 95g/L,PLT 258×10^9 个/L。

(3) 尿常规未见异常。

(4) 红细胞沉降率(ESR)54mm/h。

(5) 电子胃镜(2021-06-23):食管炎A级,胃窦溃疡性质待定(图1-3-2)。

(6) 肝功能、电解质、血糖(2021-6-23)未见明显异常。

(7) 肾功能:血尿素氮(BUN)10.7mmol/L。

(8) 凝血功能、心肌损伤标志物未见异常。

(9) 乙肝、丙型肝炎病毒抗体定量、梅毒螺旋体特异性抗体定量、人免疫缺陷病毒抗体定量、肿瘤标志物(癌胚抗原、甲胎蛋白、糖类抗原CA125、糖类抗原CA19-9、糖类抗原CA72-4)未见异常。

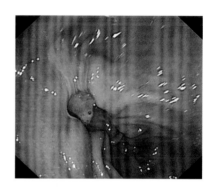

图1-3-2 胃窦:小弯侧见一个溃疡灶,大小约1.0cm×1.0cm,表覆白苔,基底深邃,周围黏膜肿胀,边缘活检2块,内镜下止血

(10) 大便隐血提示(++)。

(11) 胸部+全腹部CT(2021-06-23)未见明显异常。

(12) 胃镜(2021-07-01)提示胃窦溃疡。病理检查示(胃窦活检)镜下见小片呈慢性活动性炎症改变的胃黏膜。

9. 入院后治疗及转归 入院后予以禁食禁水、心电监护、吸氧、抑酸、护胃、补液及对症治疗。患者大便逐渐恢复正常,色黄,1次/1~2d,腹痛症状消失,病情稳定。建议出院后规范化治疗消化道溃疡,治疗3个月后复查。

10. 出院诊断 ①胃溃疡并出血;②轻度贫血;③食管炎。

 病例2

1. 患者女性,50岁,因"间断上腹痛半个月,加重3天"于2021年9月2日入院。

2. **现病史** 患者诉半个月前无明显诱因出现上腹痛,主要位于剑突下,呈阵发性绞痛,饥饿时明显,自行服用硫糖铝后可缓解,无恶心呕吐、反酸烧心、胸骨后烧灼不适感及咽部异物感,无腹泻、黑便、畏寒发热、黄疸、胸闷气促、咳嗽咳痰、尿频尿急尿痛等不适。3天前无明显诱因再次发作,程度较前加重,持续不能缓解,起病后未行特殊处理,为求进一步诊治来我院门诊,门诊以"腹痛待查"收住我科。起病以来,患者精神、睡眠一般,食欲差,大小便无明显异常,体力、体重无明显改变。

3. **既往史** 2011年行子宫及附件全切术;否认冠心病、高血压、糖尿病等慢性病病史,否认肝炎、结核等传染病病史,否认外伤、输血史,否认食物、药物过敏史,否认烟酒史。

4. **体格检查** 体温36.8℃,脉搏80次/min,呼吸20次/min,血压123/82mmHg。神清,精神可,步入病房,查体合作,营养良好,双侧瞳孔等大等圆,皮肤及巩膜无黄染,浅表淋巴结未及肿大,双肺呼吸音清,未闻及明显干、湿啰音。心率80次/min,律齐,各瓣膜区未闻及明显病理性杂音。腹软,剑突下及右上腹压痛,无明显反跳痛,肝、脾肋下未及,墨菲征(−),移动性浊音(−),双肾叩击痛(−),双下肢未见水肿,生理反射存在,病理反射未引出。

5. **入院前检验检查** 胃镜(2021-03-26):糜烂性胃炎,十二指肠球部溃疡(A2期)。

6. **入院诊断** 腹痛待查:消化性溃疡?糜烂性胃炎?

7. **鉴别诊断**

(1) 功能性消化不良:该病的特点是上腹部疼痛或饱胀不适,也可伴反酸、嗳气等表现,体检可完全正常或仅有上腹部轻度压痛,胃镜和X线检查可鉴别。

(2) 胃癌:典型的胃癌溃疡形态多不规则,边缘呈结节状,底部常凹凸不平,覆污秽状苔,病理检查可确诊。

(3) 胃泌素瘤:以多发性溃疡、不典型部位、易出现溃疡并发症、溃疡药物疗效差为典型特征,可伴腹泻症状,临床疑诊时可行促胃液素水平检测,增强CT有助于发现肿瘤。

(4) 钩虫病:十二指肠钩虫病患者症状可类似十二指肠溃疡,胃镜检查在十二指肠降部见到钩虫虫体或出血点,或粪检发现钩虫卵有助于诊断。

8. **入院后检验检查**

(1) 无痛胃镜:胃体及胃窦黏膜充血、水肿,见少许糜烂灶,十二指肠球部前壁见一个直径约2.0cm的溃疡,覆白苔,周边黏膜充血、水肿。诊断为十二指肠球部溃疡(A1期)、慢性糜烂性胃炎(Ⅰ级)(图1-3-3)。

(2) 腹部彩超:肝、胆、胰、脾未见明显异常。

（3）^{14}C 呼气试验（+）。

（4）血尿粪常规、肝肾功能、电解质、凝血功能、肌钙蛋白均未见明显异常。

（5）心电图：窦性心律，T 波异常。

9. 入院后治疗及转归　入院后予以禁食禁水、抑酸、护胃、黏膜保护等对症支持治疗。

患者腹痛症状明显缓解，未诉其他不适。

10. 出院诊断　①十二指肠球部溃疡（A1 期）；②慢性糜烂性胃炎（Ⅰ级）；③心电图异常：T 波异常。

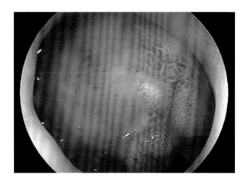

图 1-3-3　胃镜显示十二指肠球部前壁见一个直径约 2.0cm 的溃疡，覆白苔，周边黏膜充血、水肿，考虑为十二指肠球部溃疡

知识点一

消化性溃疡（PU）主要发病机制为胃-十二指肠黏膜损伤因素和黏膜防御-修复因素失衡，Hp 感染是 PU 发病的主要病因，NSAID 的临床广泛应用也是 PU 的常见病因。

知识点二

PU 以胃溃疡（GU）和十二指肠溃疡（DU）最为常见，慢性病程、周期性发作、节律性上腹痛等是疑诊 PU 的重要依据，GU 患者多见餐后疼痛，而 DU 患者常有饥饿痛和夜间痛，餐后多缓解。胃镜是确诊 PU 的首选方法和"金标准"。对于无法进行胃镜检查的患者，上消化道气钡双重对比造影发现龛影，也可对 PU 进行初步诊断，但无法区分良性或恶性病变。PU 患者应注意与慢性肝胆胰疾病、胃癌、胃泌素瘤相鉴别。

知识点三

胃镜检查的价值：①确定有无病变、溃疡部位及分期；②鉴别良恶性溃疡，对于 GU 患者，应常规于溃疡边缘取活检进行病理检查，尤其是迁延不愈的 GU 患者，多点活检尤为重要；③评价临床治疗效果；④若并发消化性溃疡出血的患者，则应尽量在 24 小时内行急诊内镜检查，可进行内镜下止血治疗，同时评估再出血风险。

知识点四

PU 治疗目标为去除病因,控制症状,促进溃疡愈合,预防复发和避免并发症。治疗以抑酸治疗为主,PPI 是首选药物,Hp 阳性患者应常规根除 Hp 治疗,可促进溃疡愈合,并显著降低溃疡复发率。

目前一线治疗方案仍推荐铋剂+PPI+2 种抗菌药物组成的四联方案,疗程为 10~14 天。

【专家点评】

PU 是临床常见病和多发病,有并发消化道出血、穿孔、幽门梗阻的风险,因此提高 PU 的规范化诊疗水平至关重要。

病例 1 中患者有上腹痛症状,呈典型的"餐后痛",同时伴头晕、乏力,解柏油样黑便,可拟诊为 GU 伴上消化道出血,完善急诊胃镜、内镜下病检、止血治疗及相关实验室检查,最终诊断为胃溃疡并出血、食管炎。早期诊断后立即予以禁食禁水、抑酸治疗,出院后提醒患者及时复诊,上述诊疗过程符合规范。但是该病例的两次胃镜检查都未对消化道出血情况进行描述,未评估再发出血风险,第二次胃镜检查的内镜下止血方法也不明确,也未对病因进行筛查,诊治尚有不完善之处。

病例 2 中患者有上腹痛症状,呈典型的"饥饿痛",拟诊 DU。入院后不仅完善胃镜检查、^{14}C 呼气试验和其他实验室检查以明确诊断,同时还完善肝胆胰脾超声检查,与肝胆胰疾病进行鉴别,避免了误诊与漏诊。胃镜检查不仅明确诊断,还明确了十二指肠球部溃疡的分期(A1 期)、慢性糜烂性胃炎的分级情况(Ⅰ级),有利于对预后进行评估。值得一提的是,本病例患者心电图显示 T 波异常,应进一步检查患者是否有心脏疾病,避免漏诊,如需使用 NSAID 治疗心脏疾病,则应评估是否有 NSAID 继发性溃疡的可能性。本例为 Hp 阳性十二指肠溃疡患者,应立即行 Hp 根除治疗并且评估是否根除成功,但病例诊疗过程中并未提及抗 Hp 治疗。

【规范化诊疗流程】(图 1-3-4,图 1-3-5)

【指南推荐】

1. 中华消化杂志编委会 . 消化性溃疡诊断与治疗规范(2016 年,西安)[J].

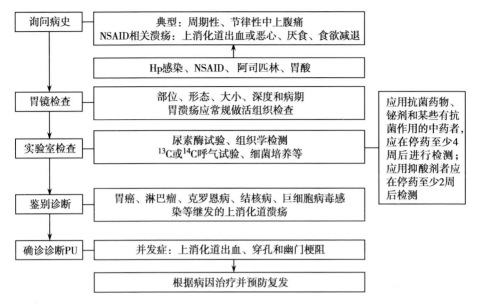

图 1-3-4　消化性溃疡诊断流程

NSAID,非甾体抗炎药;Hp,幽门螺杆菌;PU,消化性溃疡。

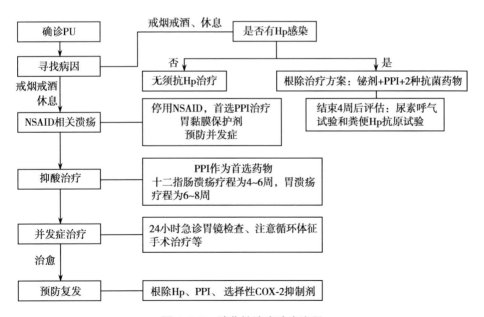

图 1-3-5　消化性溃疡治疗流程

PU,消化性溃疡;Hp,幽门螺杆菌;PPI,质子泵抑制剂;NSAID,非甾体抗炎药;COX-2,环氧合酶 2。

中华消化杂志,2016,36(8):508-513.

2. KAMADA T,SATOH K,ITOH T,et al. Evidence-based clinical practice guidelines for peptic ulcer disease 2020[J]. J Gastroenterol,2021,56(4):303-322.

【综述】

消化性溃疡出血治疗研究进展

消化性溃疡(peptic ulcer,PU)是常见消化系统疾病,其中以胃溃疡(gastric ulcer,GU)和十二指肠溃疡(duodenal ulcer,DU)最为常见,幽门螺杆菌(*Helicobacter pylori*,Hp)感染在疾病发展中占重要地位[1]。而消化性溃疡出血(peptic ulcer bleeding,PUB)是消化性溃疡的严重并发症,也是临床常见急重症之一,再出血率高,如未及时处理,可严重危害患者的生命。本文就消化性溃疡出血的治疗方法及其研究进展进行综述。

1. PUB 的药物治疗 质子泵抑制剂(proton pump inhibitor,PPI)是临床常用的治疗消化性溃疡出血的药物。血小板聚集及血浆凝血功能所诱导的止血作用需要在胃内 pH>6.0 时才能起效,因此抑制胃酸分泌、提高胃内 pH 有利于止血。PPI 为 H^+-K^+-ATP 酶抑制剂(不可逆结合),能够抑制各种原因导致的胃酸分泌增加,是世界上应用最广泛的抑制胃酸分泌的药物。对于内镜术前及术后 PPI 的使用,欧洲胃肠内镜学会及亚太共识均给予推荐意见,欧洲胃肠内镜学会推荐在内镜治疗前早期应用 PPI,可改善内镜下表现,降低内镜止血的需求,但是对患者预后(如再出血率、死亡率等)无显著影响[2]。亚太共识认为,对于血流动力学稳定且无活动性出血表现的非静脉曲张性上消化道出血患者,若 24 小时内能接受急诊内镜检查及治疗,不推荐使用 PPI[3]。对于术后使用 PPI,均给予肯定推荐。同时,新型抑酸药物富马酸伏诺拉生愈加受到人们关注,该药通过与 H^+-K^+-ATP 酶可逆性结合而发挥抑酸作用。与 PPI 相比,其能够更快升高胃内 pH 达到抑酸治疗效果,同时半衰期更长,作用时间更加持久,具有良好的应用前景。

2. PUB 的内镜治疗 临床多使用 Forrest 分类区分高风险出血和低风险出血,Forrest 分类将消化性溃疡出血分为Ⅰa(活动性喷射出血)、Ⅰb(活动性渗血)、Ⅱa(非出血性血管裸露)、Ⅱb(附着血凝块)、Ⅱc(平坦黑褐色点)和Ⅲ(洁净基底)。一般前 4 种表现作为高风险出血征象,后 2 种表现作为低风险出血征象。Forrest 分类对于患者的内镜分级治疗具有重要意义,无论是高风险还是低风险患者,均建议其在入院 24 小时内接受内镜检查。值得注意的是,在内镜检查前,均应稳定患者的血流动力学。

内镜治疗包括局部喷洒止血药物、局部注射治疗、双极电凝术、热探头、止血夹(传统 TTSC 内镜夹止血术和新型 OTSC 吻合夹止血术[4])、氩等离子体凝固术或软单极电凝术。

局部喷洒止血药物简单易行,是最基本的止血措施,通过将止血药物直接喷洒或冲洗出血病灶,达到止血的目的,常用药物为冰盐水加去甲肾上腺素或凝血酶等[5],但仅适用于少量渗血,对于Ⅰa、Ⅰb类活动性大量出血并不适用,再出血率也高,目前多辅助于其他内镜治疗,不用作单独的内镜治疗方法。

内镜下注射疗法是通过注射药物使黏膜肿胀达到止血目的,常用药物为肾上腺素,常与其他止血方式如钛夹治疗联合使用,如对于Ⅰa、Ⅰb类患者常使用肾上腺素联合钛夹、接触热凝治疗;Ⅱa类患者也可选择肾上腺素联合接触或非接触式热凝治疗[2]。

钛夹止血治疗属于机械止血疗法,通过钛夹推送器经钳道将钛夹送至出血部位并垂直于创面收紧夹闭,利用钛夹闭合产生的机械力夹紧出血血管及其周围黏膜组织,从而达到止血目的[6]。研究表明,内镜下钛夹止血治疗相比内镜下药物注射止血治疗的疗效更佳,再出血率更低。尤其是在药物局部注射治疗的基础上,联合热凝或机械止血方法,可以提高局部病灶的止血效果,一般对于Ⅰa、Ⅰb类效果最佳[7]。

对于内镜治疗后再出血的患者,手术治疗也并非首选,而是建议再次接受内镜检查和治疗或经导管动脉栓塞术(TAE),TAE与手术治疗相比,死亡率无显著差异,但是TAE并发症相对更少。对于内镜治疗后再出血的患者,再次内镜检查与手术相比,虽然再出血率更高,但死亡率无显著差异,且并发症少[8]。

3. PUB的输血治疗　随着医学研究的进一步发展,输血治疗已不是消化性溃疡出血的必需疗法,美国胃肠病学会指南推荐限制性输血治疗方案,建议对于血流动力学稳定的患者,实施限制性输血,阈值血红蛋白为70g/L,当出血患者血红蛋白量小于此阈值时,通过输血治疗可以降低患者再出血和死亡的风险。一项前瞻性随机对照研究表明,限制性输血和开放性输血(阈值为90g/L)相比,可明显提高患者生存率,降低不良反应发生率[9]。若患者合并有心血管疾病或其他合并症,可适当提高限制性输血的阈值[2](80g/L)。亚太共识也推荐限制性输血,但对于具体输血阈值,并未给予具体数值[3]。

4. PUB的手术治疗　尽管非手术疗法在临床应用愈加广泛,是一种十分安全、有效的手段,但手术治疗仍是一种行之有效的治疗方法,特别是对于溃疡面积较大、出血量多且出血迅速,以及内镜止血失败易复发的患者[10]。

5. 小结　消化性溃疡出血是临床常见急危重症,内镜治疗是消化性溃疡出血的重要治疗手段,越来越多的患者能从早期内镜治疗中获益,尤其是内镜下钛夹止血联合注射肾上腺素治疗是活动性大出血Ⅰa、Ⅰb的有效治疗方案。常用临床止血药物PPI和新型抑酸药物富马酸伏诺拉生(沃克)的使用可改善患者内镜下表现,输血治疗可降低急性失血患者(HGB<70g/L)的死亡率和不良反应发生率,

具有重大临床意义。值得一提的是，未来还需进一步探索和改进内镜治疗方法，尤其是对内镜止血后再次出血的患者第二次内镜治疗的探索，以期降低再出血率和死亡率。

（曹明为　陈梅林　孙泽群　杨　辉　李景南）

参考文献

［1］消化杂志编委会. 消化性溃疡诊断与治疗规范（2016年，西安）［J］. 中华消化杂志，2016，36（8）：508-513.

［2］LAINE L，BARKUN A N，SALTZMAN J R，et al. ACG Clinical Guideline：Upper Gastrointestinal and Ulcer Bleeding［J］. Am J Gastroenterol，2021，116（5）：899-917.

［3］HOOFT J E. Endoscopic diagnosis and management of nonvariceal upper gastrointestinal hemorrhage（NVUGIH）：European Society of Gastrointestinal Endoscopy（ESGE）Guideline-Update 2021［J］. Endoscopy，2021，53（3）：300-332.

［4］KUELLMER A，MANGOLD T，BETTINGER D，et al. Over-the-scope clip versus transcatheter arterial embolization for refractory peptic ulcer bleeding-A propensity score matched analysis［J］. United European Gastroenterol J，2021，9（9）：1048-1056.

［5］郝元震，程芮，李鹏，等. 急性非静脉曲张性消化道出血的内镜诊断与治疗［J］. 中华内科杂志，2022，61（3）：331-335.

［6］欧华妙，陈益耀，韩燕萍，等. 内镜下金属钛夹联合兰索拉唑治疗对老年上消化道出血患者凝血功能影响及疗效［J］. 中国老年学杂志，2021，41（2）：271-273.

［7］《中华内科杂志》编辑委员会，《中华医学杂志》编辑委员会，《中华消化杂志》编辑委员会，等. 急性非静脉曲张性上消化道出血诊治指南（2018年，杭州）［J］. 中华内科杂志，2019，58（3）：173-180.

［8］邱嘉裕，徐珺，潘晓林. 2021年美国胃肠病学会《上消化道溃疡出血的管理指南》解读［J］. 中国全科医学，2021，24（36）：4549-45549.

［9］VILLANUEVA C，COLOMO A，BOSCH A，et al. Transfusion strategies for acute upper gastrointestinal bleeding［J］. N Engl J Med，2013，368（1）：11-21.

［10］孙雄，陈范嵘，朱健焕，等. 非静脉曲张导致的上消化道出血内镜下止血失败的原因分析［J］. 中国内镜杂志，2019，25（5）：88-90.

第四章

肠易激综合征诊疗思维

【概述】

肠易激综合征（irritable bowel syndrome，IBS）是以反复发作的腹痛或腹部不适伴排便习惯或排便性状改变为特征，但缺乏可解释症状的形态学或生化指标异常的临床常见消化道疾病。根据排便习惯改变的主要表现，可将 IBS 分为腹泻型（IBS-D）、便秘型（IBS-C）、混合型（IBS-M）和未定型（IBS-U）。IBS 的诊断以临床症状为基础，其治疗目标是消除患者顾虑，减轻或缓解症状，减少发作频率及程度，提高生活质量。

我国 IBS 患病率为 1.0%~16.0%，消化专科门诊就诊的 IBS 患病率为 10%~30%。IBS 可发生于任何年龄，我国女性 IBS 的发病率高于男性。

【典型病例】

 病例1

1. 患者女性，40 岁，因"反复腹痛伴腹泻半年余，加重 4 个月"于 2021 年 6 月 10 日入院。

2. 现病史　患者半年前无明显诱因出现腹部隐痛，无固定部位，呈间断性，排便后可缓解，反复发作，约 1d/周，偶伴腹胀；伴大便不成形，3~4 次/d，为糊状或稀水样便，无黏液、脓血，无恶心、呕吐、反酸、烧心、发热、里急后重等不适。近 4 个月患者症状持续加重，未予特殊处理，为求诊治来我院，门诊以"肠易激综合征？"

收入院。起病以来,患者精神及食欲尚可,大便如上,小便如常,体力、体重无明显变化。

3. 既往史 否认冠心病、高血压、糖尿病等慢性病病史,否认乙肝、结核等传染病病史,否认手术外伤史、输血史,否认食物、药物过敏史,否认烟酒史。

4. 体格检查 体温36.6℃,脉搏82次/min,呼吸20次/min,血压110/70mmHg。神志清楚,精神可,步入病房,查体合作,营养良好。双侧瞳孔等大等圆,全身皮肤、巩膜未见明显黄染,浅表淋巴结未见肿大。双肺呼吸音清晰,未闻及明显干、湿啰音。心率82次/min,律齐,各瓣膜区未闻及明显异常杂音。腹软,无压痛及反跳痛,麦氏点压痛(−),肝、脾肋下未及,墨菲征(−),移动性浊音(−),肠鸣音正常。双下肢无水肿。四肢肌力、肌张力正常,生理反射存在,病理反射未引出。

5. 入院前检验检查 无。

6. 入院诊断 腹泻型肠易激综合征(IBS-D)?

7. 鉴别诊断

(1) 溃疡性结肠炎:大便性状改变多以黏液脓血便、水样便为主,偶见大量便血;结肠镜检可发现病变呈连续性、弥漫性糜烂或多发浅溃疡。

(2) 克罗恩病:腹痛以右下腹或脐周为主;结肠镜、X线检查可见病变主要位于回肠末端及其邻近结肠,呈非连续性、非弥漫性分布;病理活检可见非干酪样肉芽肿;本病可合并广泛的肛周病变、瘘和腹腔脓肿。

(3) 肠道感染性疾病:多伴发热,实验室检查及粪便培养异常。

(4) 食物相关的胃肠道症状:如乳糖不耐受、果糖不耐受、乳糜泻、食物过敏等。

(5) 内分泌或代谢性疾病:如甲状腺疾病、糖尿病、胰腺内分泌肿瘤、高钙血症、卟啉病等。

(6) 药物(如抗生素、化疗药物等)相关的胃肠道症状。

8. 入院后检验检查

(1) 血常规、生化38项、粪便常规、粪便培养、甲状腺功能、癌胚抗原均未见异常。

(2) 十二通道心电图:窦性心律;心电轴正常。

(3) 胸部+全腹部CT平扫:左肾小囊肿?

(4) 肝胆彩超、甲状腺彩超、子宫及附件彩超均未见异常。

(5) 胃镜:浅表性胃炎。

(6) 结肠镜:未见异常。

9. 入院后治疗及转归 入院后给予调节胃肠道功能(马来酸曲美布汀)、止泻(蒙脱石散)、调节肠道菌群(双歧杆菌三联活菌胶囊)治疗,3天后患者腹泻、腹痛症状明显好转,予办理出院手续。

10. 出院诊断　腹泻型肠易激综合征(IBS-D)。

 病例 2

1. 患者男性,34 岁,因"反复腹痛 11 个月,加重 1 周"于 2021 年 4 月 5 日入院。

2. 现病史　患者 11 个月前无明显诱因出现腹痛,脐周为主,呈阵发性绞痛,进食生冷、刺激性食物后加重,排便可缓解,伴大便不成形,3~5 次/d,最多达 7~8 次/d,为黄色稀水样便,无黏液、脓血,无恶心呕吐、反酸烧心、嗳气、畏寒发热等不适。口服益生菌及中药(具体不详)治疗后症状可缓解,停药后复发。1 周前进食油腻食物后患者症状加重,伴焦虑和失眠。为求进一步诊治来我院,门诊以"腹痛、腹泻原因待查"收入院。起病以来,患者食欲尚可,精神、睡眠欠佳,大便如上,小便正常,体力、体重无明显变化。

3. 既往史　否认高血压、糖尿病、冠心病等慢性病病史,否认肝炎、结核、伤寒等传染病病史,否认手术、外伤、输血史,否认药物、食物过敏史,否认吸烟史,饮酒史约 10 年,100ml/d。

4. 体格检查　体温 36.7℃,脉搏 85 次/min,呼吸 20 次/min,血压 138/78mmHg。神志清楚,精神可,步入病房,查体合作,营养良好,双侧瞳孔等大等圆,全身皮肤、巩膜未见明显黄染,浅表淋巴结未及肿大。双肺呼吸音清晰,未闻及明显干、湿啰音。心率 85 次/min,律齐,各瓣膜区未闻及明显异常杂音。腹软,无压痛及反跳痛,麦氏点压痛(−),肝、脾肋下未及,墨菲征(−),移动性浊音(−),肠鸣音活跃(9 次/min)。双下肢无水肿,四肢肌力、肌张力正常,生理反射存在,病理反射未引出。

5. 入院前检验检查　血常规、大便常规(2021-04-04)未见异常。

6. 入院诊断　腹痛、腹泻原因待查:肠易激综合征?

7. 鉴别诊断

(1) 溃疡性结肠炎:大便性状改变多以黏液脓血便、水样便为主,偶见大量便血;结肠镜检可发现病变呈连续性、弥漫性糜烂或多发浅溃疡。

(2) 克罗恩病:腹痛以右下腹或脐周为主;结肠镜、X 线检查可见病变主要位于回肠末端及其邻近结肠,呈非连续性、非弥漫性分布。病理活检可见非干酪样肉芽肿。本病可合并广泛的肛周病变、瘘和腹腔脓肿。

(3) 肠道感染性疾病:多伴发热,实验室检查及粪便培养可见异常。

(4) 食物相关的胃肠道症状:如乳糖不耐受、果糖不耐受、乳糜泻、食物过敏等。

(5) 内分泌或代谢性疾病:如甲状腺疾病、糖尿病、胰腺内分泌肿瘤、高钙血症、卟啉病等。

(6) 药物(如抗生素、化疗药物等)相关的胃肠道症状。

8. 入院后检验检查

(1) 血常规+CRP+SAA、生化 38 项、传染病 4 项筛查、大便常规、尿常规、凝血功能、甲状腺功能、红细胞沉降率、降钙素原检查(2021-04-05)均未见异常。

(2) 全腹部 CT 平扫(2021-04-06):未见明显异常。

(3) 培养与免疫学检测(2021-04-07):粪便培养阴性、EB 病毒、巨细胞病毒均阴性,T-SPOT 阴性,肿瘤标志物未见明显异常,ENA 全套阴性。

(4) SAS 焦虑评估量表为 58 分(轻度焦虑)。

(5) 肠镜(2021-04-08):结肠黏膜未见异常。

9. 入院后治疗及转归　入院后嘱患者调节情绪状态,避免焦虑,改善生活方式,予以解痉药、消化酶、益生菌及抗焦虑药物治疗,5 天后患者腹痛症状缓解,大便成形,排便次数减少(1~2 次/d),焦虑、失眠症状明显好转,予办理出院手续。

10. 出院诊断　①腹泻型肠易激综合征(IBS-D);②焦虑状态。

知识点一

根据罗马Ⅳ标准,诊断 IBS 需要满足以下条件:反复发作的腹痛且具备症状与排便相关、伴排便频率改变、伴粪便性状或外观改变 3 项特征中的至少 2 项,近 3 个月发作频率>1d/周,病程≥6 个月。

知识点二

根据粪便性状,IBS 可分为 IBS 腹泻型(IBS-D)、IBS 便秘型(IBS-C)、混合型 IBS(IBS-M)和不确定型 IBS(IBS-U)4 种亚型,其中 IBS-D 是我国最常见的 IBS 亚型。

知识点三

除常规进行血常规、C 反应蛋白(C-reactive protein,CRP)、红细胞沉降率(erythrocyte sedimentation rate,ESR)、粪便常规+隐血试验及肝功能检查外,对有报警症状(包括年龄>40 岁、便血、粪便隐血试验阳性、夜间排便、贫血、腹部包块、腹水、发热、非刻意体重减轻、结直肠癌和 IBD 家族史)的患者,应进一步行结肠镜检查以排除器质性疾病。

知识点四

IBS 严重程度取决于患者的肠道症状、肠道外症状、疾病对生活质量的影响(伤残程度)、患者与疾病相关的感受和应对方式。IBS 患者需根据心理评分、病理生理机制、精神心理障碍等,进行疾病严重程度分级。

知识点五

IBS 的治疗手段包括饮食及生活方式调整,药物、精神心理、认知和行为学干预。以腹泻为主的患者可选择解除痉挛、止泻类药物;以便秘为主的患者可选择促动力、通便类药物,但应避免刺激性缓泻剂;以腹痛为主的患者可考虑采用具有调节内脏感觉作用的药物;对合并明显抑郁、焦虑等精神情感障碍患者可适当予以抗抑郁、抗焦虑药物治疗。

【专家点评】

肠易激综合征(IBS)临床较为常见,我国普通人群 IBS 总体患病率为 1.0%~16.0%,女性 IBS 患病率高于男性;IBS 在各年龄段人群中均有发病,但以中青年更为常见。

病例 1 较为典型,患者为中青年女性,症状为腹痛反复发作且与排便相关,病程达 6 个月之久,且近 4 个月症状发作频率为>1d/周,伴排便频率及大便性状改变,结合体征,拟诊为腹泻型肠易激综合征(IBS-D)。经给予调节胃肠道功能、止泻和调节肠道菌群后,症状明显缓解,且可进一步明确 IBS-D 的诊断。但本病例未充分分析患者病因,未指导患者建立良好的生活习惯及饮食结构,也未告知患者 IBS 的疾病特点及性质以解除患者顾虑,规范性有待进一步提高。

病例 2 中患者症状顽固,入院后除完善常规检查外,还完善甲状腺功能、肿瘤标志物、全腹 CT 平扫及肠镜检查等系统、全面的辅助检查的做法值得肯定。虽然 IBS 的疾病进展呈良性过程,一般不会严重影响全身情况,亦不会直接导致死亡,但症状反复或间歇发作可对患者生活质量、工作效率、社会适应和心理健康造成负面影响,其程度甚至与器质性胃肠疾病(如克罗恩病)相当。本病例患者症状反复,持续时间较长,对患者的身心健康造成严重影响,此次入院后评估精神心理状态,并且给予抗焦虑药物口服治疗,疗效明显。心理行为疗法可改善患者症状,提高生活质量,可作为药物治疗的辅助手段并用于难治性 IBS 患者。本例诊疗中未重视心理行为疗法,同时也未对患者进行饮食和应激管理宣教,规范性有待进一步提高。

【规范化诊疗流程】(图 1-4-1)

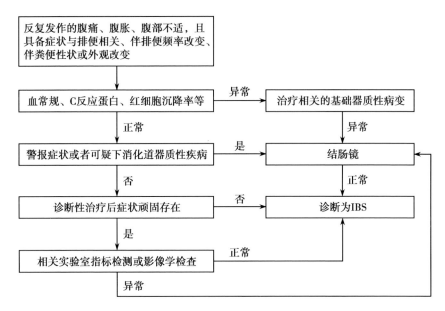

图 1-4-1 肠易激综合征诊断流程

【指南推荐】

1. DROSSMAN D A. Functional Gastrointestinal Disorders：History，Pathophysiology，Clinical Features and Rome Ⅳ［J］. Gastroenterology，2016：S0016-5085（16）00223-7.

2. 中华医学会消化病学分会胃肠功能性疾病协作组，中华医学会消化病学分会胃肠动力学组 .2020 年中国肠易激综合征专家共识意见［J］. 中华消化杂志，2020，40（12）：803-818.

【综述】

肠易激综合征诊疗进展

肠易激综合征（irritable bowel syndrome，IBS）是临床上最常见的一种功能性胃肠病（functional gastrointestinal disorder，FGID），以腹痛、腹胀或腹部不适伴排便习惯改变为特征。本综述结合国内外新近研究结果对 IBS 的诊疗进展进行总结。

（一）发病机制

IBS 的病理生理机制尚未被完全阐明，目前认为是多种因素共同作用引起的脑-肠轴互动异常[1]。

1. 基因和早期环境因素对个体的疾病易感性存在重要影响。一项全基因组关联研究发现,IBS发病与9号染色体变异(9q31.2位点)存在一定的关联,此类变异与多种离子通道功能相关;除此之外,该研究还揭示了其他遗传变异类型(如蔗糖-异麦芽醛酶基因突变和SCN5A错义突变),并指出后天因素较遗传因素更为重要[2]。

2. 内脏高敏感是IBS的核心发病机制,在IBS发生、发展中起重要作用。

3. 胃肠道动力异常是IBS的重要发病机制,但不同IBS亚型患者的胃肠道动力改变亦有所不同。

4. 肠道轻度炎症可激活肠道免疫。

5. 神经系统也参与部分IBS发病。

6. IBS患者常伴焦虑、抑郁等表现,急性和慢性应激均可诱发或加重IBS症状。

7. 肠道微生态失衡在IBS发病中发挥重要作用[3]。

(二) 治疗

治疗手段包括调整生活方式、饮食及药物治疗、精神心理、认知和行为学干预。

1. 医患沟通　良好的医患沟通有助于全面了解患者病情,从而明确诊断,并选择正确的治疗策略。医师在接诊过程中应细致解释症状产生的可能原因,消除患者疑虑,提高依从性[3]。

2. 生活方式、饮食和益生菌　生活方式改变对IBS患者的影响尚未得到充分证实,部分研究表明,适度运动可对改善胃肠道症状及心理压力产生积极影响,但运动的具体类型、频率、持续时间和强度尚需进一步研究[4]。饮食方面,对于IBS-C患者,摄入膳食纤维可改善便秘症状,可从低剂量开始逐步增加,常见的膳食纤维来源有谷物、水果、蔬菜等,其中发酵最少的膨胀纤维在调节排便习惯方面发挥作用,缓慢发酵的纤维可增强肠道微生物群的活动,了解胃肠道对特定纤维的反应有助于IBS患者的个性化纤维治疗[5]。对于IBS-D患者来说,减少发酵性寡糖、双糖、单糖和多元醇(fermentable, oligosaccharides, disaccharides, monosaccharides and polyols, FODMAP)食物的摄入可改善患者症状[6],但低FODMAP饮食似乎并不优于IBS患者的标准饮食建议(规律饮食,避免暴饮暴食,减少脂肪、不溶性纤维、咖啡因和豆类、"产气"食物的摄入)[1]。部分肠易激综合征患者可能存在谷蛋白不耐受,建议此类患者采用无谷蛋白饮食(gluten free diet, GFD)[1]。关于益生菌的使用,尽管一些试验显示了积极结果,但由于研究产品种类繁多、个别试验结果相互冲突,目前难以确定有效治疗IBS益生菌的种属、剂量和疗程[7]。

3. 药物治疗

(1) 一线药物:IBS 一线治疗药物包括止泻剂、导泻剂和解痉药。

临床常用止泻药有洛哌丁胺和利福昔明等。洛哌丁胺是 μ-阿片受体的外周激动剂,可抑制肠道蠕动,促进肠道水与电解质吸收,在减少排便频率和改善大便稠度方面效果良好,但无法改善 IBS 的整体症状,甚至引发便秘[8];利福昔明是临床上常用的一种肠道不吸收的抗生素,其减轻内脏超敏反应、调节肠道炎症、增强肠黏膜屏障的功能已得到充分证实,但调节肠道菌群失调的功能尚未明确。一项研究表明,利福昔明可减轻感染后 IBS(post-infectious IBS,PI-IBS)小鼠模型的内脏超敏反应,恢复其肠屏障功能,抑制结肠和回肠的低度炎症,但对肠道菌群丰度无明显影响[9];而另一项研究表明,利福昔明可改变 IBS 患者粪便细菌丰度(下调变形菌属,上调益生菌),且除直接改变粪便细菌的组成和代谢途径外,还可改善患者粪便细菌、直肠黏膜细菌和粪便真菌之间的相互作用[10]。

导泻剂包括渗透性泻剂和容积性泻剂。渗透性泻剂可软化粪便、加快肠道传输,代表药物为聚乙二醇(polyethylene glycol,PEG),虽然 PEG 已被证明可以改善便秘症状,但需要更大规模的高质量研究来充分评估 PEG 对腹痛症状为主的 IBS-C 患者的疗效[11];容积性泻剂可增加粪便容积、扩张肠管,如车前草可溶性纤维可改善 IBS-C 患者的腹胀症状,聚卡波非钙作为一种吸水性高分子聚合物可保持肠道合理的水分、刺激结肠蠕动,一项研究显示莫沙必利联合聚卡波非钙治疗 IBS-C 临床疗效好,可显著改善患者排便困难等症状[12]。

解痉药可通过抗胆碱能作用或钙通道阻滞机制,降低胃肠道收缩力。奥替溴铵和匹维溴铵是目前临床常用的选择性钙通道阻滞剂,能够在短期内有效缓解 IBS 患者的腹痛、腹胀、腹泻等症状,且两者疗效基本一致,安全性良好[13]。

(2) 二线药物:二线药物包括三环类抗抑郁药、5-HT$_3$ 受体拮抗剂、5-HT$_4$ 受体激动剂、肠道促分泌剂等。

三环类抗抑郁药具有神经调节和减缓胃肠运输的功能,已有部分研究表明其可缓解 IBS 患者腹痛、腹泻症状,但其不良反应(如口干和嗜睡)可能会影响患者对药物的接受度[14]。

5-HT$_3$ 受体拮抗剂(如阿洛司琼、昂丹司琼和雷莫司琼)可以减缓结肠运输时间,其中阿洛司琼被证明可有效缓解 IBS-D 患者的腹痛、减少排便频率、改善粪便形状以及提高患者生活质量评分,但可诱发缺血性结肠炎和便秘,因此目前仅推荐用于传统方法治疗无效的 IBS-D 患者[15]。

5-HT$_4$ 受体激动剂可加速肠道运输,主要包括替加色罗、西沙必利、普芦卡必利等。替加色罗用于缓解 IBS-C 患者症状的证据等级较高,但由于可引起心脑血管事件,临床上主要用于 65 岁以下且无心血管疾病的女性患者[14];普芦卡必利是新型 5-HT$_4$ 受体激动剂,但其治疗 IBS-C 的随机双盲对照研究较少[14]。

肠道促分泌剂(如鲁比前列酮、利那洛肽、普卡那肽和替那帕诺)作用于肠细胞的离子通道,导致水外流,从而加速胃肠传输及改粪便性状。安慰剂对照试验表明,这些药物对肠易激综合征便秘患者有效,其中利那洛肽在改善患者腹痛、排便频率及整体症状方面效果最佳,而替那帕诺在改善腹胀方面排名第一[14]。

(3) 新药进展:目前开展用于治疗 IBS 的新药作用于肠内表达的离子转运体,减少肠腔内钠离子摄取,最终导致肠腔内水潴留和稀便。这类药物包括钠-葡萄糖协同转运蛋白(sodium-glucose cotransporter 1,SGLT1)抑制剂 mizagliflozin 以及 Cl⁻/阴离子交换器抑制剂 DRAinh-A250,其中 mizagliflozin 已通过 II 期临床试验,而 DRAinh-A250 目前仅在动物实验上被证明有效;oliceridine 是一种新型 μ-阿片类受体配体,作为 G 蛋白激活的完全激动剂,具有与吗啡类似的镇痛效果;olorinab(APD371)是一种外周受限、具有高度选择性的大麻素受体(cannabinoid receptor,CB)激动剂;组胺受体拮抗剂(histamine receptor antagonist,HRA)依巴斯汀似乎可减弱内脏超敏反应,但其疗效需要更多的临床试验进行验证[14]。

4. 精神心理、认知和行为学干预　IBS 异常的脑-肠轴活动可通过心理干预来正常化,最新的系统综述表明,认知行为疗法(cognitive behavioral therapy,CBT)、放松疗法、催眠疗法、心理疗法可能是肠易激综合征有效的治疗方法[16]。但目前尚不清楚心理治疗的早期干预是否能改变 IBS 疾病发展进程,或者强化治疗是否具有额外益处[14]。

5. IBS 的中医药治疗手段　根据 IBS 主要临床表现,中医病名属于"泄泻""便秘""腹痛"范畴。中医治疗 IBS 的手段包括中草药、中成药、针灸、外治法等。常用中成药包括参苓白术颗粒(丸)、补中益气颗粒(丸)、附子理中丸、痛泻宁颗粒等,还可采用针灸及中医按摩、药浴、穴位注射、穴位埋线等外治法[17]。在单一制剂中,薄荷精油在 IBS 的治疗中较为常见,但其作用需要更多严格的临床试验进一步评估[18]。痛泻药方是治疗慢性腹泻伴腹痛的中药方剂,国内已经使用了近 600 年,其疗效在一项随机对照试验中得到证明[19]。2021 年版《西医合理使用中成药治疗肠易激综合征专家意见》制定了西医医师能理解的辨证方法,在辨证的基础上选择中成药,方便医师了解如何合理地使用中成药[20]。

(三) 小结

IBS 的病因和发病机制复杂,常合并精神心理因素等,处置措施强调个体化。在过去的 10 年里,我们积极探讨 IBS 病理生理学机制,对脑-肠轴相互作用的机制有了更为深入的认识,而在诊断方面,粪便钙卫蛋白、粪乳铁蛋白等生物标记物的发现不仅有助于疾病诊断及鉴别诊断,还有利于监测疾病的进展。治疗方面,新药的涌现为制定治疗方案提供了更多选择,未来更是有望以潜在病理生理学基础为患者制定精准及个体化的治疗方案。

(李金婷　汤绍迁　张　清　陈明锴　陈其奎)

参考文献

［1］ DIONNE J,FORD A C,YUAN Y,et al. A Systematic Review and Meta-Analysis Evaluating the Efficacy of a Gluten-Free Diet and a Low FODMAPs Diet in Treating Symptoms of Irritable Bowel Syndrome［J］. Am J Gastroenterol,2018,113(9):1290-1300.

［2］ MEARIN F,LACY B E,CHANG L,et al. Bowel Disorders［J］. Gastroenterology,2016: S0016-5085(16)00222-5.

［3］ 中华医学会消化病学分会胃肠功能性疾病协作组,中华医学会消化病学分会胃肠动力学组. 2020 年中国肠易激综合征专家共识意见[J]. 中华消化杂志,2020,40(12): 803-818.

［4］ JOHANNESSON E,RINGSTRÖM G,ABRAHAMSSON H,et al. Intervention to increase physical activity in irritable bowel syndrome shows long-term positive effects［J］. World J Gastroenterol,2015,21(2):600-608.

［5］ SO D,GIBSON P R,MUIR J G,et al. Dietary fibres and IBS:translating functional characteristics to clinical value in the era of personalised medicine［J］. Gut,2021,70(12): 2383-2394.

［6］ ESWARAN S L,CHEY W D,HAN-MARKEY T,et al. A Randomized Controlled Trial Comparing the Low FODMAP Diet vs. Modified NICE Guidelines in US Adults with IBS-D［J］. Am J Gastroenterol,2016,111(12):1824-1832.

［7］ FORD A C,HARRIS L A,LACY B E,et al. Systematic review with meta-analysis:the efficacy of prebiotics,probiotics,synbiotics and antibiotics in irritable bowel syndrome［J］. Aliment Pharmacol Ther,2018,48(10):1044-1060.

［8］ LI X,LI B,ZHANG J,et al. Efficacy of opioid receptor modulators in patients with irritable bowel syndrome:A systematic review and meta-analysis［J］. Medicine,2021,100(4): e24361.

［9］ JIN Y,REN X,LI G,et al. Beneficial effects of Rifaximin in post-infectious irritable bowel syndrome mouse model beyond gut microbiota［J］. J Gastroenterol Hepatol,2018,33(2): 443-452.

［10］ LI Y,HONG G,YANG M,et al. Fecal bacteria can predict the efficacy of rifaximin in patients with diarrhea-predominant irritable bowel syndrome［J］. Pharmacol Res,2020, 159:104936.

［11］ CHANG L,SULTAN S,LEMBO A,et al. AGA Clinical Practice Guideline on the Pharmacological Management of Irritable Bowel Syndrome With Constipation［J］. Gastroenterology,2022,163(1):118-136.

［12］ 汪小平,金丽雯,姚东英,等. 莫沙比利联合聚卡波非钙治疗便秘型肠易激综合征的疗效观察和对细胞因子的影响[J]. 安徽医药,2021,25(3):596-599.

［13］ 陈雪娥,王承党. 奥替溴铵和匹维溴铵治疗 84 例腹泻型肠易激综合征的疗效和安全性[J]. 中华消化杂志,2016,36(5):343-346.

［14］ FORD A C,SPERBER A D,CORSETTI M,et al. Irritable bowel syndrome［J］. Lancet,

2020,396(10263):1675-1688.

［15］高炼,黄晓明,吴清明.肠易激综合征治疗与预防的研究进展［J］.中国全科医学,
2022,25(9):1148-1154.

［16］FORD A C,LACY B E,HARRIS L A,et al. Effect of Antidepressants and Psychological
Therapies in Irritable Bowel Syndrome:An Updated Systematic Review and Meta-Analysis
［J］. Am J Gastroenterol,2019,114(1):21-39.

［17］中华中医药学会脾胃病分会.肠易激综合征中医诊疗专家共识意见(2017)［J］.中医
杂志,2017,58(18):1614-1620.

［18］NEE J,BALLOU S,KELLEY J M,et al. Peppermint Oil Treatment for Irritable Bowel
Syndrome:A Randomized Placebo-Controlled Trial［J］. Am J Gastroenterol,2021,
116(11):2279-2285.

［19］CHEN M,TANG T C,WANG Y,et al. Randomised clinical trial:Tong-Xie-Yao-Fang
granules versus placebo for patients with diarrhoea-predominant irritable bowel syndrome
［J］. Aliment Pharmacol Ther,2018,48(2):160-168.

［20］宋军,魏玮.西医合理使用中成药治疗肠易激综合征专家意见［J］.中国中西医结合
消化杂志,2021,29(10):677-680.

第五章

炎症性肠病诊疗思维

【概述】

炎症性肠病(inflammatory bowel disease,IBD)是一类病情反复、迁延不愈、主要累及胃肠道的慢性非特异性炎症性疾病,包括溃疡性结肠炎(ulcerative colitis,UC)和克罗恩病(Crohn disease,CD)。IBD病因尚不完全清楚,目前认为遗传、环境、宿主免疫异常和肠道菌群等共同参与IBD的发生、发展,但具体机制尚需进一步研究。IBD临床表现多样,除腹泻、腹痛、血便、里急后重等胃肠道相关症状外,还可见体重减轻、发热、食欲缺乏、疲劳等全身症状,以及皮肤、黏膜、关节、眼、肝胆等肠外症状。

IBD在全球的发病率逐年上升。在我国,随着人们生活节奏和饮食习惯的改变,其发病率快速增长。

【典型病例】

 病例1

1. 患者男性,59岁,因"间断便血4年,再发4个月余"于2021年9月15日入院。

2. 现病史 患者诉4年前因大便带鲜血于我院行肠镜检查,提示结肠多发息肉、糜烂出血性肠炎(左半结肠),分别于2017年6月、2018年6月、2019年7月在我科行结肠多发息肉内镜下黏膜切除术(EMR)联合内镜下氩等离子体凝固术（APC）治疗，于 2020 年 4 月行 EMR+APC 术和内痔硬化治疗，2021 年 2 月外院复查肠镜示结肠炎性改变，溃疡性结肠炎？4 个月前患者无明显诱因出现腹泻，7~8 次/d，伴黏液脓血，无发热、恶心呕吐、腹痛腹胀等不适，口服中成药后症状稍缓解。半个月前患者口服美沙拉秦片后大便次数减少（2 次/d），为求进一步治疗，门诊以"溃疡性结肠炎？"收入我科。起病以来，患者精神、食欲、睡眠可，大便如上述，小便如常，体力、体重未见明显下降。

3. 既往史 2020 年 4 月行结肠息肉 EMR+APC 术和内痔硬化治疗术，胆囊炎病史 10 年。否认高血压、糖尿病、冠心病等慢性病病史；否认食物、药物过敏史；否认外伤、输血史；否认乙肝、结核、血吸虫病、伤寒等传染病病史；否认新型冠状病毒感染高危地区旅居史。

4. 体格检查 体温 36.3℃，脉搏 72 次/min，呼吸 20 次/min，血压 126/96mmHg。神志清楚，发育正常，营养良好，无贫血貌，体形适中，自主体位，对答切题，查体合作。皮肤、黏膜及巩膜无黄染，无肝掌，无蜘蛛痣。全身浅表淋巴结无肿大。腹壁柔软，无压痛及反跳痛，肝、脾肋下未触及，未触及腹部包块，移动性浊音（-）。肝区及肾区叩击痛（-）。双下肢无水肿，生理性反射存在，病理性反射未引出。

5. 入院前检验检查 肠镜（2021-02-04）：大肠炎性改变，溃疡性结肠炎？

6. 入院诊断 ①溃疡性结肠炎？②结肠多发息肉；③结直肠炎；④十二指肠球炎；⑤出血性内痔；⑥慢性非萎缩性胃炎并糜烂；⑦肝功能异常。

7. 鉴别诊断

（1）慢性细菌性痢疾：常伴急性菌痢病史，粪便检查可分离出痢疾杆菌，结肠镜检查黏液脓性分泌物培养阳性率较高，抗感染治疗有效。

（2）血吸虫病：有疫水接触史，常有肝、脾大，粪便检查可发现血吸虫卵，孵化毛蚴阳性，直肠镜检查急性期可见黏膜黄褐色颗粒，活检黏膜压片或组织病理检查发现血吸虫卵。免疫学检查亦有助于鉴别。

（3）克罗恩病：克罗恩病腹泻一般无肉眼血便，结肠镜及 X 线检查病变主要在回肠末段和邻近结肠且呈非连续性、非弥漫性分布并伴特征性改变。克罗恩病有时可表现为病变单纯累及结肠。多见直肠不受累的结肠病变，病变肠段间有正常黏膜的肠段（非连续性），纵行溃疡间有正常黏膜（非弥漫性），则为克罗恩病特征；广泛肛周病变、瘘和腹腔脓肿仅见于克罗恩病；肠腔明显狭窄多见于克罗恩病；病理如见非干酪样肉芽肿，则支持克罗恩病的诊断。

（4）大肠癌：多见于中年以后，直肠指检常可触到肿块，结肠镜与气钡双重对比造影检查对鉴别诊断有价值，活检可确诊。需注意溃疡性结肠炎也可引起结肠癌变。

8. 入院后检验检查

（1）血常规（2021-09-15）：WBC 8.92×10⁹ 个/L，中性粒细胞百分比（NEU%）78.70%，

淋巴细胞百分比(LYM%)14.60%,红细胞(RBC)4.23×10^{12}个/L,HGB 126.00g/L,PLT 218×10^{9}个/L。

(2)尿常规:非鳞状上皮细胞计数 2 个/μl。

(3)癌胚抗原(CEA):5.43ng/ml。

(4)粪便隐血试验:弱阳性。

(5)自身免疫全套:胞质型抗中性粒细胞胞质抗体(cANCA)弱阳性。

(6)粪便常规、生化 38 项、凝血功能、超敏 CRP(hsCRP)、红细胞沉降率、乙肝五项、肿瘤标志物、结核 PPD 试验均为阴性。

(7)结核分枝杆菌抗体无明显异常。

(8)心电图(2021-09-15):①窦性心动过缓;②肢体导联低电压;③T 波改变。

(9)胸腹部 CT(2021-09-15):直肠周围渗出及多发增大淋巴结;肝右叶及左肾囊性灶。

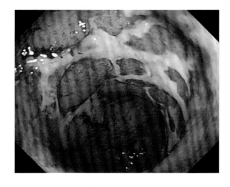

(10)肠镜(2021-09-17):溃疡性结肠炎(图 1-5-1)。病理检查示送检少许肠黏膜组织,(乙状结肠)镜下见间质片状中性粒细胞浸润,小脓肿形成,腺体可见隐窝炎,腺上皮表面可见炎性渗出物。

图 1-5-1 肠镜示距肛门 40cm 至直肠黏膜广泛充血、水肿,可见多发糜烂及溃疡灶

9. 入院后治疗及转归 入院后予以修复黏膜(丙氨酰谷氨酰胺注射液 20g、1 次/d 静脉滴注)、调节肠道菌群(双歧杆菌活菌三联活菌胶囊 2g、3 次/d 口服)、保留灌肠(美沙拉秦灌肠剂 2g、2 次/d 灌肠)、抗炎(美沙拉秦肠溶片 1g、4 次/d 口服)等治疗。治疗 3 周后患者腹痛症状消失,未诉其他不适,予办理出院手续。

10. 出院诊断 ①溃疡性结肠炎(慢性复发型、左半结肠型、活动期、轻度);②肝囊肿;③左肾囊肿;④窦性心动过缓。

 病例 2

1. 患者男性,18 岁,因"排便习惯改变半年"于 2022 年 9 月 2 日入院。

2. 现病史 患者诉半年前无明显诱因排便次数增多,每天 6~7 次,为水样稀便,便中偶有鲜血,便后伴肛门处疼痛。近 1 个月自觉上腹间断隐痛,排便后痛觉稍缓解,无发热、恶心呕吐、关节疼痛等不适。2022 年 8 月 19 日于外院就诊,予以抗感染、止泻等对症治疗,效果一般。外院结肠镜检查示结肠多发溃疡、内痔,病理提示(乙状结肠)溃疡,局灶腺体修复性改变。出院后口服美沙拉秦、谷参胶囊、双歧杆菌、金莲胶囊治疗。为进一步诊治来我院,门诊以"结肠溃疡"收入

院。起病以来,患者食欲减退,睡眠一般,小便如常,体力未见明显减退,体重减轻约 15kg。

3. 既往史　否认冠心病、高血压、糖尿病等慢性病病史;否认乙肝、结核、新型冠状病毒感染等传染病病史;否认外伤史;否认手术及输血史;否认食物及药物过敏史。

4. 体格检查　体温 36.8℃,脉搏 113 次/min,呼吸 19 次/min,血压 116/70mmHg。神清,精神尚可,面色正常。全身皮肤、巩膜无明显黄染及出血点,浅表淋巴结未及肿大。双肺呼吸音清,未闻及干、湿啰音;律齐,心率 65 次/min,心脏听诊未闻及瓣膜杂音;腹软,上腹轻压痛,未及包块,未见胃肠型、蠕动波及腹壁静脉曲张,无压痛及反跳痛,双下肢无水肿。

5. 入院前检验检查　结肠镜(2022-08-18):结肠多发溃疡、内痔;病理检查示(乙状结肠)溃疡,局灶腺体修复性改变,结合临床。胸部 CT(2022-08-20):双下肺结节,建议追踪复查。盆腔 MRI(2022-08-23):肛管后壁及肛周软组织水肿,考虑炎性病变、盆腔积液。ESR(2022-08-19)52mm/h;结核感染 T 细胞监测未见异常,结核分枝杆菌抗体(−);ESR(2022-08-22)77mm/h。

6. 入院诊断　①结肠溃疡:炎症性肠病? ②肺结节;③盆腔积液。

7. 鉴别诊断

(1) 克罗恩病:好发于末端回肠和右半结肠。常表现为腹痛、腹泻、肠梗阻,伴有发热、贫血、营养障碍及口腔黏膜、眼、皮肤等肠外表现。病程迁延,不易根治。肠镜下典型病变可见纵行溃疡、卵石状结节,非干酪样肉芽肿、瘘管和脓肿等。

(2) 白塞病:主要表现为反复口腔溃疡和会阴部溃疡、皮疹、下肢结节状红斑、眼部虹膜炎、食管溃疡、小肠或结肠溃疡及关节肿痛等。自身抗体、ESR、CRP 等炎症指标可出现异常。诊断需在反复发作的口腔溃疡基础之上出现以下任何 2 条,包括反复生殖器溃疡、皮肤损害、眼部受累及针刺反应阳性。

8. 入院后检验检查

(1) ESR(2022-09-03)47.00mm/h。

(2) 血常规+hsCRP+SAA:WBC 10.12×10⁹ 个/L,LYM% 15.30%,单核细胞百分比(MON%)12.80%,中性粒细胞计数(NEU#)6.93×10⁹ 个/L,单核细胞计数(MON#)1.30×10⁹ 个/L,HGB 117.00g/L,血细胞比容(HCT)37.50%,平均红细胞体积(MCV)78.10fl,平均红细胞血红蛋白含量(MCH)24.40pg,PLT 539.00×10⁹ 个/L,hsCRP 升高,CRP 43.41mg/L。

(3) 巨细胞病毒抗体(IgM+IgG):抗巨细胞病毒抗体 IgG 437.718AU/ml。

(4) 食物不耐受 14 项:抗玉米 IgG 152.8(+2),抗牛奶 IgG 217.0(+3),抗大米 IgG 138.4(+2)。

（5）术前病原学检查（乙肝、梅毒、丙肝、艾滋病）：抗乙型肝炎病毒表面抗体 14.6IU/L。

（6）凝血功能+AT3：凝血酶原时间（PT）13.40秒，凝血酶原活动度（PTA）69.80%，纤维蛋白原7.24g/L，抗凝血酶Ⅲ活性64.9%。

（7）生化38项：谷丙转氨酶（ALT）8.00U/L，谷草转氨酶（AST）13.00U/L，白蛋白（ALB）33.60g/L，hsCRP 55.27mg/L。

（8）尿常规、巨细胞病毒DNA、EB病毒DNA、结核T-SPOT均未见明显异常。

（9）十二通道心电图（2022-09-02）：①窦性心律；②心电轴正常；③正常心电图。

（10）局部软组织超声（2022-09-02）：肛周低回声区（炎性病变？）。

（11）CT小肠成像（含造影剂）（2022-09-05）：回肠远段、降结肠及乙状结肠管壁增厚，黏膜强化，考虑炎症性肠病，请结合临床及内镜检查。

（12）小肠镜检查（2022-09-05）：回肠、结肠多发溃疡，性质待查（克罗恩病？）（图1-5-2）。肠组织结核基因探针未见明显异常。病理检查：①活检部位：回肠200cm、回肠150cm、回肠100cm、回肠50cm、末端回肠、升结肠、横结肠、降结肠、乙状结肠、直肠；②固有层炎症细胞浸润模式：局限性；③固有层内炎症细胞浸润：间质内部分混合性炎性细胞浸润，以淋巴细胞、浆细胞为主，斑片状分布；④结构改变：绒毛稍增宽，结构稍紊乱；⑤基底浆细胞增多：未见；⑥化生性改变：小肠可

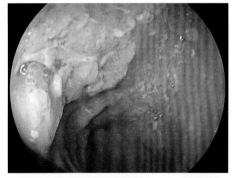
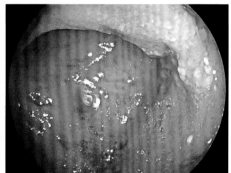
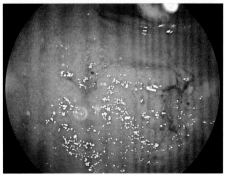

图 1-5-2 进镜至小肠约200cm，可见回肠黏膜广泛溃疡，大小为0.3~0.8cm×0.3~0.8cm，未见明显狭窄，未并可见散在糜烂灶

见幽门腺化生;⑦慢性小肠炎:可见;⑧活动性炎:见隐窝炎、隐窝脓肿、糜烂、溃疡;⑨肉芽肿:(回肠150cm、降结肠、乙状结肠、直肠)见多小灶非干酪样肉芽肿,最大径约0.1mm,绒毛间质内扩张的淋巴管内见少量组织细胞聚集;⑩免疫组化:CD68(组织细胞+),CMV(-);⑪特殊染色:PAS染色(-),抗酸染色(-);⑫原位杂交:EBER(-)。

9. 入院后治疗及转归　结合患者病史、小肠CT造影(computed tomography enterography,CTE)、检验结果、小肠镜及病理检查结果,诊断考虑为克罗恩病(A2L3B2B3P),患者先后使用美沙拉秦及糖皮质激素治疗,但效果不佳,肠道溃疡及病情仍活动,故建议转换治疗。建议使用英夫利西单抗(IFX)治疗,向患者告知病情、英夫利西单抗作用及可能出现的风险后,患者家属同意使用英夫利西单抗治疗,嘱患者近期全肠内营养,按疗程予以英夫利西单抗治疗,定期复查。

10. 出院诊断　①克罗恩病(A2L3B2B3P、活动期、重度);②严重营养不良;③低蛋白血症;④内痔;⑤肺结节。

> **知识点一**
>
> 　　UC缺乏诊断的"金标准",主要结合临床表现、实验室检查、影像学检查、内镜检查和组织病理学表现进行综合分析,在排除感染性和其他非感染性结肠炎的基础上进行诊断。若诊断存疑,应在一定时间(一般是6个月)后进行内镜及病理组织学复查。

> **知识点二**
>
> 　　氨基水杨酸制剂是治疗轻度UC的主要药物,包括传统的柳氮磺吡啶和其他各种不同类型的5-氨基水杨酸制剂(如美沙拉秦灌肠剂)。对病变局限在直肠或直肠乙状结肠者,强调局部用药(病变局限在直肠用栓剂,局限在直肠乙状结肠用灌肠剂),口服与局部用药联合应用疗效更佳。局部用药有美沙拉秦栓剂0.5~1.0g/次,1~2次/d;美沙拉秦灌肠剂1~2g/次,1~2次/d。

> **知识点三**
>
> 　　腹泻、腹痛、体重减轻是CD的常见症状,如有这些症状出现,特别是年轻患者,要考虑本病的可能,如伴肠外表现和/或肛周病变,则高度疑为本病。肛周脓肿和肛周瘘管可为少部分CD患者的首诊表现,应予注意。

知识点四

对于确诊时具有预测疾病不良高危因素的 CD 患者,建议早期使用 IFX 治疗。预后不良的高危因素包括:①合并肛周病变;②病变范围广泛(病变累及肠段长度累计>100cm);③伴食管、胃、十二指肠病变;④发病年龄<40 岁;⑤首次发病即需要激素治疗。

肠内营养治疗在 CD 中的作用除了纠正营养不良和降低营养风险外,更重要的是能够诱导和维持 CD 缓解。全肠内营养治疗可有效诱导或者加速诱导活动期 CD 缓解,疗程通常为 6~8 周。

【专家点评】

炎症性肠病是一种病情反复、迁延不愈、主要累及胃肠道的慢性非特异性炎症性疾病,已成为我国消化系统疾病的常见疑难病之一,也是消化系统疾病基础和临床研究的热点和难点问题。目前的诊疗思路强调为每位患者制定个体化、精准化的治疗方案,不断提升 IBD 医师的诊疗能力和患者管理水平十分重要。

病例 1 为初次诊断的 UC 患者,结合患者腹泻、黏液脓血便病史及实验室检查、CT、肠镜、活检等结果,综合诊断为轻型 UC。根据指南推荐,予以氨基水杨酸制剂(美沙拉秦)治疗,每天 1 次顿服。因直肠病变较重,加用局部灌肠,联合用药疗效可,患者临床症状明显缓解。该病例诊疗过程较为规范,取得了较好的疗效。但 UC 的诊断需建立在排除感染性肠炎、阿米巴肠病、肠道血吸虫病(因患者处于血吸虫疫区须特别关注)以及肠结核、艰难梭菌、巨细胞病毒和 EB 病毒感染等,本例仅排除乙肝和结核。同时该患者为慢性复发性轻症 UC,诱导缓解后应继续采用氨基水杨酸制剂维持治疗,病例中未提及后续维持治疗相关信息。

病例 2 为初次诊断的 CD 患者,结合患者病史、CTE、检验结果、小肠镜及病检结果,综合诊断考虑为重度活动期 CD。根据升阶梯策略,先后使用美沙拉秦及糖皮质激素治疗,效果不佳后使用英夫利西单抗联合肠内营养治疗并嘱定期复查,诊疗过程符合规范。但该例患者为年轻男性,既往史中未记录是否有吸烟史;CD 患者伴腹泻症状者可完善艰难梭菌检测,同时对患者进行营养风险筛查,监测铁、钙和维生素等并做相应处理,病例中未提及营养相关检测指标及可能的禁烟教育,需进一步规范诊疗过程。

【规范化诊疗流程】(图1-5-3,图1-5-4)

UC缺乏诊断的"金标准",主要结合临床表现、实验室检查、影像学检查、内镜检查和组织病理学进行综合分析,在排除感染性和其他非感染性结肠炎的基础上诊断。若诊断存疑,应在一定时间(一般是6个月)后进行内镜及病理组织学复查。CD缺乏诊断的"金标准",需结合临床表现、实验室检查、内镜检查、影像学检查和组织病理学检查综合分析并密切随访。

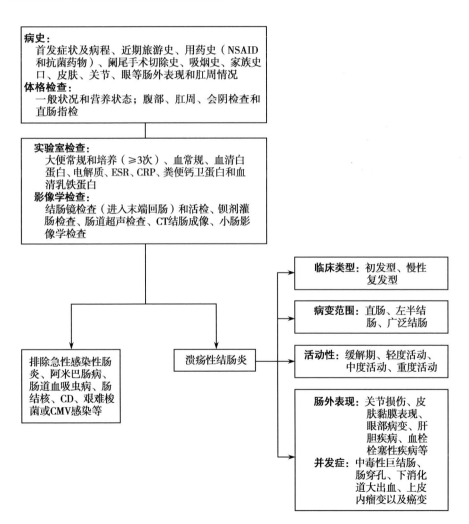

图1-5-3 溃疡性结肠炎北京共识诊断流程

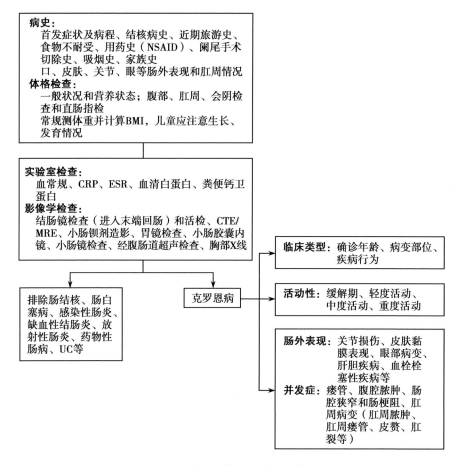

图 1-5-4　克罗恩病北京共识诊断流程

【指南推荐】

1. KUCHARZIK T, ELLUL P, GREUTER T, et al. ECCO Guidelines on the Prevention, Diagnosis, and Management of Infections in Inflammatory Bowel Disease[J]. J Crohns Colitis, 2021, 15(6): 879-913.

2. 中华医学会消化病学分会炎症性肠病学组. 炎症性肠病外科治疗专家共识[J]. 中华炎性肠病杂志, 2020, 4(3): 180-199.

3. 中华医学会消化病学分会炎症性肠病学组. 炎症性肠病诊断与治疗的共识意见(2018年, 北京)[J]. 中华消化杂志, 2018, 38(5): 292-311.

【综述】

炎症性肠病诊疗进展

炎症性肠病(inflammatory bowel disease,IBD)包括溃疡性结肠炎(ulcerative colitis,UC)和克罗恩病(Crohn disease,CD),是一类以胃肠道病变为主的慢性复发性、非特异性的炎症性疾病。21世纪起,IBD的发病率在全球范围内逐年增长[1],随着我国经济社会的发展,饮食习惯、生活节奏和环境等改变,我国IBD的发病率呈现快速增长趋势,已成为消化领域常见的疑难病种之一,也是消化系统疾病研究的难点和热点。

(一)发病机制

IBD病因尚不完全清楚,目前认为遗传、环境、肠道菌群和宿主自身免疫异常等多因素共同参与其发生、发展。早期家系研究、双胞胎研究、连锁分析和全基因组关联分析的方法陆续证实,IBD的发病与遗传密切相关。研究发现,UC和CD患者的一级亲属患病风险分别增加了10.2倍和22.1倍,其中双胞胎的家族风险最高[2]。全基因组关联分析发现,*TNFSF15*、*IL-23R*、*ATG16L1*、*IRGM*等基因与IBD发生和发展密切相关,上述基因位点涉及上皮屏障功能、肠道病原体防御、宿主免疫调节、自噬和内质网应激等信号通路和生物学行为。随着我国城市化进程的不断发展,居民饮食西化、抗生素使用增加、吸烟和环境污染等因素共同促进发病率上升。吸烟、饮酒和高脂肪、低纤维、低维生素及矿物质摄入等生活习惯均与IBD发病相关[3]。目前研究普遍认为IBD发病具有微生物学基础,但研究大多集中在肠道细菌上,对肠道微生物组的真菌、噬菌体等成分研究相对较少,IBD患者的肠道微生物多样性减少主要表现在厚壁菌门(*Firmicutes*)和变形杆菌(肠杆菌、拟杆菌等)减少,但尚不清楚是何种特定的肠道微生物群失调类型导致IBD的发生、发展。

(二)诊断

目前IBD仍缺乏特异性的诊断手段,诊断需建立在排除感染性和其他非感染性疾病的基础上,主要结合临床症状、实验室检查、内镜表现、影像学检查和病理结果等综合诊断。

IBD诊断需完善血常规、血清白蛋白、电解质、红细胞沉降率、C反应蛋白、粪便常规/培养等检查,有条件者可行粪钙卫蛋白和血清乳铁蛋白检测。随着多组学技术(基因组学、转录组学、蛋白质组学、代谢组学)的发展,生物标志物也逐渐成为诊断IBD的一种候选方法,并可能用于评估疗效和手术干预时机,但其临床效能尚待进一步验证[4-5]。

病理在IBD的诊断中意义重大,但不同患者或同一患者在疾病进展中的不同阶段病理表现复杂多样,病理诊断缺少固定的标准,因此需要形成规范化的内镜检查流程。内镜医师需要进行多部位黏膜取样,包括回肠末端、盲肠、升结肠、横结肠、降结肠、乙状结肠和直肠。对于 CD 可疑患者,可考虑行胃镜下系统活检,而怀疑存在异型增生和癌变可能的患者,可使用染色内镜靶向活检或全结肠活检。研究发现,IBD 患者肠道活检样本中不对称分支隐窝的数量超过对称的分支隐窝,但其诊断价值仍需要进一步研究[6]。

(三) 治疗进展

目前用于治疗 IBD 的药物主要包括氨基水杨酸制剂、糖皮质激素、免疫抑制剂和生物制剂,其治疗目标为诱导并维持临床缓解及黏膜愈合,防治并发症,改善生活质量,加强长期管理。临床上对 IBD 患者多制定个体化的诊疗方案,以达到诱导和维持缓解的目的。

1. 氨基水杨酸制剂 虽然 IBD 的治疗已经进入生物制剂时代,但氨基水杨酸制剂仍然是治疗轻中度 UC 的主要用药,其具有良好的安全性。研究发现,对于轻中度 UC,口服美沙拉秦联合氨基水杨酸盐灌肠较单独口服或灌肠能取得更好的疗效[7]。局部使用 5-氨基水杨酸制剂可诱导和维持约 60% 轻中度活动期患者的临床缓解[8],荟萃分析发现,相较于口服,外用 5-氨基水杨酸可获得更高的组织学缓解率,且优于糖皮质激素的疗效[9]。目前氨基水杨酸制剂能否与硫唑嘌呤或生物制剂等联用仍存在一定的争议,需要进一步的临床研究来权衡利弊。

2. 糖皮质激素 作为抗炎介质和免疫调节剂,糖皮质激素是目前治疗中重度 IBD 的基本药物。常用糖皮质激素包括泼尼松、甲泼尼龙和氢化可的松,主要用于诱导临床缓解[10]。研究发现,糖皮质激素对 UC 和 CD 均具有良好的疗效,但激素使用过程中可能会出现如骨质疏松、高血糖、高血压和机会性感染等不良反应[10],故目前维持治疗一般不采用全身糖皮质激素方案,但临床经验表明使用布地奈德和二丙酸倍氯米松的不良事件明显减少。目前尚无法判断 IBD 患者对糖皮质激素的耐药性和依赖性。研究发现,老年女性 IBD 患者中糖皮质激素药效学标志物亮氨酸拉链蛋白的肠道表达降低,泼尼松不良反应的发生率较高[11],但其临床应用仍需要进一步研究。

3. 免疫抑制剂 免疫抑制剂主要包括硫嘌呤类和甲氨蝶呤,可用于 IBD 的诱导和维持缓解。使用硫嘌呤类时应保证足量和足疗程,并根据疗效、外周血白细胞计数和 6-硫代鸟嘌呤核苷酸水平调整剂量,同时严密监测不良反应。一项纳入 1 327 名 IBD 患者的回顾性研究发现,硫唑嘌呤不耐受的患者部分可使用硫基嘌呤,目前 33.2% 的 IBD 患者可通过长期硫嘌呤单药治疗获益[12]。研究发现 6-硫基嘌呤缓释剂不良反应减少,临床应答率升高[13]。因此,通过物理化学修饰、纳米制剂(脂质体、胶束、金属纳米粒子)和缓释剂型等方法,可能有利于其更好地应用于临床[14]。

4. 生物制剂　IBD 的治疗已经进入生物制剂时代,目前被批准用于治疗的有英夫利西单抗(infliximab,IFX)、阿达木单抗(adalimumab,ADA)、乌司奴单抗(ustekinumab,UST)和维得利珠单抗(vedolizumab,VDZ)。我国已批准 IFX 用于儿童和青少年 CD、瘘管型 CD、成人 UC 和 CD 的治疗,对于确诊时具有预后不良高危因素的 CD 患者,应早期使用 IFX。IFX 能达到诱导和维持缓解的目的,降低 IBD 住院和手术率,提升生活质量。ADA 与 IFX 作用机制相似,在我国已用于成人 CD 的治疗,2019 年美国胃肠病学会(American College of Gastroenterology,ACG)指南提出 ADA 可用于 UC 的诱导和维持缓解,我国尚未批准其在 UC 中的应用。UST 属 IL-12/23 单克隆抗体,在我国用于成人 CD 的治疗。VDZ 是 α4β7 整合素单抗,我国已批准用于 UC 和 CD 的治疗。上述单克隆抗体在使用前需常规排除结核、乙肝等常见机会性感染和活动性感染,严格把握禁忌证,同时严密监测感染和肿瘤的发生。每次注射生物制剂前需完善血常规、肝肾功能、C 反应蛋白(C-reaction protein,CRP)、红细胞沉降率(erythrocyte sedimentation rate,ESR)、粪钙卫蛋白等指标,评估疾病活动度,并通过内镜和影像检查评估疗效且及时调整治疗方案。IFX 和 ADA 多采用静脉或皮下注射给药,作用于全身,存在全身不良反应的风险,有研究表明使用脂质体等纳米材料装载 IFX,使其靶向作用于病变胃肠道,提高疗效的同时减少不良反应,为 IBD 生物制剂口服给药提供参考[15]。

5. 营养治疗　临床研究发现,70% 以上的 IBD、80% 以上的 CD、90% 以上的住院 CD 及 95% 以上需要手术治疗的 CD 患者均存在营养不良或者营养风险[16]。因此,IBD 患者的营养不良和营养风险成为临床诊疗中不可忽视的问题,营养风险筛查和营养不良评估有助于判断病情,并综合制定个体化的诊疗方案。营养治疗包括肠内营养和肠外营养,当条件允许时,应首先考虑肠内营养,无法实施时可进行肠外营养。肠内营养主要包括整蛋白、短肽和氨基酸三类,根据患者肠道病变情况及经济学综合评估后选用,可通过口服和管饲路径。肠内营养治疗在 UC 中可纠正营养不良、降低营养风险,在 CD 中可进一步发挥诱导和维持病情缓解的作用,疗程通常为 4~8 周。针对围手术期的 IBD 患者,营养治疗也可降低患者营养不良风险,促进外科康复。

6. 外科治疗　目前,IBD 的内科方法尚未从根本上解决患者并发症和药物治疗无效的问题,因此外科治疗仍十分重要。UC 主要使用全结直肠切除+回肠储袋肛管吻合术,CD 根据病变部位和病变性质可采用内镜球囊扩张术、肠切除术等。值得欣慰的是,近 20 年来,随着诊疗水平的提高和治疗药物的升级,IBD 患者短期和长期手术风险降低了 25%~50%[17],该研究有助于临床医师评估患者的手术风险,但必要的手术仍十分重要。

7. 心理治疗　近年来,IBD 患者的精神心理问题越来越受到研究者的重视。约 1/3 患者伴焦虑症状,1/4 患者伴抑郁症状,且疾病活动期患病率更高[18]。抗抑郁药物有助于减轻 IBD 患者的精神心理问题,提高治疗依从性和生活质量。研究发现,选择性 5-羟色胺再摄取抑制剂和三环类抗抑郁药对 CD 有保护作用,而米氮平、5-羟色胺和去甲肾上腺素再摄取抑制剂、5-羟色胺调节剂和三环类抗抑郁药对 UC 有保护作用[19]。因此,评估 IBD 患者的精神心理状况并及时干预,可在病程进展中发挥积极作用,也是综合管理的重要部分。

(四) 小结

中国 IBD 的临床诊疗与研究工作已历经 40 余年,目前已进入生物制剂时代,各种生物制剂相继用于临床治疗并逐步进入医保目录,惠及广大 IBD 患者。但与此同时,随着我国 IBD 患者人群不断扩大,临床医师理论基础不够全面、诊治经验相对缺乏等问题也逐渐暴露。因此,在临床诊治过程中难免存在不够规范的情况。为此,国内 IBD 领域的专家学者相继制定了内镜、病理、影像和内外科治疗等涵盖 IBD 临床诊疗各方面的共识意见,旨在通过多学科协作,为临床诊疗过程中的各环节提供依据,进一步提升我国 IBD 规范化诊治水平,切实改善患者病情及生活质量。

（季梦遥　苏文豪　谭小平　张　姮　董卫国）

参考文献

[1] KAPLAN G G,WINDSOR J W. The four epidemiological stages in the global evolution of inflammatory bowel disease [J]. Nat Rev Gastroenterol Hepatol,2021,18(1):56-66.

[2] KIM H J,SHAH S C,HANN H J,et al. Familial Risk of Inflammatory Bowel Disease:A Population-Based Cohort Study in South Korea [J]. Clin Gastroenterol Hepatol,2021,19(10):2128-2137.e15.

[3] WARK G,SAMOCHA-BONET D,GHALY S,et al. The Role of Diet in the Pathogenesis and Management of Inflammatory Bowel Disease:A Review [J]. Nutrients,2020,13(1):135.

[4] LACROIX V,CASSARD A,MAS E,et al. Multi-Omics Analysis of Gut Microbiota in Inflammatory Bowel Diseases:What Benefits for Diagnostic,Prognostic and Therapeutic Tools？ [J]. Int J Mol Sci,2021,22(20):11255.

[5] MATSON J,RAMAMOORTHY S,LOPEZ N E. The Role of Biomarkers in Surgery for Ulcerative Colitis:A Review [J]. J Clin Med,2021,10(15):3362.

[6] RUBIO C A,SCHMIDT P T,LANG-SCHWARZ C,et al. Branching crypts in inflammatory bowel disease revisited [J]. J Gastroenterol Hepatol,2022,37(3):440-445.

[7] WANG Y,PARKER C E,BHANJI T,et al. Oral 5-aminosalicylic acid for induction of remission in ulcerative colitis [J] Cochrane Database Syst Rev,2016,4(4):CD000543.

[8] MARSHALL J K,THABANE M,STEINHART A H,et al. Rectal 5-aminosalicylic acid for maintenance of remission in ulcerative colitis [J]. Cochrane Database Syst Rev,2012,11:CD004118.

[9] BATTAT R,DUIJVESTEIN M,GUIZZETTI L,et al. Histologic Healing Rates of Medical

Therapies for Ulcerative Colitis: A Systematic Review and Meta-Analysis of Randomized Controlled Trials [J]. Am J Gastroenterol, 2019, 114(5): 733-745.

[10] BRUSCOLI S, FEBO M, RICCARDI C, et al. Glucocorticoid Therapy in Inflammatory Bowel Disease: Mechanisms and Clinical Practice [J]. Front Immunol, 2021, 12: 691480.

[11] LUCAFO M, BRAMUZZO M, SELVESTREL D, et al. Gender May Influence the Immunosuppressive Actions of Prednisone in Young Patients With Inflammatory Bowel Disease [J]. Front Immunol, 2021, 12: 673068.

[12] CROUWEL F, BUITER H J C, DE BOER N K H. There is still a place for optimised thiopurine therapy in IBD [J]. Gut, 2021, 70(11): 2207.

[13] ISRAELI E, GOLDIN E, FISHMAN S, et al. Oral administration of non-absorbable delayed release 6-mercaptopurine is locally active in the gut, exerts a systemic immune effect and alleviates Crohn's disease with low rate of side effects: results of double blind Phase Ⅱ clinical trial [J]. Clin Exp Immunol, 2015, 181(2): 362-372.

[14] BAYOUMY A B, CROUWEL F, CHANDA N, et al. Advances in Thiopurine Drug Delivery: The Current State-of-the-Art [J]. Eur J Drug Metab Pharmacokinet, 2021, 46(6): 743-758.

[15] EDER P, ZIELINSKA A, KARCZEWSKI J, et al. How could nanobiotechnology improve treatment outcomes of anti-TNF-alpha therapy in inflammatory bowel disease? Current knowledge, future directions [J]. J Nanobiotechnology, 2021, 19(1): 346.

[16] 中华医学会肠内肠外营养学分会, 中国医药教育协会炎症性肠病专业委员会. 中国炎症性肠病营养诊疗共识[J]. 中华消化病与影像杂志(电子版), 2021, 11(1): 8-15.

[17] TSAI L, MA C, DULAI P S, et al. Contemporary Risk of Surgery in Patients With Ulcerative Colitis and Crohn's Disease: A Meta-Analysis of Population-Based Cohorts [J]. Clin Gastroenterol Hepatol, 2021, 19(10): 2031-2045.e11.

[18] BARBERIO B, ZAMANI M, BLACK C J, et al. Prevalence of symptoms of anxiety and depression in patients with inflammatory bowel disease: a systematic review and meta-analysis[J]. Lancet Gastroenterol Hepatol, 2021, 6(5): 359-370.

[19] FROLKIS A D, VALLERAND I A, SHAHEEN A A, et al. Depression increases the risk of inflammatory bowel disease, which may be mitigated by the use of antidepressants in the treatment of depression [J]. Gut, 2019, 68(9): 1606-1612.

胃肠道息肉病诊疗思维

【概述】

胃肠道息肉是临床常见的一种胃肠道疾病,主要由于胃肠黏膜慢性炎症导致局部黏膜增生、肥厚,进而逐渐形成隆起样病变所致,在未确定病理性质前统称为息肉,可单发,亦可多发,若数目众多、分布广泛,则称为胃肠道息肉病。根据息肉与肠壁的关系,可分为带蒂息肉、亚蒂息肉和广基底息肉。根据胃肠道累及程度、伴随的肠外表现、有无遗传倾向及其不同遗传方式和息肉组织学表现,一般可分为腺瘤性与非腺瘤性息肉病综合征两大类。腺瘤性息肉包括管状腺瘤、管状绒毛状腺瘤和绒毛状腺瘤等,非腺瘤性息肉主要包括增生性息肉、炎性息肉和错构瘤性息肉三种类型。此外,大肠息肉还包括家族性腺瘤性息肉病(familial adenomatous polyposis,FAP)、Gardner 综合征(家族性多发性结肠息肉-骨瘤-软组织瘤综合征)、Turcot 综合征(胶质瘤息肉病综合征)等。

【典型病例】

 病例1

1. 患者男性,37 岁,因"脐周饱胀不适 1 年余,加重 1 周"于 2019 年 8 月 7 日入院。

2. 现病史 患者 1 年来无明显诱因出现脐周饱胀不适,呈间断性,伴腹部隐痛、乏力,偶伴心慌、胸闷,无反酸嗳气、恶心呕吐、口干口苦、畏寒发热等不适。

近 1 周患者上述症状加重,伴腹泻,5~10 次/d,为黄色黏液便,自行服用止泻、抗感染药物未见明显好转。为求进一步诊治来我院门诊,门诊以"腹痛待查"收入我科。起病以来,患者精神、食欲可,大便如上,小便如常,体力、体重未见明显改变。

3. 既往史 否认冠心病、高血压等慢性病病史;否认乙肝、结核等传染病病史;否认外伤、手术史;否认输血史;否认食物、药物过敏史;否认烟酒史。

4. 体格检查 体温 36.5℃,脉搏 68 次/min,呼吸 20 次/min,血压 132/79mmHg。神清,精神可,步入病房,查体合作,营养良好。双侧瞳孔等大等圆,皮肤及巩膜无明显黄染,浅表淋巴结未及肿大。双肺呼吸音清,未闻及明显干、湿啰音。心率 68次/min,律齐,各瓣膜区未闻及明显病理性杂音。腹软,压痛可疑,无明显反跳痛,肝、脾肋下未及,墨菲征(-),移动性浊音(-),双肾叩击痛(-)。双下肢未见水肿,生理反射存在,病理反射未引出。

5. 入院前检验检查 肠镜(2019-07-29):大肠息肉多为黄豆大小,呈半球形或广基底(图 1-6-1A),息肉密集分布的肠管难见正常黏膜,在小息肉之间常可见散

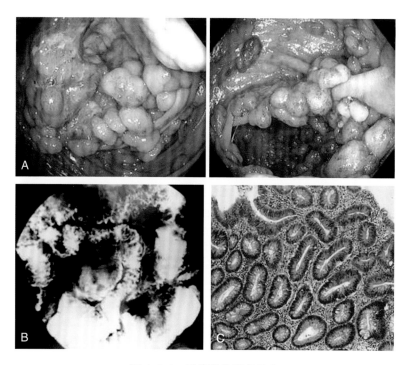

图 1-6-1 影像学及病理检查
A.肠镜:结肠息肉,呈半球形或广基底,息肉密集分布,镜下呈分叶状或绒毛状;B.气钡双重对比造影:可见结肠多发充盈缺损;C.切除标本的病理检查:腺瘤样息肉(HE 染色)提示腺瘤样息肉。

在大于 1cm 的短蒂或宽基底蒂息肉,呈分叶状或绒毛状,多有充血、水肿、糜烂、出血等,小息肉多无充血、水肿。

6. 入院诊断　结肠多发息肉原因待查:家族性腺瘤性息肉病?

7. 鉴别诊断

(1) Gardner 综合征:属常染色体显性遗传病。该病患者肠道中梭杆菌、二裂菌属相对增加;通过粪便类固醇气相色谱法和厌氧菌培养法检查,该类型患者粪便胆固醇和原发性胆汁酸浓度明显增高,可予以鉴别。

(2) 结肠癌:是常见发生于结肠部位的消化道恶性肿瘤,好发于直肠与乙状结肠交界处,以 40~50 岁年龄组发病率最高。早期可无任何症状,中晚期可表现为腹胀、消化不良,其后出现排便习惯改变、腹痛、黏液便或血便。肿瘤溃烂、出血、毒素吸收后,患者常表现贫血、低热、乏力、消瘦、下肢水肿等症状。该患者为青年男性,以腹痛为主,还需进一步完善肠镜检查以鉴别诊断。

(3) 肠套叠:是指一段肠管套入与其相连的肠腔内,并导致肠内容物通过障碍。肠套叠占肠梗阻的 15%~20%,多发于婴幼儿,特别是 2 岁以下的儿童。典型表现为腹痛、呕吐、便血及腹部包块。成人肠套叠的临床表现不如幼儿典型,往往表现为慢性反复发作,较少发生血便。该患者症状与肠套叠不符合,可排除此疾病。

8. 入院后检验检查

(1) 血常规(2019-08-08):WBC 4.0×10^9 个/L,RBC 2.33×10^{12} 个/L,HGB 68g/L。

(2) 肝肾功能、电解质、血脂、肌钙蛋白、凝血功能、尿常规均未见明显异常。

(3) 气钡双重对比造影(2019-08-10):结肠多发充盈缺损(图 1-6-1B)。

(4) 切除肠段病理标本(2019-08-20):腺瘤样息肉(图 1-6-1C)。

9. 入院后治疗及转归　入院后给予修复肠黏膜、营养支持等对症支持治疗,完善术前检查后于 2019 年 8 月 20 日行外科手术切除病变肠段,术中顺利,术后患者腹痛症状缓解。2019 年 9 月 5 日患者腹部伤口愈合良好,予办理出院手续。

10. 出院诊断　①家族性腺瘤性息肉病;②中度贫血。

病例 2

1. 患者男性,52 岁,因"发现胃肠多发息肉 3 年余"于 2020 年 8 月 24 日入院。

2. 现病史　患者 3 年前胃肠镜检查示胃肠多发息肉,偶有大便表面带血,呈鲜红色,偶伴反酸,无恶心呕吐、腹痛腹胀、腹泻便秘、发热盗汗等不适。2017 年、2019 年两次在我院行内镜下胃肠多发息肉部分切除,今为求复诊遂来我院。起病来,患者精神、饮食、睡眠一般,大便如上,小便如常,体力下降,体重下降约 5kg。

3. 既往史　急性胰腺炎病史 7 年;家族中母亲及兄弟有直肠癌病史;左上肢外伤骨折史多年;牛肉过敏史,表现为皮肤瘙痒;否认糖尿病、冠心病等慢性病病史;否认肝炎、结核等传染病病史;否认药物过敏史。

4. 体格检查　体温 36.2℃,脉搏 58 次/min,呼吸 20 次/min,血压 140/85mmHg。神志清楚,营养良好,正常面容,自主体位,查体合作。皮肤、黏膜无黄染,无肝掌,无蜘蛛痣。全身浅表淋巴结无肿大,左上肢近段可见 2 条约 20cm 纵行陈旧手术瘢痕。巩膜无黄染,口唇红润。颈软,颈静脉无怒张,肝颈静脉回流征阴性,双侧甲状腺无肿大。双肺呼吸音清,双肺未闻及干、湿啰音。律齐,无病理性杂音。腹壁柔软,无压痛及反跳痛,肝、脾肋下未触及,肝区无叩击痛,腹部未触及包块。双肾区无叩击痛,移动性浊音(−)。四肢活动自如,双下肢无水肿。

5. 入院前检验检查　无。

6. 入院诊断　家族性腺瘤性息肉病?

7. 鉴别诊断

(1) 大肠癌:此病起病隐匿,早期常仅见粪便隐血阳性,随后可出现排便习惯与粪便性状改变、腹痛和腹部肿块,可伴贫血、低热、进行性消瘦、恶病质和腹水等全身症状。患者目前存在家族性腺瘤性息肉病的可能,不能排除腺瘤癌变的可能,需完善肠镜及组织病理学检查以明确诊断。

(2) Peutz-Jeghers 综合征:又称黑斑息肉综合征,表现为胃肠道多发息肉,口唇黏膜和手掌皮肤可见斑点色素沉着。

8. 入院后检验检查

(1) 血常规、肝肾功能、电解质、凝血功能、肿瘤标志物(AFP、CEA、PSA、CA19-9、CA125)(2020-08-25)均未见异常。

(2) 感染标志物阴性。

(3) 大便常规:隐血弱阳性(±)。

(4) 尿常规:细菌 8.00 个/μl。

(5) 心电图(2020-08-25):窦性心动过缓(57 次/min)。

(6) 胸部 X 线片(2020-08-25):左上肺少许增殖钙化影。

9. 入院后治疗及转归　完善术前准备,于 2020 年 8 月 26 日行无痛胃镜,发现胃底、胃体可见数百枚 0.2~0.4cm 息肉,以圈套器套取数枚送病理检查;行无痛肠镜,发现全结肠可见数百枚 0.3~1.0cm 大小的亚蒂或广基息肉(图 1-6-2)。对回盲部、升结肠较大的息肉做部分切除并送病理检查,结果提示管状腺瘤及绒毛状-管状腺瘤;伴部分腺体高级别上皮内瘤变,局灶癌变(癌组织位于黏膜内)。术后禁食,24 小时后改流食,加强抑酸、抗感染治疗。术中顺利,术后患者无不适,5天后好转出院。建议患者后期来院分次行内镜下息肉切除术。

10. 出院诊断　家族性腺瘤性息肉病并癌变。

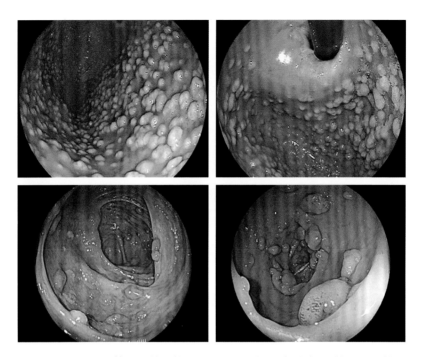

图 1-6-2 胃底、胃体可见数百枚 0.2~0.4cm 息肉，密集分布；全结肠可见数百枚 0.3~1.0cm 大小的亚蒂或广基息肉

知识点一

家族性腺瘤性息肉病（familial adenomatous polyposis，FAP）是最常见的息肉病综合征，占所有肠癌患者的 1%，包括经典型（classical FAP，CFAP）和衰减型（attenuated FAP，AFAP）。FAP 属常染色体显性遗传病，由 APC 基因胚系变异导致，近 1/3 病例的基因变异属新发。

知识点二

2021 年版 NCCN 指南推荐，符合下述任一条件者，进行 APC 基因检测：存在>20 个腺瘤的个人病史；家族中存在已知的 APC 基因变异；硬纤维瘤、肝母细胞瘤、甲状腺乳头状癌、多灶/双侧先天性视网膜色素上皮肥厚病史。

知识点三

　　外科手术方式：全大肠切除及回肠贮袋肛管吻合（TPC/IPAA）、全结肠切除并回肠直肠吻合（TAC/IRA）以及全大肠切除并单腔回肠造口（TPC/EI）。

　　对于 CFAP 患者，TPC/IPAA 是优选治疗，因为其同时避免结直肠癌的发生；对于 AFAP 患者，优先考虑 TAC/IRA；对于直肠息肉密集且无法通过息肉切除术控制的患者，可以考虑 TPC/IPAA。

知识点四

　　CFAP 患者的监测管理：若患者行 TAC/IRA，则根据息肉特征，每 6~12 个月对直肠进行内镜评估。若患者行 TPC/IPAA 或 TPC/EI，则视息肉特征，每 1~3 年内镜下评估回肠储袋或回肠造口。对于具有绒毛状组织结构和/或高度不典型增生的大型扁平息肉，监测频率应增加至每半年 1 次。

【专家点评】

　　家族性腺瘤性息肉病（familial adenomatous polyposis，FAP）又称腺瘤性结肠息肉病，是消化道少见的常染色体显性遗传病之一，主要表现为结直肠布满大小不等的腺瘤，常以家庭为单位，大多数患者可无临床症状。

　　病例 1 患者腹痛伴大便习惯改变，肠镜检查提示多发结肠息肉，病理活检确诊为腺瘤性息肉，气钡双重对比造影可见结肠多发充盈缺损。结合多项辅助检查，可确诊为家族性腺瘤性息肉病。FAP 患者若不进行早期干预，3/4 的患者在 30 岁时会进展为结直肠癌，几乎所有患者会在 40~50 岁时发生癌变，平均死亡年龄为 42 岁。该病例积极行外科手术干预，切除病变肠段，做到了癌前病变的早发现、早诊断、早治疗。尽管内镜下切除恶变倾向息肉会降低胃肠道肿瘤的发病率，但术后仍然有进展为肿瘤的风险，因此还应建议患者术后定期复查结肠镜。

　　病例 2 患者既往息肉病史 3 年，每年均行内镜下息肉治疗，病理提示管状腺瘤及绒毛状-管状腺瘤，部分伴腺体高级别上皮内瘤变，不排除一定程度上短期恶变的风险。研究表明，FAP 癌变年龄早，若不加干预，癌变风险几乎为 100%，平均癌变年龄为 40 岁。此外，其发病年龄、腺瘤数量、腺瘤大小以及腺瘤组织学类型与 FAP 癌变呈正相关，均是影响其癌变的重要因素。该病例中患者为中年男性，选择内镜下息肉切除，此后建议患者后期返院在内镜下切除剩余息肉，该治疗方案的选择主要考虑到全部切除会增大创面，增加出血及肠穿孔的风险，但对于

FAP 患者,肠道数百枚息肉,该患者息肉集中,外科干预较内镜下切除预后更好。此外,还应该建议该患者直系家属尽早行基因检测和胃肠镜检查,了解胃肠道情况,尽早筛查早期病变,必要时行早期手术以预防癌变。

【规范化诊疗流程】(图 1-6-3)

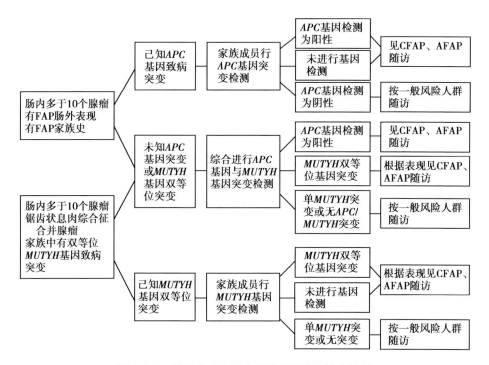

图 1-6-3 腺瘤性息肉综合征的基因检测筛查流程

FAP,家族性腺瘤性息肉病;CFAP,经典型家族性腺瘤性息肉病;AFAP,衰减型家族性腺瘤性息肉病。

【指南推荐】

1. DALY M B,PAL T,BERRY M P,et al. Genetic/Familial High-Risk Assessment: Breast,Ovarian,and Pancreatic,Version 2.2021,NCCN Clinical Practice Guidelines in Oncology [J]. J Natl Compr Canc Netw,2021,19(1):77-102.

2. 中国抗癌协会大肠癌专业委员会遗传学组. 遗传性结直肠癌临床诊治和家系管理中国专家共识[J]. 中华肿瘤杂志,2018,40(1):64-77.

3. 中国抗癌协会家族遗传性肿瘤专业委员会. 中国家族遗传性肿瘤临床诊疗专家共识(2021 年版)(4)——家族遗传性结直肠癌[J]. 中国肿瘤临床,2022,

49(1):1-5.

4. 中华医学会病理学分会消化疾病学组. 胃肠道腺瘤和良性上皮性息肉的病理诊断共识[J]. 中华病理学杂志,2020,49(1):3-11.

【综述】

胃肠道息肉病内镜诊疗新进展

绝大多数胃肠道息肉属于消化道良性病变,但也有一定的恶变倾向。腺瘤是最常见的胃肠道息肉,也是消化道最常见的癌前期病变之一。恶变之前,此类腺瘤性息肉可在胃肠道中潜伏长达 5~20 年不等。息肉主要有 3 种类型,即腺瘤性息肉、增生性息肉和炎性息肉。其中,腺瘤性息肉是结直肠癌最常见的癌前病变,约占结直肠癌的 96%[1]。腺瘤性息肉按危险程度高低,依次分为绒毛状腺瘤、管状-绒毛状腺瘤以及管状腺瘤等。研究表明,60 岁以上患者中 40% 为腺瘤性息肉,而腺瘤性息肉每年有 0.25% 的机会转化为癌症。这种转化主要是由体细胞和细菌样突变的积累引起的[2]。在胃肠道中,肿瘤最常见的位置是结肠,其次是小肠、直肠和胃,腔内肿瘤通常表现为息肉样病变[3]。随着对结肠镜检查重视度的提高,越来越多的人被诊断为胃息肉或结直肠息肉。

(一) 内镜诊断技术

内镜诊断主要通过对息肉的大小、表面的凹凸、活动度、内镜下触及硬度,再结合内镜观察,对其良恶性进行初步判断,最后病理确诊。随着胃镜检查的普及和医疗意识的提高,胃肠道息肉的检出率逐年升高,其中主要包括窄带成像技术、高清智能电子染色、蓝激光成像技术以及共聚焦显微内镜等。不同内镜技术对息肉的检出情况各不相同。

1. 光学增强内镜(optical enhancement,OE)

(1) 窄带成像技术(narrow band imaging,NBI):NBI 内镜利用窄带滤光成像技术,突出显示消化道黏膜表面细微腺体结构及微血管形态,提高黏膜表面对比度,有利于黏膜细节的可视化,突显白光内镜下无法显示的病灶及组织特征,极大地提高了消化道病变内镜下诊断的准确率,在诊断早癌和癌前病变、判断肿瘤浸润范围和预测临床分期、判断息肉和溃疡性质等方面具有明显优势。研究表明,NBI 可降低扁平型、非腺瘤性息肉和结肠左侧息肉的漏诊率[4]。

(2) 高清智能电子染色(i-scan):高清智能电子染色可提供黏膜结构和血管模式的增强视图。Lee 等对 296 例小型结肠息肉患者使用高清白光内镜(HDWL)进行结肠检查,随后进行无光学放大的 NBI 和 i-scan,研究指出 NBI 和 i-scan 联用在组织学预测方面较 HDWL 具有更高的敏感性和准确性($P<0.05$),并且更适用于小于 5mm 的小息肉[5]。

（3）蓝激光成像技术（blue laser imaging，BLI）：BLI 是一种新的色素内镜技术，在鉴别肿瘤和非肿瘤性病变方面具有潜在的应用价值。研究表明，BLI 在实际预测<10mm 的息肉组织学方面优于白光内镜[6]。

2. 激光共聚焦显微内镜（confocal laser endomicroscopy，CLE）　CLE 是传统内镜与共聚焦显微镜的完美结合，其强大的功能应归于共聚焦的成像技术。激光共聚焦显微内镜（共焦镜）是一种新型诊断工具，不同于普通电子内镜，是将电子内镜和共聚焦显微镜相结合的高科技产品，也可称为"细胞学内镜"或"显微内镜"，可使内镜放大倍数超过 1 000 倍，能在活体中对细胞和亚细胞结构进行观察；对影像的后处理还能将断面影像进行重建而显示其三维结构，可大面积地检查黏膜组织，减少获取活检样本的必要性，从而减少出血等并发症的发生率。共聚焦内镜与传统组织学检查相符率甚高，可以分辨局限于黏膜层的各种细胞结构、毛细血管和结缔组织，因而精确地预测结直肠肿瘤的发生率。截至目前所获得的数据表明其效果等同于传统活组织学检查，准确率可达 99% 以上，统计结果显示其灵敏度 97.4%，特异性为 99.4%，精确度为 99.2%。

（二）内镜治疗方法

内镜检查中发现的息肉绝大多数为微小息肉（<5mm）或小息肉（6~9mm）。内镜下息肉切除术是结直肠镜检查过程中常规的结肠息肉切除方法，在我国已普遍应用。目前，内镜医师可通过一些简单的操作将病变或息肉予以切除，如利用钳夹活检术或圈套切除术将小息肉予以切除，利用内镜黏膜下切除术、内镜黏膜下剥离术切除较大的息肉或早期结直肠癌，进而减少不必要的手术治疗。内镜下息肉治疗在降低结直肠癌的发病率和死亡率中发挥着重要作用，并且将是未来癌症预防的主要措施[7]。80%~90% 的腺瘤性息肉直径小于 1cm，有利于内镜下摘除[2]。

1. 高频电切除术　高频电切除术是目前内镜下治疗息肉比较普及和成熟的方法。对于直径<2cm 的息肉以及多发性息肉多采取此技术。其治疗原理是通过高频电流的热效应，使组织表面干燥、蛋白质变性凝固坏死而达到切割治疗的目的。胃肠道较大的息肉患者采用胃肠镜下高频电切除术的疗效显著，其一次性切除率较高，降低并发症的发生率，值得临床上推广使用。对于胃十二指肠息肉的切除，无痛胃镜下高频电切除术联合微波治疗与单纯微波治疗相比，息肉切除效果均较好，并且两者联合可减少手术并发症，提高生活质量且复发较少，可作为临床治疗息肉的常用方案。

2. 氩等离子体凝固术（argon plasma coagulation，APC）　APC 多用于治疗消化道细小或扁平的息肉，其原理是以氩气的高导电性能为基础，在高频高压电作用下，利用特殊的氩离子高频电能发生器将氩气离子化，通过连续传递电流后，将能量传递至胃息肉病变组织而使其凝固，再经摘除后起到治疗目的。该术创伤小、安全性高、疗效好，因此，在胃息肉的临床治疗中发挥重要作用。胃黏膜病变是导致胃息肉发生的重要因素,而 G-17、PGR 值可有效反映病变的严重程度,也是预后相关的重要指标,相较于常规的电凝切除术,APC 可提高胃息肉患者 G-17、PGR 值指标,更利于胃黏膜萎缩及损伤修复[8],术后并发症发生率低、复发率低,值得推广。EMR 和 APC 对结肠息肉的治疗价值中发现,APC 在确保疗效的同时,能进一步改善血脂[9]。

3. 冷圈套息肉切除术(cold snare polypectomy,CSP) CSP 是治疗小(≤10mm)结肠息肉的标准技术[10]。目前使用活检钳除术的息肉直径一般是 1~3mm,而对于 6~9mm 无蒂息肉的治疗,CSP 比热套圈息肉切除术(hot snare polypectomy,HSP)更好,且根治成功率达 90%。CSP 术后延迟出血率更低、手术时间更短,并且也有研究表明 CSP 是切除结肠小息肉的最佳方法[10-12]。

4. 内镜下黏膜切除术(endoscopic mucosal resection,EMR) EMR 是内镜高频电息肉切除术与内镜黏膜注射术结合发展而来的一种新技术。EMR 通过向黏膜下层注射肾上腺素盐水,使息肉和黏膜下层分离并明显抬举,病灶周边黏膜明显发白、隆起。这样一方面增加息肉基底部的范围,方便继续用圈套器摘除息肉;另一方面通过增加切除部位与其余组织的距离,降低术后出血、穿孔等并发症的发生率,增加息肉的切除范围,更确保恶变组织能得到有效切除。EMR 的初始随访时间为 2~6 个月。目前,EMR 的治疗方案包括黏膜下注射切除法、透明帽法、套扎器法和分片切除法,以黏膜下注射切除法较为常用。

5. 热消融术(thermal ablation therapy) EMR 术后切缘用热消融法会显著降低息肉的复发,并且热消融法对于 EMR 的应用及术后监测均有益,也可降低结直肠癌的发病率和死亡率[13]。

6. 内镜黏膜下剥离术(endoscopic submucosal dissection,ESD) ESD 主要包括标记、抬起、切缘、剥离以及创面处理等步骤。首先要对病灶进行正确的标记,其次沿病灶周围行多点黏膜下注射液体(0.9% 生理盐水伴或不伴肾上腺素、20% 葡萄糖溶液、甘油果糖、透明质酸钠及纤维蛋白原等)使病灶充分抬起。然后沿黏膜边缘切开,若此过程中出血,需及时处理,可电凝止血或热活检钳电凝止血。而后进行病灶剥离,剥离前需对病灶浸润深度进行准确判断。根据病灶的具体情况,可适当进行多次黏膜下注射,使病灶充分隆起。待病灶完整切除后,对创面进行有效止血以及预防穿孔的发生。ESD 最初是作为治疗早期胃癌的一种治疗方法被开发,现已成功应用于结直肠病变。研究表明,对于直径>20mm、无蒂、大息肉的 ESD 治疗,加入稀释的肾上腺素(1∶10 万稀释)可减少术中出血[14]。与临床传统分片黏膜切除术相比,采用 ESD 治疗复发率较低,同时术后能获得完整的病理标本[15]。

7. 水下内镜黏膜切除术(underwater endoscopic mucosal resection,UEMR) UEMR 是一种新的水浸式 EMR,该技术可在水辅助或普通结肠镜下进行结直肠息肉治疗。UEMR 用水填充肠道取代了膨胀，从而避免了黏膜下注射和将病变带离黏膜下层。近年来，有大量研究评估了该技术切除大肠癌病灶的安全性和有效性[16-17]。结果表明，UEMR 治疗大中型结直肠息肉的有效性及安全性更高[17]。

(三) 小结

胃肠道肿瘤是世界范围内最常见的肿瘤之一，胃肠道息肉是指高出黏膜的局部隆起性病变，随着内镜的普及和诊疗技术的提高，胃肠道息肉以及癌前病变检出率也不断升高。其中，EMR 和 ESD 是最常用的内镜下癌前病变息肉切除的方式。但 ESD 在内镜下切除时或切除后，通常会暴露出大量黏膜下血管，穿孔风险较高。因此，手术出血和迟发性出血也是胃肠道息肉切除期间和术后最严重的并发症。除了内镜下的诊断与治疗外，还可选用手术治疗，如家族性腺瘤性息肉病（familial adenomatous polyposis，FAP）是一种癌变倾向较高的常染色体显性遗传病。预防性外科干预时机和手术方式的选择，在以腺瘤的数量、大小和严重程度为主要决定因素的同时，应结合多方面情况综合考虑，有效预防癌变的同时使患者易于接受。全结直肠切除、回肠储袋-肛管吻合术（ileal pouch anal anastomosis，IPAA）已成为 FAP 患者的首选治疗方案。IPAA 能够最大限度地减少直肠黏膜残留，降低腺瘤复发癌变风险，而腹腔镜 IPAA 具有美观、恢复快、粘连少等明显优势。FAP 患者应由在专业的医疗中心工作且经验丰富的外科医师进行管理，以便在最佳的时机得到最合理的治疗，达到长期有效的治疗效果。

（柳 舟 禹 蓉 孙泽群 贺建华 于红刚）

参考文献

[1] WALLER A，FINDEIS S，LEE M J. Familial Adenomatous Polyposis [J]. J Pediatr Genet，2016，5（2）：78-83.

[2] POP O L，VODNAR D C，DIACONEASA Z，et al. An Overview of Gut Microbiota and Colon Diseases with a Focus on Adenomatous Colon Polyps [J]. Int J Mol Sci，2020，21（19）：7359.

[3] QIAN S S，MOUCHLI M A，SMYRK T C. A Broad-Based Submucosal Polyp [J]. Gastroenterology，2021，161（2）：e41-e42.

[4] KIM H，GOONG H J，KO B M，et al. Randomized，back-to-back trial of a new generation NBI with a high-definition white light（HQ290）for detecting colorectal polyps [J]. Scand J Gastroenterol，2019，54（8）：1058-1063.

[5] BACKES Y，MOSS A，REITSMA J B，et al. Narrow Band Imaging，Magnifying Chromoendoscopy，and Gross Morphological Features for the Optical Diagnosis of T1 Colorectal Cancer and Deep Submucosal Invasion：A Systematic Review and Meta-Analysis [J]. Am J Gastroenterol，2017，112（1）：54-64.

[6] RONDONOTTI E，PAGGI S，AMATO A，et al. Blue-light imaging compared with high-definition white light for real-time histology prediction of colorectal polyps less than 1 centimeter：a prospective randomized study [J]. Gastrointest Endosc，2019，89（3）：554-564.e1.

［7］刘伟强,高广荣,李达,等.结直肠息肉的内镜治疗进展[J].中华临床医师杂志(电子版),2017,11(4):675-680.

［8］杨雄.内镜下行氩离子凝固术治疗胃息肉的临床研究[J].中国医疗器械信息,2021,27(12):144-145.

［9］王小东,邢军,麻继锋,等.内镜下结肠黏膜切除术、氩等离了凝固术治疗结肠息肉的回顾性研究[J].现代消化及介入诊疗,2020,25(1):73-75.

［10］ORTIGAO R,WEIGT J,AFIFI A,et al. Cold versus hot polypectomy/endoscopic mucosal resection-A review of current evidence［J］. United European Gastroenterol J,2021,9(8):938-946.

［11］TRANQUILLINI C V,BERNARDO W M,BRUNALDI V O,et al. Best Polypectomy Technique for Small and Diminutive Colorectal Polyps:A Systematic Review and Meta-Analysis［J］. Arq Gastroenterol,2018,55(4):358-368.

［12］KOMEDA Y,WATANABE T,SAKURAI T,et al. Risk factors for local recurrence and appropriate surveillance interval after endoscopic resection［J］. World J Gastroenterol,2019,25(12):1502-1512.

［13］KLEIN A,TATE D J,JAYASEKERAN V,et al. Thermal Ablation of Mucosal Defect Margins Reduces Adenoma Recurrence After Colonic Endoscopic Mucosal Resection［J］. Gastroenterology,2019,156(3):604-613. e3.

［14］SHAHIDI N,BOURKE M J. How to Manage the Large Nonpedunculated Colorectal Polyp［J］. Gastroenterology,2021,160(7):2239-2243.e1.

［15］张潇,王谊,孔娅菲.内镜下肠道息肉诊断方法进展[J].医药前沿,2021,11(1):19-21.

［16］RODRIGUEZ S J,UCHIMA K H,GONZALEZ L L,et al. Short and long-term outcomes of underwater EMR compared to the traditional procedure in the real clinical practice［J］. Rev Esp Enferm Dig,2019,111(7):543-549.

［17］KAWAMURA T,SAKAI H,OGAWA T,et al. Feasibility of Underwater Endoscopic Mucosal Resection for Colorectal Lesions:A Single Center Study in Japan［J］. Gastroenterology Res,2018,11(4):274-279.

第七章

肠梗阻诊疗思维

【概述】

肠梗阻（intestinal obstruction）指任何原因引起的肠内容物通过障碍，是常见的外科急腹症之一，其典型临床表现为腹痛、呕吐、腹胀及停止排气排便等。根据梗阻原因，可分为机械性肠梗阻、动力性肠梗阻和血运性肠梗阻；根据肠壁血运有无障碍，可分为单纯性肠梗阻和绞窄性肠梗阻；根据梗阻程度，可分为完全性肠梗阻和不完全性肠梗阻。不同类型的肠梗阻之间可以互相转化，且病情的严重程度不一，可快速进展至不可逆转的病理阶段，甚至出现休克和多器官功能障碍等严重并发症。

【典型病例】

 病例1

1. 患者男性，57岁，因"间断腹痛5天，加重伴呕吐4小时"于2021年2月13日入院。

2. 现病史 患者诉5天前无明显诱因出现间断腹部胀痛，以中上腹为主，程度轻，进食后加重，可自行减轻，伴大便异常，5~6次/d，量少，稀糊状，无黏液脓血便，在家自服抗感染药物治疗无好转，4小时前腹痛加重，为全腹胀痛，伴呕吐，共5次，呕吐物为胃内容物，每次呕吐量为30~50ml，无咖啡渣样物，无头痛头昏、眩晕耳鸣、咳嗽咳痰、发热黄疸、呕血黑便等不适。为求进一步诊治，患者来我院门诊就诊,行腹部 X 线检查提示"肠梗阻",遂以"腹痛原因待查:肠梗阻可能"收入院。起病以来,患者精神、食欲欠佳,大便如前述,小便正常,体力、体重较前未发生明显改变。

3. 既往史 否认高血压、糖尿病、冠心病等慢性病病史,否认肝炎、结核等传染病病史,否认手术、外伤及输血史,否认食物、药物过敏史,否认烟酒史。

4. 体格检查 体温 36.1℃,脉搏 101 次/min,呼吸 18 次/min,血压 126/76mmHg,体重 61kg。神清,精神较差,扶入病房,查体合作,营养中等,双侧瞳孔等大等圆,皮肤及巩膜无明显黄染,浅表淋巴结未及肿大,颈软。双肺呼吸音清,未闻及明显干、湿啰音。心率 101 次/min,律齐,各瓣膜区未闻及明显病理性杂音。腹膨隆,未见胃肠型、蠕动波,肠鸣音 8 次/min,全腹压痛,以上腹明显,无明显反跳痛,肝、脾肋下未及,墨菲征(-),移动性浊音(-),双肾叩击痛(-)。双下肢未见水肿,生理反射存在,病理反射未引出。

5. 入院前检验检查 腹部 X 线片(2021-2-13):腹部见阶梯状气液平面,肠管扩张,双侧膈下未见游离气体,符合肠梗阻的改变(图 1-7-1)。

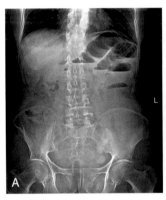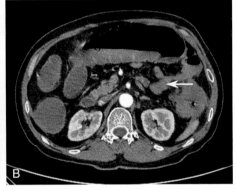

图 1-7-1 腹部影像学检查

A.腹部 X 线表现:阶梯状气液平面。B.结肠癌伴梗阻增强 CT 表现:腹部 CT 增强扫描示结肠脾曲局部肠壁不规则增厚,管腔狭窄(箭头);结肠脾曲肿块伴肠梗阻及淋巴结肿大。活检证实为结肠腺癌。

6. 入院诊断 腹痛原因待查:肠梗阻可能。

7. 鉴别诊断

(1)急性胰腺炎:上腹部急骤疼痛,持续性向腰背部放射或双肩部放射,常有胆石症病史或暴饮暴食史,血尿淀粉酶、血清脂肪酶均有明显升高,B 超有胰周水肿和胰周积液,增强 CT 检查可明确诊断。

(2)急性胆囊炎、胆石症:为右上腹阵发性疼痛,或持续性阵发性加剧,可向右肩及背部放射,可伴黄疸,体检部分患者可触及肿大的胆囊,墨菲征阳性,腹部 X 线片可见胆囊周围炎性刺激产生肠管积气,但无气液平面,B 超检查可发现胆囊、胆道病变及结石影。

(3) 胃、十二指肠穿孔:多为突发的、剧烈的上腹部疼痛,有明显的腹膜炎体征,腹肌紧张,X 线检查可见膈下游离气体。

(4) 急性胃肠炎:急性胃肠炎患者可有阵发性腹痛和恶心呕吐,常伴有腹泻。

(5) 急性阑尾炎:以转移性右下腹疼痛为主要临床表现,严重者可出现腹痛、腹胀、腹泻、恶心呕吐,部分患者伴发热,B 超可见阑尾明显肿胀,化脓性阑尾炎可见阑尾周围脓肿。

8. 入院后检验检查

(1) 血常规:WBC 15.68×10^9 个/L,HGB 96g/L,PLT 373×10^9 个/L,NEU% 91.70%。

(2) 凝血功能:D-二聚体 1.29mg/L。

(3) 生化全套:ALT 5U/L,AST 13U/L,总蛋白(TP)52.1g/L,ALB 23.6g/L,钙 2.04mmol/L,CRP 56.98mg/L。

(4) 粪便分析:红细胞 5~10 个/HPF;白细胞++/HPF。

(5) 降钙素原 0.22ng/ml。

(6) 尿常规检测未见明显异常。

(7) 颅脑 CT 平扫:①右侧基底核区腔隙性脑梗死;②脑萎缩。

(8) 腹部 CT 增强扫描:①结肠脾曲肿瘤伴肠梗阻及淋巴结肿大,建议活检;②肝内多发占位,多为囊肿;③盆腔少量积液(见图 1-7-1)。

(9) 结肠镜:结肠脾曲见一个新生物堵塞肠腔,导致肠腔狭窄,内镜不能通过,新生物边缘结节样隆起,表面见巨大溃疡,附污苔,提示结肠新生物(性质待查)并狭窄。病理检查示(结肠)腺癌(图 1-7-2)。

9. 入院治疗及转归 入院后予禁饮食、胃肠减压、低压灌肠、抑酸、补液、补充白蛋白等对症支持治疗。治疗后复查腹部 X 线片未见异常,患者腹痛腹胀缓解,

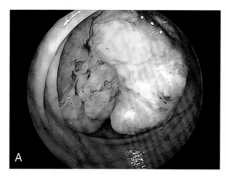
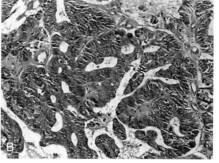

图 1-7-2　结肠癌伴肠梗阻肠镜表现(A),病理检查提示结肠腺癌(B)

可进半流质饮食,解黄色软便1~2次/d,查体未见明显阳性体征,将患者转入胃肠外科行进一步手术治疗。

10. 转科诊断　①不完全性肠梗阻;②结肠腺癌;③轻度贫血;④低蛋白血症;⑤腔隙性脑梗死;⑥肝囊肿?⑦盆腔少量积液。

 病例2

1. 患者男性,62岁,因"腹痛、腹胀伴肛门停止排气排便约8天"于2021年9月10日入院。

2. 现病史　患者于8天前无明显诱因出现腹痛、腹胀,肛门停止排便排气,腹痛以上腹部为主,后蔓延至全腹部,呈阵发性绞痛,伴进食后恶心呕吐,呕吐物为胃内容物,无咖啡渣样物,伴反酸,无畏寒发热、咳嗽咳痰、胸闷气急等不适。2021年9月6日就诊于当地医院,行腹部立位X线片提示"肠梗阻",予以禁食、抗感染、解痉、抑酸、灌肠、补液等治疗后排便,患者自行出院。出院后,患者进食后再次出现腹痛腹胀不适,呈阵发性绞痛,伴恶心呕吐,无自主排便排气。为求进一步诊治来我院就诊,门诊拟"肠梗阻"收入院。起病以来,患者精神、食欲、睡眠欠佳,小便如常,大便如前述,体力下降,体重无明显减轻。

3. 既往史　否认高血压、冠心病、糖尿病等慢性病病史,否认结核、肝炎等传染病病史,否认手术、外伤以及输血史,有青霉素过敏史。

4. 体格检查　体温36.5℃,脉搏105次/min,呼吸20次/min,血压131/87mmHg。神清,精神欠佳,步入病房,查体合作,营养正常,急病面容,双侧瞳孔等大等圆,皮肤及巩膜无明显黄染,浅表淋巴结未触及,咽部无充血,颈软,两肺呼吸音清,未及明显干、湿啰音。心率105次/min,律齐,各瓣膜区未闻及明显病理性杂音。腹平软,未见肠型、胃型、蠕动波,肠鸣音稍弱,2~3次/min,全腹部有压痛,无反跳痛,肝、脾肋下未触及,墨菲征(−),移动性浊音(−),双肾叩击痛(−)。双下肢未见水肿,生理反射存在,病理反射未引出。

5. 入院前检验检查　腹部立位X线片(2021-09-06):肠梗阻,淀粉酶正常。新型冠状病毒核酸检测(2021-09-10)阴性。

6. 入院诊断　腹痛待查:肠梗阻?

7. 鉴别诊断

(1) 急性胃肠炎:发病前常有不洁饮食史,或者共餐者也有类似症状病史,腹痛以上腹部及脐周为主,常呈持续性痛并伴阵发性加剧,常伴恶心、呕吐、腹泻,亦可有发热,可有上腹部及脐周压痛,多无腹肌紧张,无反跳痛,肠鸣音稍亢进,实验室检查大便常规可有异常发现。

(2) 急性阑尾炎:大多数患者起病时先有中上腹持续隐痛,数小时后腹痛转至右下腹,呈持续性隐痛,伴阵发性加重,少数患者起病时即感右下腹疼痛,右下腹有压痛、反跳痛,腹部超声及 CT 可明确。

(3) 消化性溃疡:消化性溃疡好发于中青年,以中上腹疼痛为主,多为持续性痛,多在空腹时发作,进食后或服用抗酸药物后症状可缓解为其特点。频繁发作可引起大便隐血试验阳性。当发生溃疡急性穿孔时,突发上腹剧烈疼痛,如刀割样、持续性,并在短期内迅速扩散至全腹,可有恶心、呕吐、发热。伴有出血时,可有呕血或黑便,幽门梗阻者可呕吐大量隔夜宿食。未穿孔者可有上腹压痛,但无肌紧张及反跳痛,穿孔后可全腹压痛,腹肌紧张呈"木板样强直",可触及反跳痛、肠鸣音消失,可出现气腹和移动性浊音,肝浊音界缩小或消失,腹部 X 线片可见膈下游离气体,腹腔穿刺有助于诊断。

(4) 结肠癌:多见于中老年患者,有排便习惯或粪便性状的改变,患者可有腹痛腹胀、食欲减退、消瘦,肿瘤晚期可出现肠梗阻表现,电子肠镜结合病理检查可明确诊断。

(5) 肠系膜动脉夹层:患者常有高血压、糖尿病病史,表现为腹部剧烈疼痛,呈撕裂样或刀割样,进餐后明显,查体无明显体征,及时做胸腹部增强 CT 或血管造影有助于诊断。

8. 入院后检验检查

(1) 心肌标志物(2021-09-10):肌红蛋白 186.4ng/ml。

(2) 凝血功能五项:PT 14.3 秒,D-二聚体 0.64μg/ml。

(3) 血液分析(五分类):淋巴细胞计数(LYM#)0.55×10⁹ 个/L,嗜酸性粒细胞计数(EOS#)0.00×10⁹ 个/L,NEU% 79.30%,LYM% 10.40%,MON% 10.20%,嗜酸性粒细胞百分比(EOS%)0.00%,血小板压积(PCT)0.328%,大血小板数目 118.00×10⁹ 个/L,大型血小板比例 46.10%。

(4) 血生化:总胆红素(TBIL)33.10μmol/L,直接胆红素(DBIL)10.46μmol/L,间接胆红素(IBIL)22.64μmol/L,尿素 22.51mmol/L,葡萄糖 10.08mmol/L,肌酐 199.7μmol/L,预估肾小球滤过率 28.54ml/min,尿酸 653μmol/L,磷 1.71mmol/L,铁 3.2μmol/L,阴离子间隙 20.4mmol/L,CRP 121.16mg/L。

(5) 尿淀粉酶测定:尿淀粉酶 403U/L。

(6) 感染性疾病筛查(2021-09-11):乙型肝炎病毒表面抗原 5.55IU/ml,乙型肝炎病毒 e 抗体 233.02NCU/ml,乙型肝炎病毒核心抗体 15.60NCU/ml。

(7) 消化系统肿瘤标志物:糖类抗原 CA125 252.40U/ml。

(8) 心电图(2021-09-10):窦性心动过速。

(9) 胸部 CT 平扫(2021-09-10):右肺中叶少许感染。

(10) 全腹 CT 平扫(2021-09-10):①左腹部小肠局部管壁稍增厚,其上方肠管明显扩张、积液,考虑肠梗阻可能;②左肾上腺稍增粗(图 1-7-3)。

9. 入院后治疗及转归 入院后予以禁食、胃肠减压、清洁灌肠、抑酸、护胃、维

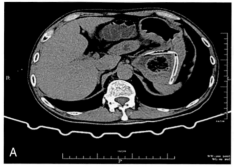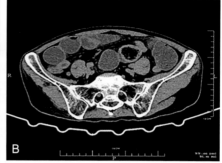

图 1-7-3 肠梗阻 CT 表现

A. 全腹部 CT 平扫显示小肠肠管扩张、积液积气,胃腔内见一个大小约 3.0cm×4.0cm 的类圆形物体;B. 左下腹小肠肠腔内可见一个大小约 3.0cm×4.0cm 的类圆形物体,形状、密度与胃内物体相同,堵塞肠腔。

持水与电解质和酸碱平衡、预防感染及营养支持等对症支持治疗。患者腹痛腹胀较前缓解,反复查阅腹部 CT,发现胃及小肠内各见一团块状物体,考虑患者胃结石及胃结石下降至小肠引起肠梗阻可能,遂于 2021 年 9 月 14 日行胃镜检查,结果提示胃结石、胃多发溃疡 A1、非萎缩性胃炎伴糜烂 2 级。行内镜下胃结石碎石术,将胃结石碎石至直径<1cm 的胃石后取出(图 1-7-4),嘱患者服用可乐溶石。经治

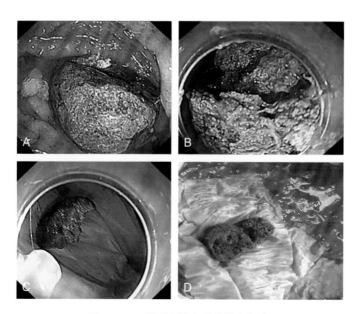

图 1-7-4 胃石胃镜表现及排出标本

A. 胃腔可见一个大小约 4.0cm×3.0cm 胃石;B. 圈套器碎石;C. 圈套器行碎石取出;D. 患者排出的胃石。

疗,患者腹痛腹胀症状消失,排出多块块状大便,未诉其他不适。查体未见明显阳性体征,予办理出院手续。

10. 出院诊断 ①肠梗阻:粪石梗阻;②胃结石碎石取出术后;③胃多发溃疡A1期;④非萎缩性胃炎伴糜烂2级;⑤慢性乙型病毒性肝炎;⑥右肺中叶感染;⑦肾功能不全;⑧高尿酸血症;⑨窦性心动过速;⑩血糖异常。

知识点一

典型肠梗阻具有腹痛、呕吐、腹胀、肛门停止排气排便四大症状,腹部可见肠型或蠕动波及肠鸣音亢进等体征。但有时患者并不完全具备这些典型表现,X线、CT检查对诊断有很大帮助。

知识点二

绞窄性肠梗阻多有白细胞计数和中性粒细胞比例的明显升高,肠壁血运障碍继而引起肠坏死、穿孔,可继发急性弥漫性腹膜炎,最终导致多器官功能障碍。

知识点三

腹部CT对肠梗阻病因的判断优于腹部X线片,能够充分显示梗阻肠段形态学特征及其邻近肠系膜、腹膜腔的病理改变,直接观察梗阻移行带区是否存在肿瘤、疝、闭袢、肠套叠、胆石、异物或粪石等,还能够更好地显示粘连索带、部位及与周围肠管及腹壁的关系,其对肠梗阻病因诊断准确率为73%~95%。

知识点四

肠梗阻的治疗原则是纠正肠梗阻引起的全身生理紊乱和解除梗阻,包括非手术治疗和手术治疗,具体治疗方法需根据肠梗阻的病因、类型、部位、患者的全身情况和病情严重程度而定。手术治疗的适应证包括绞窄性肠梗阻,肿瘤、重度粘连、严重的炎症性疾病和先天性肠道畸形等引起的肠梗阻,以及非手术治疗无效的肠梗阻。

【专家点评】

肠梗阻是临床常见的急腹症之一,可危及患者生命,根据临床表现和辅助检查常可作出诊断。但其临床表现复杂,变化迅速,因而在诊断过程中需密切观察病情变化,及时调整治疗方案。其治疗原则是纠正肠梗阻引起的全身生理紊乱和解除梗阻。

病例 1 不仅依据腹痛、腹胀、呕吐、肠鸣音亢进等临床表现以及腹部 X 线检查等来进行确诊,同时还结合腹部 CT 增强扫描、肠镜以及病理学检查对肠梗阻病因进行了完整的诊断。首先影像学检查观察到梗阻肠段形态学特征及其周围肿块,进一步内镜下直接观察到结肠肿瘤,继而活检确诊结肠腺癌。《中国结直肠癌诊疗规范(2020 年版)》指出,结肠癌 CT 检查结构式报告应包括肿瘤大小、肺部以及其他远处转移情况等,而本病例未进行综合评估,结肠癌的 cTNM 分期未明确,规范性方面存在不足。在治疗上,本病例早期诊断并及时给予患者禁食禁水、胃肠减压、低压灌肠、抑酸、护胃、补液、补充白蛋白等多种治疗手段,复查腹部 X 线片发现梗阻缓解,为后续胃肠外科手术治疗创造条件。

病例 2 患者临床表现典型,外院腹部 X 线片也提示肠梗阻,予以保守治疗后,患者症状缓解,自行出院。出院后再次出现“痛、吐、胀、闭”等典型梗阻表现,因此,患者再次入院时重点应明确病因诊断并解除梗阻。患者病程中腹部 CT 提示小肠梗阻,同时通过肿瘤标志物筛查与肿瘤性疾病鉴别,予以患者禁食、胃肠减压、清洁灌肠、抑酸、护胃、维持水与电解质和酸碱平衡、预防感染及营养支持等对症支持治疗后,患者症状改善。临床医师将实际临床状况与影像医师报告结合,阅片后发现胃腔及小肠肠腔内团块状影,考虑胃结石及胃结石下降至小肠引起肠梗阻的可能,后通过胃镜检查明确病因诊断,并行内镜下碎石有效解除梗阻,避免了梗阻复发及再住院。而此病例不足在于,未对患者进食柿子、山楂、黑枣等含大量鞣酸、果胶食物的情况进行详细问诊,未嘱患者以正确的饮食习惯;同时,粪石性肠梗阻的 CT 检查需包括全胃肠道以明确粪石大小及分布、嵌顿位置,为进一步选择性药物溶石或内镜下碎石提供依据;此外,患者胃镜提示胃溃疡,未进行明确的分型及给出相应的治疗方案,亦未体现出对检查检验报告中的右肺中叶感染、血糖、尿酸、肾功能异常、乙型病毒性肝炎等情况的积极处理。

【规范化诊疗流程】(图 1-7-5, 图 1-7-6)

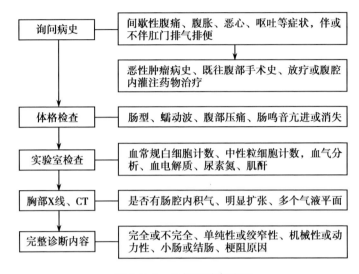

图 1-7-5 肠梗阻诊断流程

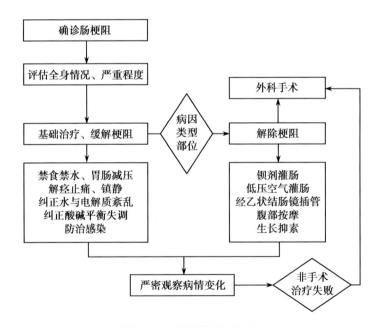

图 1-7-6 肠梗阻治疗流程

【指南推荐】

1. 中华人民共和国国家卫生健康委员会.中国结直肠癌诊疗规范(2020年版)[J].中华外科杂志,2020,58(8):561-585.

2. DAVIS M,HUI D,DAVIES A,et al. Medical management of malignant bowel obstruction in patients with advanced cancer:2021 MASCC guideline update. Support Care Cancer [J]. 2021,29(12):8089-8096.

3. 吕毅,董卫国,兰平.消化系统与疾病[M].2版.北京:人民卫生出版社,2021:187-193.

【综述】

肠道支架植入术治疗结直肠癌性肠梗阻新进展

结直肠癌(colorectal cancer,CRC)是最常见的消化道恶性肿瘤之一。研究表明,结肠癌患者中恶性肠梗阻(malignant bowel obstruction,MBO)发病率为10%~28%[1]。约80%的患者梗阻发生在左半结肠[2],过去通常选择急诊外科手术治疗,但存在并发症发生率及病死率高等问题。近30年内镜微创肠道支架植入技术不断发展,为结直肠癌伴肠梗阻患者的"限期手术"创造了条件,也提供了重要的姑息性治疗手段,给患者带来福音。研究发现,自发膨胀型金属支架(self-expandable mental stent,SEMS)植入可为患者带来更好的短期结果,降低造瘘率、术后腹腔感染、心肌梗死等发生率,降低90天住院死亡率[3]。因此,探讨肠道支架植入术治疗结直肠癌性肠梗阻新进展有重要临床价值。本文主要从肠道支架的类型、疗效及安全性等方面概括了其在结直肠癌性肠梗阻的应用现状,以期为临床医务工作者提供指导,帮助改善患者预后。

(一)肠道支架的类型

1. 金属肠道支架 金属肠道支架中以SEMS在结直肠癌性肠梗阻中应用最多,最常用的材料是镍钛合金。按照覆膜与否,又可分为未覆膜、部分覆膜自膨式金属支架(partial-covered self-expandable mental stent,PC-SEMS)和全覆膜自膨式金属支架(fully-covered self-expandable mental stent,FC-SEMS)。肠道内组织可以长入未覆膜SEMS、PC-SEMS近端及远端未覆膜部分,增加支架取出的难度,因此常需要短时间内取出。而FC-SEMS能够阻止肿瘤的内向型生长,并延长留置时间[4]。

2. 塑料肠道支架 常用的Polyflex塑料支架由聚酯塑料制成,内覆硅酮膜,多用于治疗良性食管病变。研究显示,自发膨胀型塑料支架(self-expandable plastic

stent,SEPS)在良性胃肠道病变中提供了稳定的扩张治疗作用,可为难治性狭窄的患者提供替代治疗[5]。塑料肠道支架相比金属支架,对周围组织创伤较小,但是易产生塑性变形,且其仅存在几小时或几天便可自行脱落。既往也有报道提示SEPS可能是直肠乙状结肠术后良性狭窄的有效治疗方案,但其在肠道中的临床应用及数据有限。

3. 生物降解肠道支架 生物降解支架的材料有聚乳酰胺、聚甘醇、共聚合物等各种合成聚合物,如聚二噁烷酮,可用于治疗胃肠道的良性难治性狭窄[6]。在一项对 11 例 CD 肠腔狭窄植入生物降解支架取得技术成功的患者的研究中,3 例(27.3%)在植入后 2~8 周出现了支架移位,随访期间未发现黏膜过度增生[7]。近来又有研究显示,5 例(83%)应用生物可降解支架的 CD 患者技术成功后,分别发生了支架移位、崩塌等故障,只有 1 例取得临床成功[7]。目前的生物降解肠道支架植入,在技术上是可行的,但是临床成功率有限,有待进一步改良后投入临床使用。

4. 其他支架 近年来,辐照和药物洗脱支架开始在临床应用,利用支架植入放射性粒子或缓释型药物,起到抑制支架肿瘤组织过度生长、预防支架内再狭窄的作用,在消化系统多用于食管与胆管肿瘤,常用的药物有紫杉醇与氟尿嘧啶(5-FU)[6],辐照支架多为碘-125 放射性支架[8]。目前肠道辐照及药物洗脱支架应用于临床的资料尚有限(表 1-7-1)。

表 1-7-1 不同类型肠道支架特点比较

肠道支架类型	主要应用范围	优点	缺点
金属肠道支架	肠道恶性梗阻	便于放置和塑形,缓解效果好	易出现穿孔、出血等并发症,干扰 MRI 检查,成本高
塑料肠道支架	肠道良性病变	成本较低,暂时性缓解梗阻	易产生塑性变形
生物降解肠道支架	肠道良性病变	生物兼容性好,避免并发症	临床成功率低,价格昂贵

(二)肠道支架植入术的适应证

结直肠癌性肠梗阻中,肠道支架植入主要有以下两种用途,一是作为手术的"桥梁",暂时性放置进行充分的肠道减压,为患者创造充分的术前肠道准备和全身病理生理状态恢复的条件,有利于下一步的"限期手术",降低并发症发生率及死亡率;二是作为姑息性治疗的重要手段,适用于局部病灶不能切除的原发性或复发性结直肠癌,已有广泛转移或不能耐受手术治疗者,替代造瘘进而提高患者生活质量。《中国结直肠癌诊疗规范(2020 年版)》建议,对已引起肠梗阻的可切除结直肠癌,可行支架植入后限期切除,对不能手术切除的结直肠癌推荐肠道支架植入等方式进行姑息性治疗[9]。

(三) 肠道支架植入术的疗效

SEMS 植入操作简单,在恶性结直肠梗阻的患者中临床成功率达 92%~93.9%[10-11],且有无覆盖支架植入的技术成功率、临床成功率无显著差异[12]。对普通内镜下支架植入失败的结直肠恶性梗阻的患者,Kim 等[13]提出荧光内镜支架植入可作为有效的替代方案,其研究中 38 例取得技术成功(92.7%),37 例取得临床成功(97.4%)。Veld 等[10]在一项纳入 1 518 名患者的研究中,发现 SEMS 植入后 30 天死亡率为 3.9%,明显低于急诊手术组($OR=0.44$,95%CI 0.28~0.69,$P<0.001$),且植入 SEMS 后住院时间更短($P<0.001$)。一项回顾性研究显示,与急诊手术患者相比,SEMS 植入患者的腹腔镜手术率(68.0% $vs.$ 2.7%,$P<0.001$)、一期吻合(88.0% $vs.$ 51.4%,$P=0.003$)及清扫淋巴结数目(30 $vs.$ 18,$P=0.001$)更高,气孔形成率(24.0% $vs.$ 67.6%,$P=0.002$)和总不良事件发生率(24.0% $vs.$ 62.2%,$P=0.004$)更低,两组间 30 天死亡率和无病生存率无显著差异(0 $vs.$ 2.7%,$P=1.000$)[11]。此外,Veld 等[14]还通过队列研究发现,左侧结肠梗阻患者植入 SEMS 后 3 年局部复发率为 18.8%,与造口减压患者相比,无明显差异($P=0.20$)。最近的一项荟萃分析显示[15],ES 组和 SEMS 组的 3 年总生存率相似,但 ES 组 3 年无病生存率高于 SEMS 组($RR=1.22$,95%CI 0.87~1.69,$I^2=0$)。

(四) 肠道支架植入术的安全性

肠道支架植入的并发症主要包括穿孔、再阻塞、移位、出血、疼痛、肠道刺激症状等。Veld 等[10]提出,SEMAS 是梗阻性结直肠癌患者姑息性治疗的首选方案,SEMAS 后早期并发症发生率为 13.6%,急诊手术组为 25.5%,SEMAS 组显著低于急诊手术组($OR=0.46$,95%CI 0.29~0.74,$P=0.001$);远期并发症出现率分别为 23.2% 和 9.8%,SEMAS 组高于急诊手术组($OR=2.55$,95%CI 1.70~3.83,$P<0.001$)。不同研究中,出现最多的早期并发症依次是支架移位、穿孔和再梗阻,出现最多的远期并发症依次是再梗阻、移位和穿孔。支架移位多见于放置覆膜支架患者,无覆膜支架总并发症发生率较低($RR=0.57$,95%CI 0.44~0.74,$P<0.000\ 1$),有无覆膜支架在穿孔、出血等方面无显著差异[12]。Zhang 等[16]提出支架阻塞主要由肿瘤生长所致,对支架远期并发症的研究结果显示,支架阻塞发生率为 15.0%,支架阻塞后可选择手术或再次置入肠道支架治疗。穿孔是肠道支架植入后最严重的并发症,一项持续 10 年的回顾性研究发现,行结肠支架植入的Ⅳ期结直肠癌性肠梗阻患者中,支架相关穿孔是死亡率增加相关的独立危险因素[17]。

(五) 小结

我国结直肠癌发病率日益上升,且患者多为老年人,病情较复杂,伴发肠梗阻早期常不易发现。早期慢性不完全性低位肠梗阻可表现为腹痛、腹胀等症状,若不能得到及时、有效的治疗,有时可转变为急性完全性肠梗阻。对于引起急性肠梗阻者,除了常规的药物治疗外,目前大多数医疗机构仍采取急诊手术治疗,但这往往出现很高的造瘘率,给患者带来沉重的身心负担,严重影响其生活质量。相较而言,肠道支架则是一种安全、有效的手术前过渡治疗以及姑息性治疗方式,尽管会有支架移位、穿孔、出血等并发症的风险,但相信随着未来对新型支架的研究不断深入,肠道支架在结直肠癌患者中的治疗作用将进一步扩大,展现出更大的优越性。

(马静静　胡嘉铭　张　海　熊建光　邹多武)

参考文献

[1] KROUSE R S. Malignant bowel obstruction [J]. J Surg Oncol, 2019, 120 (1): 74-77.

[2] MATSUDA A, MIYASHITA M, MATSUMOTO S, et al. Optimal Interval From Placement of a Self-expandable Metallic Stent to Surgery in Patients With Malignant Large Bowel Obstruction: A Preliminary Study [J]. Surg Laparosc Endosc Percutan Tech, 2018, 28 (4): 239-244.

[3] JAIN S R, YAOW C Y L, NG C H, et al. Comparison of colonic stents, stomas and resection for obstructive left colon cancer: a meta-analysis [J]. Tech Coloproctol, 2020, 24 (11): 1121-1136.

[4] KIM E J, KIM Y J. Stents for colorectal obstruction: Past, present, and future [J]. World J Gastroenterol, 2016, 22 (2): 842-852.

[5] FUGAZZA A, REPICI A. Endoscopic Management of Refractory Benign Esophageal Strictures [J]. Dysphagia, 2021, 36 (3): 504-516.

[6] FERREIRA-SILVA J, MEDAS R, GIROTRA M, et al. Futuristic Developments and Applications in Endoluminal Stenting [J]. Gastroenterol Res Pract, 2022, 2022: 6774925.

[7] KARSTENSEN J G, CHRISTENSEN K R, BRYNSKOV J, et al. Biodegradable stents for the treatment of bowel strictures in Crohn's disease: technical results and challenges [J]. Endosc Int Open, 2016, 4 (3): E296-E300.

[8] YANG Z M, GENG H T, WU H. Radioactive Stent for Malignant Esophageal Obstruction: A Meta-Analysis of Randomized Controlled Trials [J]. J Laparoendosc Adv Surg Tech A, 2021, 31 (7): 783-789.

[9] 中华人民共和国国家卫生健康委员会. 中国结直肠癌诊疗规范(2020 年版)[J]. 中华外科杂志, 2020, 58 (8): 561-585.

[10] VELD J, UMANS D, VAN HALSEMA E, et al. Self-expandable metal stent (SEMS) placement or emergency surgery as palliative treatment for obstructive colorectal cancer: A systematic review and meta-analysis [J]. Crit Rev Oncol Hematol, 2020, 155: 103110.

[11] YAGAWA Y, KUDO S E, MIYACHI H, et al. Short- and long-term outcomes of self-expanding metallic stent placement vs. emergency surgery for malignant colorectal obstruction [J]. Mol Clin Oncol, 2021, 14 (4): 63.

[12] MASHAR M, MASHAR R, HAJIBANDEH S. Uncovered versus covered stent in

management of large bowel obstruction due to colorectal malignancy：a systematic review and meta-analysis ［J］. Int J Colorectal Dis，2019，34（5）：773-785.

［13］KIM D R，YOON C J，LEE J H，et al. Fluoroscopic Rescue of Failed Endoscopic Stent Placement for Obstructing Colorectal Malignancy ［J］. AJR Am J Roentgenol，2020，214（1）：213-217.

［14］VELD J V，AMELUNG F J，BORSTLAP W A A，et al. Comparison of Decompressing Stoma vs stent as a bridge to surgery for left-sided obstructive colon cancer ［J］. JAMA Surg，2020，155（3）：206-215.

［15］CIROCCHI R，AREZZO A，SAPIENZA P，et al. Current Status of the Self-Expandable Metal Stent as a Bridge to Surgery Versus Emergency Surgery in Colorectal Cancer：Results from an Updated Systematic Review and Meta-Analysis of the Literature ［J］. Medicina（Kaunas），2021，57（3）：268.

［16］ZHANG Y，MA L，HUANG J，et al . The effect of paclitaxel-eluting covered metal stents versus covered metal stents in a rabbit esophageal squamous carcinoma model ［J］. PLoS One，2017，12（3）：e0173262.

［17］PARK Y E，PARK Y，PARK S J，et al. Outcomes of stent insertion and mortality in obstructive stage IV colorectal cancer patients through 10 year duration ［J］. Surg Endosc，2019，33（4）：1225-1234.

第八章

消化道出血诊疗思维

【概述】

消化道出血（gastrointestinal hemorrhage）是指从食管入口到肛门之间消化道的出血，是消化系统较为常见的急症。根据解剖位置，以十二指肠悬韧带（又称Treitz 韧带、屈氏韧带）为界，可分为上消化道出血（upper gastrointestinal bleeding，UGIB）和下消化道出血（lower gastrointestinal bleeding，LGIB），其中 60%~70% 为上消化道出血。根据病程，可将消化道出血分为急性和慢性消化道出血。前者短时间大量出血，常出现休克症状和体征，可危及生命；后者起病隐匿，持续时间长，可无明显临床表现，仅在实验室检查时发现。另有一类消化道出血，临床上肉眼不能观察到粪便异常，仅有粪便隐血试验阳性和/或存在缺铁性贫血，称为隐性消化道出血（occult gastrointestinal hemorrhage），容易忽视，应予注意。

【典型病例】

 病例 1

1. 患者男性，60 岁，因"上腹痛 1 周，呕血 2 小时"于 2021 年 3 月 16 日入院。
2. 现病史　患者诉近 1 周无明显诱因出现腹痛，位于上腹部，呈阵发性隐痛，夜间尤甚，与饮食无明显关系，无放射痛，无腹胀、发热、呕吐，无胸闷、心悸，无黑便、便血，自服"奥美拉唑、阿莫西林"后腹痛症状可稍缓解。入院 2 小时前无明显诱因突发呕血，呕暗红色液体 1 次，含少量血凝块，具体量不详，伴解黑便 1 次，无头晕、心慌、出汗,无发热、咳嗽、胸痛,无黑矇、晕厥等不适,遂至我院急诊,以"消化道出血"收入院。发病以来,精神、睡眠、食欲差,大便如上述,小便正常,体力下降,体重无明显变化。

3. 既往史 发现乙肝病史 10 余年,平素服用"恩替卡韦"抗病毒治疗,发现肝硬化 8 年,2013 年曾行脾切除术;发现高血压 5 年,最高血压 160/95mmHg,平素服用"施慧达(苯磺酸左氨氯地平片)"降压治疗,血压控制不详;否认糖尿病、心脏病病史,否认外伤及输血史,否认其他传染病病史,否认食物、药物过敏史。

4. 体格检查 体温 36.5℃,脉搏 76 次/min,呼吸 20 次/min,血压 101/69mmHg。神志清楚,平车推入病房,查体合作,轻度贫血貌,双侧瞳孔等大等圆,对光反射灵敏。皮肤、巩膜黄染,浅表淋巴结无肿大,头颅五官无畸形,咽部无充血,颈软,呼吸平稳,两肺呼吸音清,未闻及干、湿啰音。心率 76 次/min,律齐,各瓣膜区未闻及明显病理性杂音。腹平软,未见胃肠型及蠕动波,肠鸣音稍活跃,无压痛、反跳痛,肝、脾肋下未及,未触及包块,墨菲征(-),移动性浊音(-),双肾叩击痛(-),双下肢无水肿,病理反射未引出。

5. 入院前检验检查 无。

6. 入院诊断 ①上消化道出血原因待查(消化性溃疡? 食管-胃底静脉曲张破裂出血? 胃癌?);②腹痛待查(消化性溃疡? 胆石症?);③慢性乙型病毒性肝炎;④乙肝肝硬化失代偿期;⑤高血压 2 级,中危组。

7. 鉴别诊断

(1) 呼吸道出血:一般有呼吸道基础疾病史,起病表现为剧烈咳嗽,后咯出暗红色、鲜红色血液,可伴有胸痛,胸部 CT 有助于诊断。

(2) 下消化道出血:一般表现为便血,可为暗红色或鲜红色,如出血量较小可表现为黑便,临床上无呕血表现。

(3) 急性胃黏膜病变:急性起病,多发生于大量饮酒以及长期服用非甾体抗炎药、肾上腺皮质激素类药物之后,可表现为突发呕血、黑便,可伴上腹部不适、烧灼感、疼痛、恶心、呕吐及反酸等症状,胃镜检查可鉴别。

(4) 黏膜下恒径动脉破裂出血(Dieulafoy 病):好发于青年,主要症状是反复发作性呕血和柏油样大便,严重者可出现失血性休克,出血前无明显上腹部不适和疼痛,亦无消化道溃疡病史和家族遗传史。

8. 入院后检验检查

(1) 血常规(2021-03-16):WBC 11.93×10⁹ 个/L,NEU# 8.19×10⁹ 个/L,RBC 3.01×10¹² 个/L,HGB 109.0g/L,PLT 76.0×10⁹ 个/L。

(2) 肝肾功能+血脂+电解质(2021-03-16):TBIL 56.20μmol/L,DBIL 24.26μmol/L,IBIL 31.94μmol/L,ALB 27.0g/L,白球比(A/G)0.7,AST 58U/L,碱性磷酸酶(ALP)202U/L,GGT 128U/L,尿素 10.71mmol/L,葡萄糖 8.15mmol/L,钾 5.64mmol/L,氯

106.8mmol/L,钙 1.92mmol/L,余正常。

(3) 血型鉴定(2021-03-16):O 型,Rh 阳性。

(4) 凝血功能(2021-03-16):PT 15.1 秒,凝血酶时间(TT)22.8 秒,D-二聚体 0.75μg/ml,余正常。

(5) 消化系统肿瘤标志物(AFP、CA19-9、CEA、CA724)(2021-03-17):CA724 11.70U/ml,余正常。

9. 入院后治疗及转归 入院后予以禁食、吸氧、心电监护,予以积极抑酸、护胃、止血、降低门静脉压力、抗感染、护肝、退黄、纠正低蛋白血症、预防肝性脑病、维持水与电解质平衡及营养支持等治疗。2021 年 3 月 18 日复查血常规,示 WBC 10.94×10⁹ 个/L,NEU# 6.41×10⁹ 个/L,HGB 85.0g/L,HCT 24.0%,PLT 79.0×10⁹ 个/L,余正常;2021 年 3 月 19 日患者腹痛明显缓解,解成形黑便 1 次,未再呕血。2021 年 3 月 20 日嘱半流质饮食,并行无痛胃镜,提示食管-胃底静脉重度曲张(Lemi-gf,D1.5,Rf0)、非萎缩性胃炎伴糜烂(Ⅰ级)、十二指肠球部溃疡 A1 期(图 1-8-1)。2021 年 3 月 21 日复查肝肾功能+电解质,示 TBIL 7.08μmol/L,DBIL 18.75μmol/L,IBIL 18.33μmol/L,ALB 26.9g/L,A/G 0.9,AST 46U/L,GGT 87U/L,余正常。2021 年 3 月 21 日复查血常规,示 WBC 2.36×10¹² 个/L,HGB 85.0g/L,HCT

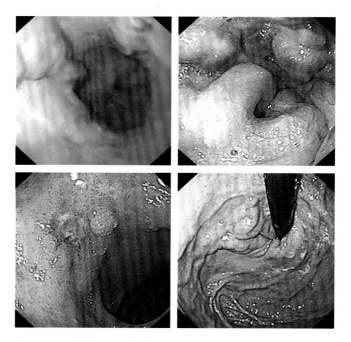

图 1-8-1 胃镜显示食管中下段、胃底可见曲张静脉,十二指肠球部前壁可见一个大小约 0.4cm×0.4cm 的溃疡,周边黏膜出血、水肿

24.0%,PLT 79.0×10⁹ 个/L,余正常。2021 年 3 月 29 日高灵敏度乙肝病毒 DNA 定量未见异常。2021 年 3 月 27 日肝纤四项示透明质酸>2 000.00ng/ml,Ⅲ型前胶原氨基端肽 44.70ng/ml,Ⅳ型胶原 170.00ng/ml,余正常。患者呕血、腹痛症状消失,大便转黄,未诉其他不适,予办理出院手续。

10. 出院诊断　①十二指肠球部溃疡 A1 期;②慢性乙型病毒性肝炎;③乙肝肝硬化失代偿期;④食管-胃底静脉重度曲张(Lemi-gf,D1.5,Rf0);⑤中度贫血;⑥中度低蛋白血症;⑦非萎缩性胃炎伴糜烂 1 级;⑧高血压 2 级,中危组。

病例 2

1. 患者女性,67 岁,因"黑便 10 余天,心慌、胸闷 3 小时"于 2021 年 4 月 22 日入院。

2. 现病史　患者近 10 余天无明显诱因间断解黑便,每天 1~2 次或 2 天解 1 次,为软便或糊状便,量中等(具体量患者描述不清),伴头晕、乏力及食欲欠佳,无发热咳嗽、厌油恶心、呕吐呕血、反酸烧心,无腹痛腹胀、腰背部疼痛,无心前区及胸骨后疼痛,于 2021 年 4 月 16 日到我院综合内科门诊查血常规提示血红蛋白 42g/L,建议住院进一步诊治,患者拒绝;3 小时前感心慌、胸闷不适,家属急送我院急诊科,行血常规检查提示血红蛋白 41g/L,遂以"消化道出血"收住我科。发病以来,精神、食欲、睡眠欠佳,大便如上述,小便正常,乏力,体重无明显下降。

3. 既往史　有高血压病史 30 余年,血压最高达 160/90mmHg,近期已停用降压药物;有脑梗死病史,长期服用阿司匹林肠溶片;否认冠心病、糖尿病等慢性病病史,否认肝炎、结核等传染病病史,否认手术、外伤及输血史,否认食物、药物过敏史。

4. 体格检查　体温 36.2℃,脉搏 100 次/min,呼吸 20 次/min,血压 141/102mmHg。神志清楚,平车推入病房,查体合作,重度贫血貌,双侧瞳孔等大等圆,皮肤、巩膜无明显黄染,浅表淋巴结未及肿大,未见肝掌及蜘蛛痣,颈软,甲状腺不肿大,颈静脉无怒张,双肺呼吸音清,双肺未闻及干、湿啰音。心率 100 次/min,律齐,各瓣膜区未闻及病理性杂音。腹平软,全腹部无压痛及反跳痛,肝、脾肋下未及,墨菲征(−),移动性浊音(−)。双肾区无压痛及叩击痛,双下肢无水肿,双侧足背动脉搏动对称,四肢活动自如,生理反射存在,病理反射未引出。

5. 入院前检验检查　头部 MRI(2021-04-16):①两侧额颞叶皮层下、半卵圆中心、侧脑室旁、基底核区及右侧小脑半球多发腔隙性脑梗死;②右侧侧脑室三角区旁异常信号灶,考虑为海绵状血管瘤;③两侧筛窦、上颌窦少许炎症。心脏超声:左房增大,主动脉瓣口流速稍增快。血常规(2021-04-21):血红蛋白 41g/L。肝肾脂糖电解质测定、心肌酶、肌钙蛋白、CRP、凝血功能均正常。心电图:窦性心动过速,前侧壁 ST 段下移。

6. 入院诊断 ①消化道出血原因待查:消化性溃疡? ②重度失血性贫血; ③高血压2级,高危组;④多发腔隙性脑梗死;⑤右侧侧脑室海绵状血管瘤。

7. 鉴别诊断

(1) 食管疾病:食管炎、食管癌、食管损伤及食管贲门黏膜撕裂综合征等常有食管不适、反酸、烧心或吞咽异常的表现,以呕血为主,单纯黑便较少。

(2) 食管-胃底静脉曲张破裂出血:多为呕血及便血,出血量大且较为凶险,多有肝硬化病史,有脾大、门静脉高压体征,可有厌油、皮肤与巩膜黄染、尿黄、食欲减退、牙龈出血、脾大等肝功能异常症状。

(3) 急性胃黏膜病变:也是上消化道出血的常见病因,患者多有应激因素存在、饮酒或服用一些药物的病史,可表现为呕血、黑便或便血等。

(4) 胆道出血:常有胆管或胆囊结石、胆道蛔虫病、胆囊术后等引起胆道受压坏死,以及肝癌、肝脓肿或肝血管瘤破入胆道引起的大出血。

(5) 胃癌:进展期胃癌常出现的症状为上腹痛、食欲减退、厌食、体重减轻、上腹部饱胀不适、恶心、呕吐等,溃疡性胃癌出血时可引起呕血或黑便、贫血等,确诊靠胃镜及病理检查。

(6) 下消化道出血:一般为血便或暗红色大便,位置偏上时也可表现为黑便,不伴呕血。常见于肠道肿瘤和息肉、炎症性疾病(如肠结核、肠伤寒、菌痢、寄生虫等)、血管病变(如血管瘤、毛细血管扩张症、血管畸形等)、肠壁结构性疾病(如憩室、肠套叠等)。

(7) 全身性疾病:血管性疾病(过敏性紫癜、遗传性出血性毛细血管扩张)、血液病(血友病、白血病、弥散性血管内凝血等)、尿毒症、结缔组织病(结节性多动脉炎、系统性红斑狼疮或其他血管炎)、急性感染(流行性出血热、钩端螺旋体病等)。

8. 入院后检验检查

(1) 胸部及上腹部CT检查:①两肺轻度肺气肿,两肺少许纤维灶;②右肺中叶支气管轻度扩张;③纵隔小淋巴结可见,主动脉及冠脉钙化;④肝左叶囊肿或血管瘤,建议必要时进一步检查;⑤近胃窦部壁增厚,管腔减小,建议进一步检查;⑥胃脾间隙融合结节,融合淋巴结? 其他?

(2) 胃镜检查:①胃底隆起性病变:间质瘤并破溃出血,胃窦多发溃疡(待病理检查),糜烂性胃炎(Ⅱ级);②十二指肠球部炎症:胃底见2处大小分别为2.5cm×3.0cm、0.8cm×1.2cm的球形隆起,较大一处表面破溃2处,形成深凹溃疡伴血痂,胃窦散在糜烂,见2处大小约0.4cm×0.5cm的溃疡,表面无苔,周围黏膜充血、肿胀,其中一处活检2块(图1-8-2)。

(3) 超声胃镜:胃底多发固有肌层低回声病变:间质瘤? (图1-8-2)

(4) 术前胃窦溃疡病理检查:胃窦黏膜组织慢性炎症。

(5) 甲状腺激素(2021-04-22)正常。

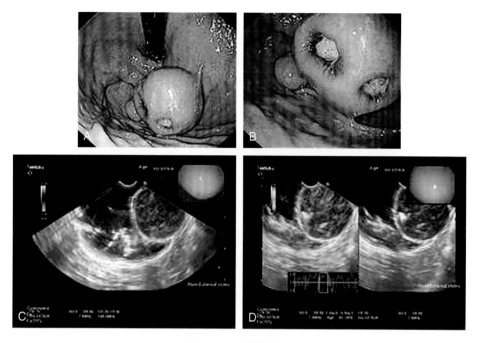

图 1-8-2 胃镜检查

A. 胃底隆起性病变:间质瘤并破溃出血,胃窦多发溃疡(待病理检查),糜烂性胃炎(Ⅱ级)。
B. 十二指肠球部炎症:胃底见 2 处大小分别为 2.5cm×3.0cm、0.8cm×1.2cm 的球形隆起,较大一处表面破溃 2 处,形成深凹溃疡伴血痂,胃窦散在糜烂,见 2 处大小约 0.4cm×0.5cm 的溃疡,表面无苔,周围黏膜充血、肿胀,其中一处活检 2 块。C、D. 超声内镜为 Pentax EG3 270UK,超声主机为 HITACHI Avius,术前用药为达克罗宁胶浆咽喉局部麻醉。胃镜所见:胃底见 2 处球形隆起,表面光滑,较大一处表面破溃 2 处。超声胃镜所见:超声探头置于隆起处可探及一胃底较大隆起处,可探及一类圆形病变,内部呈不均匀低回声,中央可见高回声钙化影,切面大小约 3.9cm×3.1cm,置于另一处隆起处可见一类圆形病变,内部呈不均匀低回声,切面大小约 1.5cm×1.6cm,两处均起源于胃壁第 4 层,内部未见血流信号,均向腔内生长,弹性成像以蓝绿色为主,提示质地硬。

(6) 消化系统肿瘤标志物:CEA、AFP、CA19-9 均正常。

(7) 血常规:WBC $2.38×10^{12}$ 个/L,HGB 40g/L,PLT $368.0×10^{9}$ 个/L,MCV 63.90fl,MCH 16.80pg,平均红细胞血红蛋白浓度(MCHC)263.0g/L。

(8) 输血前检查正常。

(9) 尿常规正常。

(10) 大便常规及隐血检查:隐血阳性。

(11) 血清铁 2.2μmol/L,铁蛋白 3.8ng/ml,总铁结合力 80.87μmol/L,转铁蛋白正常。

9. 入院后治疗及转归 入院后给予抑酸止血、输红细胞纠正贫血、预防感染、营养支持等对症治疗,并于2021年4月28日在手术室行胃底多发隆起性病变ESD,术后ESD标本病理检查示(胃底近贲门及胃底隆起)黏膜下胃肠道间质瘤(GIST),送检标本零碎,肿瘤直径请结合临床。病理检查结果回报:梭形细胞为主型,瘤细胞轻度异型,未见明确凝固性坏死,核分裂象<5个/50HPF,属低危风险度。免疫组织化学染色示瘤细胞CD117(+)、CD34(+)、Dog-1(+)、Desmin(−)、SMA(−)、S-100(−)、SOX-10(−)、PDGFRα(+)、SDHB(+)、Ki-67(阳性率约10%)。建议临床靶向治疗前分子检查,进一步明确用药剂量等。2021年5月3日复查大便常规及隐血示隐血阴性,5月4日复查血常规示RBC 3.59×10¹² 个/L,HGB 77g/L;肝肾脂糖电解质测定示TP 60.1g/L,ALB 32.8g/L。患者大便变黄,贫血得以纠正,心慌、胸闷、乏力及食欲减退症状缓解,未诉腹痛,无发热,无其他特殊不适,查体未见明显阳性体征,予以办理出院手续。

10. **出院诊断** ①胃间质瘤并出血ESD术后;②胃多发溃疡;③糜烂性胃炎;④重度失血性贫血;⑤高血压2级,高危组;⑥多发腔隙性脑梗死;⑦右侧侧脑室海绵状血管瘤。

知识点一

急性非静脉曲张性上消化道出血(acute nonvariceal upper gastrointestinal bleeding,ANVUGIB)的诊断:①患者出现呕血或黑便症状,伴或不伴头晕、心悸、面色苍白、心率增快、血压降低等周围循环衰竭征象;②内镜检查:未发现食管、胃底静脉曲张在上消化道的出血病灶,可确诊。

知识点二

出血性消化性溃疡改良Forrest分级及再出血风险:Forrest Ⅰa级,喷射样出血,再出血概率为55%;Forrest Ⅰb级,活动性渗血,再出血概率为55%;Forrest Ⅱa级,血管裸露,再出血概率为43%;Forrest Ⅱb级,血凝块附着,再出血概率为22%;Forrest Ⅱc级,黑色基底,再出血概率为10%;Forrest Ⅲ级,基底洁净,再出血概率为5%。

知识点三

对内镜检查发现的病灶,需关注溃疡面的镜下表现:边界是否完整、周围是否有胃壁层次结构的紊乱、是否发生胃周淋巴结肿大和腹水等情况。凡疑有恶性病变,只要情况许可,应在直视下进行活组织检查以明确病灶性质。

知识点四

对于 ANVUGIB 患者,首先要监测生命体征和循环状况,进行液体复苏,补充血容量,同时使用抑酸药物。推荐对 Forrest Ⅰa~Ⅱb 级的出血病变行内镜下止血治疗。常用的内镜止血方法包括药物局部注射、热凝止血和机械止血 3 种。

知识点五

胃肠道间质瘤(gastrointestinal stromal tumor,GIST)是胃肠道最常见的间叶源性肿瘤,占全部胃肠道恶性肿瘤的 0.1%~3%,发病率在(7~15)/100 万,好发年龄为 50~70 岁,无性别差异。GIST 治疗上主要依靠手术和分子靶向药。GIST 通过肿瘤直径、肿瘤部位、核分裂象、肿瘤破裂等因素,来评估患者术后复发风险。另外,相关研究表明,消化道出血是胃肠道间质瘤预后不良的因素。

【专家点评】

上消化道出血是临床上较为常见的内科急症,可危及生命。近年来,随着医疗技术的不断进步,上消化道出血的病死率有所下降。

病例 1 中内镜检查发现该患者同时合并十二指肠球部溃疡和食管中下段及胃底静脉曲张,诊断过程中结合了临床表现、血常规、生化等检验资料及内镜检查手段来探查患者出血病因,对患者上消化道出血的整体病情进行了系统、全面的评估。内镜检查是病因诊断的关键,内镜检查能发现上消化道的病变,在患者生命体征平稳的情况下,应尽量在出血后 24 小时内进行,并备好止血药物和器械。若内镜检查过程中发现有 2 个以上的病变,应仔细判断哪个是出血性病灶,本病例及时予以胃镜检查并收入院积极治疗,符合上消化道出血诊治的基本流程。需要指出的是,本病例没有对患者以往胃镜检查的结果进行回顾,该患者食管-胃底静脉曲张程度是否有进展尚不明确,不能鉴别此次出血是否与门静脉高压性胃病有关。此外,推荐使用经过临床验证的预后评分体系 Blatchford 评分和 Rockall 评分来评估上消化道出血患者的病情严重程度,以指导后续治疗,该病例并未体现对溃疡再出血和预后的判断,此点值得我们注意。当然本病例早期诊断并及时给予患者禁食、抑酸、护胃、护肝、抗感染及预防肝性脑病等多种治疗手段,获得了很好的疗效,使患者转危为安,值得肯定。

病例 2 中患者因黑便就诊,在诊断过程中结合了普通内镜、超声内镜、CT 手段来探查出血病灶及其周边组织器官的变化,并通过病理检查确诊,对患者整体病情进行了系统、全面的评估,确诊消化道出血由胃间质瘤破溃出血所致。胃间质瘤的治疗需根据间质瘤的直径大小来决定,ESD 适用于直径≤5cm、腔内性、无邻近器官侵犯和转移、包膜完整的固有肌层肿瘤,该病例为 ESD 切除的适应证。需要指出的是,GIST 具有一定恶性分化潜能,术后辅助治疗可使肿瘤降期、提高肿瘤根治性切除率、降低肿瘤复发率,因此,应对该病例是否进行术后辅助治疗做一评估,并且定期随访。本病例患者同时合并胃窦多发溃疡和间质瘤,在进行诊断时体现了对上消化道出血的鉴别诊断思路,与胆道出血等疾病进行鉴别诊断,并同时对溃疡进行活检,诊断步骤较完整,及时给予患者抑酸止血、输红细胞纠正贫血、预防感染、营养支持、及时的 ESD 等多种治疗手段,使患者诊断明确,治疗及时。

【规范化诊疗流程】(图 1-8-3~图 1-8-6)

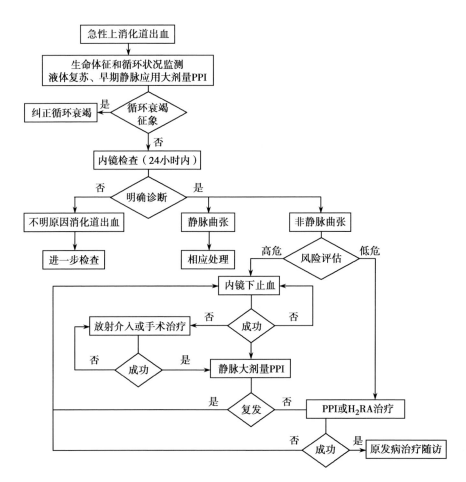

图 1-8-3 急性非静脉曲张性上消化道出血诊疗流程
PPI,质子泵抑制剂;H_2RA,H_2 受体拮抗剂。

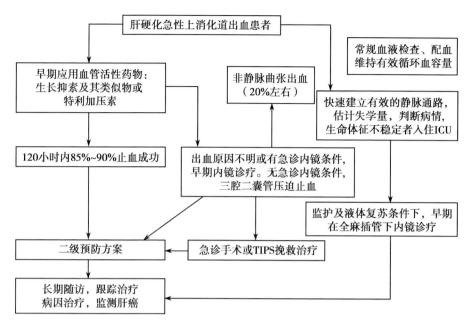

图 1-8-4 肝硬化急性上消化道出血临床处理推荐流程

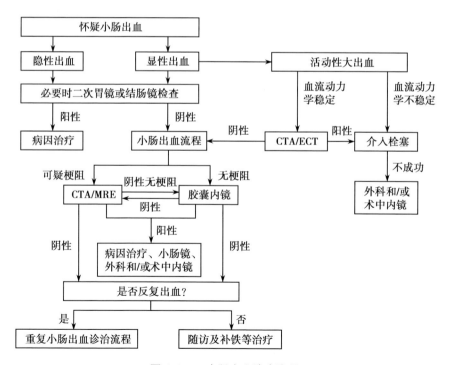

图 1-8-5 小肠出血诊疗流程

CTA,CT 血管造影;ECT,核素显影;CTE,小肠 CT 造影;MRE,磁共振小肠造影。

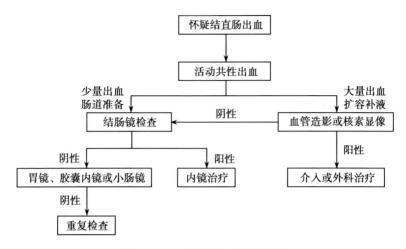

图 1-8-6 结直肠出血诊疗流程

【指南推荐】

1.《中华内科杂志》编辑委员会,《中华医学杂志》编辑委员会,《中华消化杂志》编辑委员会,等.急性非静脉曲张性上消化道出血诊治指南(2018 年,杭州)[J].中华内科杂志,2019,58(3):173-180.

2. 中华医学会消化内镜学分会结直肠学组,中国医师协会消化医师分会结直肠学组,国家消化系统疾病临床医学研究中心.下消化道出血诊治指南(2020)[J].中华消化内镜杂志,2020,37(10):685-695.

【综述】

急性上消化道出血的诊断和治疗新进展

上消化道出血系指十二指肠悬韧带以上的消化道包括食管、胃、十二指肠、胆道和胰管等病变引起的出血,是消化内科最常见的急症之一[1]。随着血管造影、内镜等现代化诊疗技术的发展和对消化道出血发病机制与临床特征研究分析的不断深入,消化道出血的临床诊疗工作正在全面发展[2-4]。本文将结合最新指南和近年来的研究成果,对急性上消化道出血的研究进展做一综述。

(一) 急性上消化道出血的病因

1. 胃肠道疾病　一般来说,可分为静脉曲张性出血和非静脉曲张性出血两大类。

(1) 静脉曲张性出血:胃底静脉曲张破裂和门静脉高压性胃病导致的出血在

肝炎和肝硬化患者中较为常见。受血流动力学的影响,门静脉高压性胃病患者的胃黏膜容易发生血管短路,导致血流淤滞,进而出现血管破损出血。

(2)非静脉曲张性出血:统计数据显示,消化道溃疡是导致急性上消化道出血最常见的原因之一。急性胃黏膜病变泛指急性出血性胃炎以及胃溃疡等,病情在进展过程中会损伤胃部血管,导致出血。食管撕裂常发生于食管下段,该病导致的出血一般病情较轻,通常不经治疗便可自行痊愈。

2. 胆道系统疾病 胆管肿瘤、器官感染及外伤等因素均可能导致上消化道出血。由胆道系统疾病所导致的出血原因往往较为复杂,需要具有专业医疗技术的医疗人员和借助先进的医疗设备才能更准确地诊断。

3. 其他疾病 除上述胃肠道疾病和胆道系统疾病会引发急性上消化道出血外,血管肿瘤、脓毒症、血液病及消化道血管异常等也可能导致急性上消化道出血。

(二)急性上消化道出血的诊断

1. 病情诊断 急性上消化道出血患者会表现出一些特殊的临床症状,以下4种情况常说明患者存在活动性出血:①呕血及便血较多,间隔时间较短,血色暗淡并存在明显的肠鸣音;②静脉注射止血后患者病情虽有暂时性好转,但整体呈恶化趋势,且中心静脉压不稳定;③对患者进行胃管抽检,胃部血液呈鲜红色;④在患者尿量较为充足的情况下,血尿素氮含量显著升高。对患者进行出血特点、出血量统计、脉搏监测以及血压测量等综合分析,可完成病情诊断。

2. 内镜检查 胃镜检查具有操作方便、准确性高的优点,基本上不会导致患者产生不良反应。但需要注意的是,内镜检查不适用于器官穿孔手术患者,对于这部分患者可采用剖腹探查的方式[5]。目前均认为,内镜检查应在患者病情稳定后立刻进行,合理选择内镜检查的时机可有效避免各种并发症的发生。小肠镜适用于反复便血,但病因尚不清楚的患者。

3. 其他检查方法

(1)选择性肠系膜动脉数字减影血管造影(digital subtraction angiography,DSA):DSA为有创性检查,既往研究报道其对于消化道出血的定位诊断率为44%~68%[6]。主要适用于上消化道出血,但发病原因尚不清楚,且内镜检查存在较大困难的患者。

(2)核素显像(emission computed tomography,ECT):主要基于标记红细胞计数来判断是否存在出血情况,可以在患者血流速度较低时开展,该方法对于判断是否存在血液外渗有较高的准确率,但难以有效判断出血位置,因此诊断医师要有丰富的临床经验以综合分析。

(三)急性上消化道出血的治疗

1. 一般治疗

(1)病情监护:卧床休息,除密切关注出血控制情况、症状变化外,还需警惕部分患者因急性消化道出血而引发心律失常、心绞痛、脑血管病变等并发症,警惕再出血,强化心肺功能监测,确保临床疗效。

(2) 饮食治疗:急性消化道大出血者需禁食,明确是否同时伴随高血压、动脉硬化、血管弹性下降现象,若年龄较大,适当延长禁食时间,降低再出血发生率。

(3) 输血:视病情实际制定输血方案,及时输血以维持生理功能、防控并发症。

2. 药物止血治疗

(1) 静脉曲张急性上消化道出血的药物治疗:

1) 血管升压素及其衍生物:具有收缩内脏血管的作用,通过控制门静脉压力来达到止血的效果,虽然血管升压素及其衍生物有升高血压及导致心绞痛等不良反应,但有较高的止血率。

2) 血管收缩剂:主要通过收缩血管和减少血流量来有效控制静脉曲张出血,能有效减少约 40% 的静脉血流量,降低约 30% 的门静脉压力,同样具有较高的止血率[7]。

3) 生长抑素:该药物作为胃肠道激素,具有降低内脏循环血流量的作用,可有效改善微循环,加快损伤组织黏膜的修复,对于长期止血有重要意义。

4) 钙通道阻滞剂:可以有效阻止钙离子进入细胞内,进而控制血管收缩,降低门静脉压力,起到止血的作用。

5) α 肾上腺素能受体阻滞剂:该药物可以阻断血管平滑肌 α_1 受体,舒张血管平滑肌,进而起到降低血管阻力和止血的作用,止血成功率可达 80% 以上,且无明显不良反应。

6) 硝基类血管扩张剂:可以降低肝内侧支血管阻力,进而降低肝静脉楔压和门静脉压。

7) 其他药物:包括去甲肾上腺素及 H_2 受体拮抗剂等。

(2) 非静脉曲张性急性上消化道出血的药物治疗:对于此类患者,如果不存在明显的禁忌证,应在 24 小时内进行止血治疗。

1) 促胃动力药:其主要作用是排空胃内积血,有效提高胃镜检查图像的分辨率和清晰度,避免误诊或漏诊。

2) 抑酸剂:抑酸剂能提高胃内 pH,既可促进血小板聚集和纤维蛋白凝块的形成,避免血凝块过早溶解,有利于止血和预防再出血,又可治疗消化性溃疡。临床常用的抑酸剂包括质子泵抑制剂(PPI)和 H_2 受体拮抗剂(H_2RA)。PPI 起效快,作用时间长,不会产生耐药性,可以显著降低患者的再出血发生率;而 H_2RA 抑酸效果欠佳,难以将患者胃内 pH 维持在中性水平,通常只用于低危患者的治疗,不推荐在临床常规治疗中使用。

3) 血管活性药物:该类药物均能够收缩内脏血管,进而起到止血的作用,同时具有良好的抑酸作用,保护胃黏膜。

4）凝血因子：其代表药物为凝血酶原复合物，能补充患者新鲜冻干血浆，具有良好的止血效果。

3. 内镜治疗 内镜治疗可靠、安全性高、再出血发生率低、适用范围广，是上消化道出血的首选疗法。内镜直视下止血方法包括注射、电灼止血、热探头凝固、高频电凝、激光凝固、微波凝固、皮圈套扎、药物喷洒、血管钳夹止血等。在临床上，有时单一疗法效果欠佳，常采用多种止血方法联合使用[8]。

4. 其他疗法 除上述药物止血治疗及内镜下直视治疗外，还有其他多种疗法。

（1）若判定为静脉曲张破裂所致出血，使用三腔二囊管压迫以达到止血目的，对胃底及食管静脉曲张破裂所致的出血有很好的控制效果，三腔二囊管的使用还可为套扎治疗、硬化剂治疗打下基础。套扎治疗相比硬化剂治疗安全性更高，多适用于急性大出血临床止血，需联合硬化剂注射治疗方能达到理想的长期疗效。

（2）放射介入治疗和选择性静脉、动脉药物灌注止血：若出血部位内镜难以到达、手术治疗风险高，则可行选择性静脉、动脉药物灌注止血，其中经皮经肝胃冠状静脉栓塞术（PTO）、经颈动脉肝内门体分流术（TIPS）都可达到曲张静脉破裂止血的目的。

（3）外科治疗：适用于采取积极治疗措施，但在24小时后病情仍未改善的患者。老年患者慎选手术疗法，确定需要手术治疗，应当尽早手术，早期手术死亡率低于4%，而晚期手术死亡率为15%[9]。

（四）小结

上消化道出血是消化系统常见疾病，是严重威胁患者生命健康的临床危重症。目前已有多种对不同部位消化道出血的诊治方法，并取得了良好效果。不同诊疗方法的适用性都有差异，在实际应用中，应根据患者的具体情况选择合适的诊疗方法，在患者入院后应立即予以系统、细致的检查与诊断，以有效提高消化道出血诊断的准确率和治疗的科学性。

（郭颖韵 刘 传 刘启胜 刘 波 邹多武）

参考文献

［1］JIN Z，HU S，ZHANG X. Unusual Cause of Upper Gastrointestinal Hemorrhage［J］. Gastroenterology，2022，163（2）：e14-e16.

［2］OLEAS R，ROBLES-MEDRANDA C. Endoscopic Treatment of Gastric and Ectopic Varices［J］. Clin Liver Dis，2022，26（1）：39-50.

［3］KAMBOJ A K，HOVERSTEN P，LEGGETT C L，et al. Upper Gastrointestinal Bleeding：Etiologies and Management［J］.Mayo Clin Proc，2019，94（4）：697-703.

［4］AOKI T，HIRATA Y，YAMADA A，et al. Initial management for acute lower gastrointestinal bleeding［J］.World J Gastroenterol，2019，25（1）：69-84.

［5］SAMUEL R,BILAL M,TAYYEM O,et al.Evaluation and management of Non-variceal upper gastrointestinal bleeding［J］.Dis Mon,2018,64(7):333-343.

［6］MARBACHER S,KIENZLER J C,MENDELOWITSCH I,et al. Comparison of Intra- and Postoperative 3-Dimensional Digital Subtraction Angiography in Evaluation of the Surgical Result After Intracranial Aneurysm Treatment［J］. Neurosurgery,2020,87(4):689-696.

［7］中国医师协会急诊医师分会,中华医学会急诊医学分会,全军急救医学专业委员会.急性上消化道出血急诊诊治流程专家共识［J］.中国急救医学,2021,41(1):1-10.

［8］陈浩源,金世柱,张思佳,等.内镜技术治疗下消化道出血的研究进展［J］.现代消化及介入诊疗,2021,26(6):786-788.

［9］张晨旭,胡芳,史刚刚,等.内镜止血术治疗老年急性非静脉曲张性上消化道大出血的效果及再出血影响因素［J］.中国老年学杂志,2019,39(22):5508-5511.

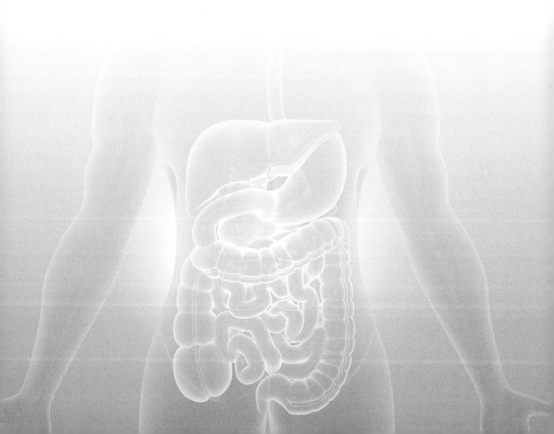

第二部分

肝胆胰常见疾病

第一章

脂肪性肝病诊疗思维

【概述】

脂肪性肝病(fatty liver disease,FLD)是以肝细胞脂肪过度贮积和脂肪变性为特征的临床病理综合征,是我国最常见的慢性肝脏疾病。本文中的 FLD 主要是指非酒精性脂肪性肝病(nonalcoholic fatty liver disease,NAFLD)。NAFLD 是一种与过量饮酒和其他明确的肝损害因素无关,以超过 5% 的肝实质细胞发生脂肪变性为特征的疾病,又称代谢相关脂肪性肝病(metabolic dysfunction-associated fatty liver disease,MAFLD),包括非酒精性脂肪肝(nonalcoholic fatty liver,NAFL)、非酒精性脂肪性肝炎(non-alcoholic steatohepatitis,NASH)、非酒精性脂肪性肝纤维化、肝硬化和肝细胞癌(hepatocellular carcinoma,HCC)。NAFL 多为良性、非进展性,而 NASH 常伴或不伴纤维化,可进展为肝硬化、肝衰竭和肝癌。NAFLD 起病隐匿,发病缓慢,常无症状,少数患者可有乏力、右上腹轻度不适、肝区隐痛或上腹胀痛等非特异症状,若发展至肝硬化失代偿期,临床表现与其他原因所致肝硬化相似。严重的 NASH 可出现黄疸、食欲缺乏、恶心、呕吐等症状,部分患者可有肝大体征。

【典型病例】

 病例1

1. 患者女性,59 岁,因"反复肝功能异常 10 年,再发肝区不适、乏力 1 个月"于 2021 年 2 月 26 日入院。

2. 现病史 患者10年前曾发现ALT升高,当时未明确病情,口服护肝药物(具体不详)后稍好转,后未定期复查。1个月前无明显诱因出现乏力、肝区不适,查肝功能发现ALT明显升高,遂到当地县医院住院治疗,予以护肝、降酶等治疗,好转后出院。2021年2月24日复查肝功能,发现ALT再次明显升高,偶伴肝区不适、乏力,偶感恶心,无呕吐、腹胀腹痛,无发热、咳嗽咳痰等不适。为求诊治,到我院门诊就诊,以"肝功能异常待查"收治我科。起病以来,患者精神、食欲及睡眠尚可,大小便如常,体重较前未发生明显改变。

3. 既往史 否认冠心病、高血压、糖尿病等慢性病病史,否认乙肝、结核等传染病病史,否认手术、外伤及输血史,否认食物、药物过敏史,否认烟酒史。

4. 体格检查 体温36.3℃,脉搏72次/min,呼吸19次/min,血压120/70mmHg。神清,精神可,步入病房,查体合作,营养良好,双侧瞳孔等大等圆,光反射灵敏,皮肤及巩膜无明显黄染,浅表淋巴结未及肿大,肝掌(+),未见典型蜘蛛痣,咽部无充血,扁桃体无明显肿大,颈软,气管居中,呼吸平稳,双肺呼吸音清,未闻及明显干、湿啰音。心率72次/min,律齐,各瓣膜区未闻及明显病理性杂音。腹软,全腹无压痛,无明显反跳痛,肝、脾肋下未及,未及包块,墨菲征(-),移动性浊音(-),肠鸣音正常,双肾叩击痛(-),双下肢未见水肿,生理反射存在,病理反射未引出。

5. 入院前检验检查 PT、甲状腺功能、肿瘤标志物及戊型肝炎病毒抗体(2021-01-25)均未见明显异常。腹部CT增强扫描:脂肪肝(图2-1-1)。胃镜:浅表性胃炎,胃息肉。肝功能(2021-02-24):ALT 484U/L,AST 368U/L,GGT 188U/L。电解质正常,肾功能及血常规均未见明显异常。

6. 入院诊断 肝功能异常待查:脂肪肝? 自身免疫性肝病?

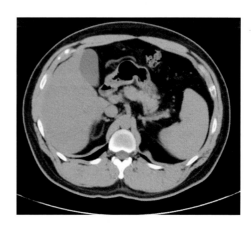

图 2-1-1 CT 平扫:脂肪肝

7. 鉴别诊断

(1) 自身免疫性肝病:反复发作肝功能异常,但易出现肝外表现,如四肢近端小关节疼痛、晨僵、皮疹、多形性红斑、丘疹、高γ-球蛋白血症等其他自身免疫病相关症状,查自身抗体可予鉴别。

(2) 药物性肝损伤:多起病较急,病前有较明确的肝损伤药物应用史,停药后1个月内血清ALT降低50%以上,再次用药时再发;排除其他原因所致的肝功能异常。

8. 入院后检验检查

（1）肝弹性测定：肝硬度 45.5kPa，脂肪衰减 261dB/m。

（2）肝功能：ALT 367U/L，AST 191U/L，GGT 192U/L。

（3）空腹血糖：10.13mmol/L。

（4）铁三项检测：不饱和铁结合力 20.60μmol/L。

（5）肾功能、电解质、血脂、免疫球蛋白及新型冠状病毒抗体检测均正常。

（6）红细胞沉降率：4mm/h。

（7）疱疹病毒等五项检测：人类巨细胞病毒 IgG 抗体 1.085S/CO+；单纯疱疹病毒 I 型 IgG 抗体 2.650S/CO+；EB 病毒检测 IgM/G/A 示 EB 病毒 IgG 抗体+。

（8）复查肝功能：ALB 36.9g/L，ALT 112U/L，GGT 122U/L。

（9）行肝穿刺活检，手术顺利患者无不适。肝穿刺活检报告见肝小叶结构完整，散在肝细胞点状、灶状坏死，5%~10% 肝细胞脂肪空泡变性，汇管区增宽，纤维组织及小胆管增生，中度肝炎 G2~3/S2~3。

9. 入院后治疗及转归　入院后适当控制碳水化合物摄入，给予护肝、降酶等对症治疗。2021 年 3 月 9 日复查肝功能，示 ALB 36.3g/L，GGT 89U/L；铁三项及血常规正常；HBV-DNA 阴性。2021 年 3 月 9 日患者复查肝功能基本接近正常，未诉其他不适。查体未见明显阳性体征，予办理出院手续。

10. 出院诊断　①脂肪性肝病；②糖尿病。

 病例 2

1. 患者男性，35 岁，因"发现肝功能异常半年余"于 2021 年 7 月 12 日入院。

2. 现病史　患者诉半年前体检发现肝功能异常，ALT 220U/L，AST 60U/L，余指标基本正常；乙肝两对半提示 HBsAb>1 000index/ml，HBeAb IgG>400index/ml，HBcAb IgG>500index/ml，余阴性；平素无食欲减退、乏力，无厌油，无恶心、呕吐，无明显腹痛、腹胀，无头晕、头痛，无心慌、心悸，无胸闷、胸痛等其他不适症状，当时未予特殊处理，今为求诊治来我院门诊就诊，门诊以"肝功能异常待查"收治我科。起病以来，患者精神、饮食及睡眠尚可，大小便如常，体力、体重未发生明显改变。

3. 既往史　否认冠心病、高血压、糖尿病等慢性病史，否认乙肝、结核等传染病病史，否认手术、外伤及输血史，否认食物、药物过敏史，平素偶有饮酒史，否认吸烟史。

4. 体格检查　体温 36.5℃，脉搏 60 次/min，呼吸 18 次/min，血压 125/65mmHg。神清，精神可，步入病房，查体合作，营养良好，双侧瞳孔等大等圆，光反射灵敏，皮肤及巩膜无明显黄染，浅表淋巴结未及肿大，颈软，气管居中，呼吸平稳，双肺呼吸音清，未闻及明显干、湿啰音。心率 60 次/min，律齐，各瓣膜区未闻及明显病理性杂音。腹软，全腹无压痛，无明显反跳痛，肝、脾肋下未及，未及包块，墨菲征（-），移动性浊音（-），肠鸣音正常，双肾叩击痛（-），双下肢未见水肿，生理反射存在，病理反射未引出。

5. 入院前检验检查 肝功能(2020-12-02):ALT 220U/L,AST 60U/L。血脂:甘油三酯 2.19mmol/L,总胆固醇 6.83mmol/L。血糖、男性肿瘤标志物、血常规及肾功能未见异常。肝胆 B 超:脂肪肝。泌尿系统 B 超:双肾泥沙样结石。乙肝两对半:HBsAb>1 000index/ml,HBeAb IgG>400index/ml,HBcAb IgG>500index/ml。 胸部 CT、甲状腺 B 超及 ^{13}C 呼气试验均未见明显异常。

6. 入院诊断 ①肝功能异常待查:脂肪肝? 病毒性肝炎? ②高甘油三酯血症;③脂肪肝;④双肾泥沙样结石。

7. 鉴别诊断

(1) 病毒性肝炎:急性肝炎多有较明显的乏力、食欲减退及厌油等症状,慢性肝炎可反复发作肝功能异常,病毒学标志物(+)。

(2) 代谢性疾病:如肝豆状核变性多于儿童期或青少年期发病,较早出现肝硬化、神经系统表现,铜蓝蛋白(+),眼部检查可见 K-F 环。

(3) 酒精性肝病:有长期大量饮酒史,肝功能 GGT 升高常显著;排除其他原因所致的肝功能异常。

8. 入院后检验检查

(1) 血常规:WBC 4.91×10^9 个/L,RBC 5.00×10^{12} 个/L,HGB 148.0g/L,PLT 199.0×10^9 个/L。

(2) 血糖与血脂:葡萄糖 8.12mmol/L,甘油三酯 1.90mmol/L,低密度脂蛋白 3.86mmol/L。

(3) 肝功能:ALT 132U/L,AST 63U/L,ALP 41U/L,胆红素正常。

(4) 肾功能:尿素 6.06mmol/L,肌酐 70.7μmol/L。

(5) 电解质:钾 3.73mmol/L,钠 135.5mmol/L。

(6) 凝血功能五项:未见异常。

(7) 感染性疾病筛查:乙型肝炎病毒表面抗体 278.05mIU/ml,乙型肝炎病毒 e 抗体 9.28NCU/ml,乙型肝炎病毒核心抗体 94.68NCU/ml;甲型肝炎病毒抗体定性示甲型肝炎病毒抗体测定(-);戊型肝炎病毒抗体测定(-)。

(8) 消化道肿瘤标志物(AFP、CA19-9、CEA)、尿常规及大便常规未见异常。

(9) 胸部及腹部 CT:轻度脂肪肝(图 2-1-2)。

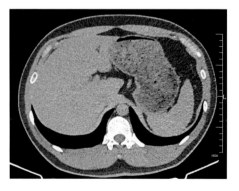

图 2-1-2 腹部 CT:肝实质密度稍减低,考虑为轻度脂肪肝

（10）MRCP 未见明显异常。

（11）肝病自身抗体（–）。

（12）铜蓝蛋白检查：铜蓝蛋白 173.00mg/L。

9. 入院后治疗及转归　入院后给予护肝降酶、抗炎抗氧化等对症治疗，患者肝功能逐渐好转。2021 年 7 月 16 日复查肝功能，示 TBIL 21.97μmol/L，ALT 95U/L。患者复查肝功能基本正常，未诉其他不适。查体未见明显阳性体征，予办理出院手续。

10. 出院诊断　①脂肪性肝病；②高甘油三酯血症；③双肾泥沙样结石。

知识点一

　　明确 NAFLD 的诊断必须符合以下 3 项条件：①无饮酒史或饮酒折合乙醇量<140g/周（女性<70g/周）；②除外病毒性肝炎、药物性肝损伤、Wilson 病、全胃肠外营养、自身免疫性肝病等可导致脂肪肝的特定疾病；③肝脏组织学表现符合脂肪性肝病的病理学诊断标准。

知识点二

　　NAFLD 进展为肝硬化和肝衰竭时，可出现血清白蛋白和凝血酶原时间异常，常早于血清胆红素的升高。

知识点三

　　超声可初步评估肝脂肪变的范围和程度，但灵敏度有限，CT 诊断脂肪肝的特异性优于 B 超，根据肝/脾 CT 密度比值可判断脂肪性肝病的程度。

知识点四

　　NAFLD 的治疗旨在降低心血管疾病和肝脏相关并发症的发生率和死亡率。主要包括药物和非药物治疗，以改善肝内炎症和纤维化，并治疗代谢综合征。改变生活方式（如减肥、饮食控制、运动）和治疗合并症（如糖尿病、肥胖、高血压、血脂异常等）是 NAFLD 治疗的基石，通过上述干预方法改善胰岛素抵抗、减少肝脏脂肪沉积，并根据个体选择性地应用药物治疗。

【专家点评】

NAFLD 现成为我国慢性肝病的主要原因,随着肥胖和糖尿病人群的增加,NAFLD 的发病率显著增高。非酒精性脂肪肝(NAFL)的症状较轻,在部分患者中,NAFLD 可进展为非酒精性脂肪性肝炎(NASH),进而演变成肝硬化、肝癌等终末期肝病。因此,提高 NAFLD 的早期诊断及规范化诊疗水平对于 NAFLD 患者的生命健康至关重要。

病例 1 不仅根据 ALT 增高、肝区不适和乏力等进行诊断,同时还结合 CT、肝弹性测定和肝穿刺活检三种手段探查肝脏的变化,对患者整体病情进行了系统、全面的评估。《脂肪性肝病诊疗规范化的专家建议(2019 年修订版)》指出,临床实践中对于成人 NAFLD 组织学评价可采用 FLIP-SAF 评分,根据 SAF 积分,将 NAFLD 分为单纯性脂肪肝、早期 NASH(F0/F1)、显著或进展性纤维化 NASH(F2/F3)和 NASH 肝硬化(F4)。因此,确诊患者的病理学报告应包括肝细胞脂肪变、气球样变、小叶内炎症及肝纤维化的有无及其程度,本病例的病理结果报告缺乏相应描述。当然本病例早期诊断并适当控制碳水化合物摄入、及时给予护肝、降酶等多种治疗手段起到了一定的疗效,患者情况逐步好转。

病例 2 诊断过程中不仅根据 ALT、AST 增高等来进行确诊,同时还结合 CT、MRCP 来探查肝脏及胆道的变化,对患者整体病情进行了系统、全面的评估。《脂肪性肝病诊疗规范化的专家建议(2019 年修订版)》指出,血清转氨酶升高至健康人群高限(upper limit of normal,ULN)2~3 倍的 NAFLD 患者提示可能存在 NASH,但仅靠检测 ALT 和 AST 会低估 NASH 的患病率。肝组织活检是诊断 NASH 的"金标准",而本病例缺少该项检查,应增加肝组织活检或其他相关检查如血清铁蛋白、超敏 C 反应蛋白、TNF-α、IL-6、脂联素、瘦素等来确定患者是否患有 NASH。同时,NAFLD 诊断一旦明确,应及时评估患者的代谢紊乱和心血管风险。本病例中患者同时伴有高甘油三酯血症,故应对 NAFLD 患者的心血管风险进行全面评估,如超声检查颈动脉内中膜厚度和斑块等,并建议患者低盐、低脂、低热量饮食,适当运动以加强配合治疗。

【规范化诊疗流程】(图 2-1-3,图 2-1-4)

【指南推荐】

1. 肖倩倩,王梦雨,范建高. 亚太肝病研究学会代谢相关脂肪性肝病临床诊

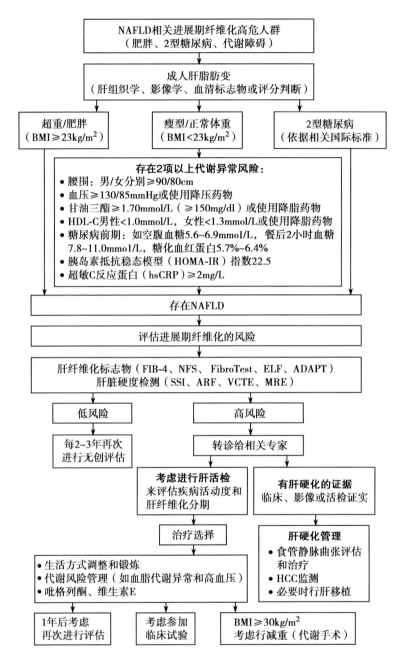

图 2-1-3 代谢相关脂肪性肝病可疑患者的诊断、评估、严重程度监测和患者管理方法的推荐流程

NAFLD，非酒精性脂肪性肝病；BMI，体重指数；HDL-C，高密度脂蛋白胆固醇；FIB-4，纤维化-4 指数；NFS，非酒精性脂肪性肝病纤维化评分；ELF，增强肝纤维化；ADAPT，一种基于 PRO-C3 的纤维化算法，包括年龄、是否糖尿病、PRO-C3、血小板计数；SSI，超声剪切成像；ARFI，声辐射力脉冲；VCTE，振动控制瞬时弹性成像；MRE，磁共振弹性成像。

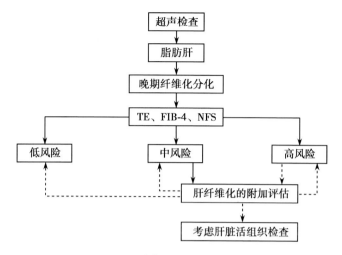

图 2-1-4 晚期纤维化的鉴别流程

TE,瞬时弹性成像;FIB-4,纤维化-4 指数;NFS,非酒精性脂肪性肝病纤维化评分。

疗指南(治疗部分)简介[J].临床肝胆病杂志,2021,37(1):41-45.

2. KANG S H,LEE H W,YOO J J,et al. KASL clinical practice guidelines: Management of nonalcoholic fatty liver disease [J]. Clin Mol Hepatol,2021,27(3): 363-401.

3. ESLAM M,SARIN S K,WONG V W,et al. The Asian Pacific Association for the Study of the Liver clinical practice guidelines for the diagnosis and management of metabolic associated fatty liver disease [J]. Hepatol Int,2020,14(6):889-919.

4. 中国研究型医院学会肝病专业委员会,中国医师协会脂肪性肝病专家委员会,中华医学会肝病学分会脂肪肝与酒精性肝病学组,等.中国脂肪性肝病诊疗规范化的专家建议(2019 年修订版)[J].中华肝脏病杂志,2019,27(10):748-753.

【综述】

非酒精性脂肪性肝病与线粒体障碍的研究进展

非酒精性脂肪肝病(non-alcoholic fatty liver disease,NAFLD)是一种无过量饮酒和其他明确的肝损害因素所致,与胰岛素抵抗和遗传易感密切相关,以肝实质细胞脂肪变性为特征的临床病理综合征。据报道,NAFLD 在全国范围的患病率为29.2%[1],已逐步成为我国第一大慢性肝病和健康体检中肝脏生物化学指标异常的首要原因。本文主要针对线粒体障碍在 NAFLD 发病进展中的相关研究做一综述,以期能为 NAFLD 的治疗提供新的靶点。

(一) NAFLD 与线粒体

按照组织学分类,NAFLD 可分为非酒精性脂肪肝(NAFL)和非酒精性脂肪性肝炎(NASH)两种类型。NAFL 又称单纯性脂肪变性,是 NAFLD 中一种早期且基本可逆的形式,而 NASH 则指肝细胞发生损伤,伴或者不伴纤维化,两者均可进展为肝硬化和肝细胞癌。随着对 NAFLD 认识的不断加深,NAFLD 逐渐被定义为一种线粒体疾病[2-3]。

在肝细胞中,线粒体的活性取决于线粒体 DNA(mtDNA)的完整性、膜成分、脂蛋白运输、促氧化剂和抗氧化剂之间的平衡以及代谢需求和供应。肝细胞在各种代谢和解毒过程中高度特化,使得其中的线粒体不仅特别容易受到底物内流改变的影响,而且可能还会触发细胞损伤(如细胞色素释放)或细胞保护[如三磷酸腺苷(adenosine triphosphate,ATP)生成增加]的信号通路。线粒体功能障碍不仅会破坏肝脏脂肪稳态,引起脂肪堆积,还会导致活性氧簇(reactive oxygen species,ROS)细胞因子的过量产生,进一步加剧氧化应激,诱发肝脏炎症和与 NAFLD 相关的致死性肝细胞损伤[2,4]。同时,线粒体呼吸链功能障碍对能量生成以及离子和氧化还原梯度的维持产生一定的负面影响,是 NAFL 向 NASH 进展的决定因素。

(二) 线粒体作用 NAFLD 的机制

1. 线粒体动力学障碍 线粒体是高度动态的细胞器,通过融合和裂变过程不断改变其结构和形状,以响应能量需求和供应的变化。这对线粒体内稳态、mtDNA 的遗传和线粒体的细胞内分布至关重要。同时,线粒体动力学的变化与细胞活力、细胞凋亡和生物能量适应息息相关。当线粒体受到氧化应激诱导的损伤时,可以观察到线粒体分裂,并将受损的线粒体与正常的线粒体分离开来。线粒体的融合受丝裂蛋白 1(mitochondria 1,Mfn1)、丝裂蛋白 2(mitochondria 2,Mfn2)介导和视神经萎缩蛋白(optic atrophy 1,Opa1)调控,从而稳定线粒体膜电位,阻断线粒体凋亡通路。适度的线粒体融合-分裂使得线粒体网络彼此沟通,一旦线粒体融合-裂变的平衡被细胞内外的压力破坏,导致线粒体过度裂变,可促使通透性过渡孔(mPTP)开放和线粒体功能发生障碍,从而激活细胞凋亡的线粒体通路[5-6]。

研究发现[7],在高脂饮食的条件下,肝细胞中可发现 Mfn1 表达减少,且其含量与 NASH 炎症水平相关。在 NASH 患者的肝脏活检以及脂肪变性和 NASH 小鼠模型中可以观察到 Mfn2 水平降低,且 Mfn2 再表达可改善 NASH 模型小鼠的疾病状况,而 Mfn2 在肝脏中特异性缺失可诱导炎症、甘油三酯(TG)积累、纤维化和肝癌的发生。

2. 线粒体 β 氧化功能障碍 线粒体是产生 ATP 的主要场所,也是脂肪酸发生 β 氧化最主要的部位[8]。脂肪酸在肝脏通过多种氧化途径被代谢,游离脂肪酸在线粒体通过 β 氧化作用分解产生 ATP,为细胞提供能量,是脂肪酸降解和减少肝脏 TG 沉积的主要途径。当线粒体 β 氧化功能发生障碍时,脂质代谢失调,导致肝脏游离脂肪酸和 TG 的积累[9]。这扰乱了细胞膜的流动性,并导致线粒体丢失谷胱甘肽,线粒体发生功能障碍和 ATP 的耗竭。而线粒体功能障碍可促发过量 ROS 生成,反过来,过量的 ROS 也会加重线粒体功能障碍。线粒体 ROS 大量生成,打开线粒体通透性过渡孔(PTP),促进细胞凋亡和坏死,导致肝纤维化。当产生的 ROS 超过了细胞的抗氧化防御,细胞大分子发生损伤,细胞功能和生存能力受到影响并发生氧化应激。线粒体氧化应激也促进肝细胞脂质过氧化,提高肝脏 CC 趋化因子的表达,促进 CCR5 阳性细胞浸润和肌成纤维细胞活化,导致广泛肝纤维化。同时,线粒体中 ROS 的过度产生可通过形态学变化表现出来,包括嵴肿胀、ATP 合成减少,以及脂质过氧化产物丙二醛和羟基壬醛的产生。

研究发现,补充了薏仁种子的提取物,显著减缓了高脂喂食小鼠模型肝脏 TG 水平的增加。通过抑制肝脏新生脂肪生成、促进脂肪酸的 β 氧化,改善高血糖和糖耐量受损、高脂血症、肝脏脂肪变性和肝脏炎症的症状[10]。

3. 线粒体障碍与胰岛素抵抗　NAFLD 的发生与胰岛素抵抗存在一定的相关性[11-12]。胰岛素抵抗是一种相对低胰岛素血症状态,导致激素敏感、脂肪酶活性增加和脂肪组织脂解,促使血浆游离脂肪酸增加[7]。而过量的游离脂肪酸被分流到肝脏,导致肝脏过度合成极低密度脂蛋白,并发生高甘油三酯血症。值得注意的是,胰岛素抵抗和线粒体异常之间也存在一定的联系[13-14]。过量的 ROS 会刺激抗氧化防御系统,导致氧化应激[7,15]。同时,脂肪细胞中过量游离脂肪酸的积累会导致 NADPH 氧化酶的激活,产生过量的 ROS[16]。脂肪细胞在氧化应激下表达被自然杀伤细胞(NK)和 CD8 淋巴细胞识别的应激标志物,使这些细胞产生 γ 干扰素,导致脂肪组织巨噬细胞从抗炎或 M2 状态转移到促炎或引发炎症的 M1 状态[17-18]。此外,氧化应激增加导致线粒体功能进一步下降,并伴随着电子传递链(ETC)成分和其他线粒体成分受损。一旦 ETC 被破坏,将导致线粒体膜电位改变,线粒体结构的完整性和功能随之丧失,mtDNA 的复制和转录功能失调,最终导致线粒体碎裂,氧化磷酸化进一步下降,ROS 生成加剧。由此形成恶性循环,最终导致脂肪细胞凋亡。脂肪细胞凋亡引发 M1 巨噬细胞增殖,释放炎症介质,导致局部和全身炎症,加重胰岛素抵抗[8,19]。

然而,线粒体功能的下降也可能继发于胰岛素抵抗。研究表明,胰岛素抵抗使细胞减少了线粒体能量的产生,增加了对氧化应激的易感性[13]。

4. 线粒体障碍与亚硝化应激　研究表明[20],亚硝化应激在心血管疾病、NAFLD、肝硬化、糖尿病或癌症等各种病理状况中起着关键作用。亚硝化应激也是 NAFLD 细胞损伤的另一种机制。局部产生的一氧化氮(NO)衍生物与蛋白质和硫醇结合,导致不同膜转运蛋白中的酶失活和构象变化。NO 对线粒体呼吸和生物发生起控制作用。ROS 和 NO 都可能通过线粒体蛋白质组的翻译后变化破坏线粒体功能,导致线粒体功能障碍。事实上,线粒体蛋白质组学指出了多蛋白复合物组装中的缺陷,以及线粒体内膜高度疏水性蛋白质的分解。NAFLD 患者线粒体功能逐渐恶化,呼吸频率和 ATP 合成降低。

研究发现,间苯三酚可增强抗氧化屏障并降低 NAFLD 的氧化应激与亚硝化应激,从而减缓 NAFLD 的进展[21]。

(三) 小结

NAFLD 为我国一大慢性肝病,发病率高。线粒体障碍在 NAFLD 的发生、发展中起重要作用。已有大量研究证实,NAFLD 可导致线粒体动力学障碍、β 氧化功能障碍以及胰岛素抵抗等,进而破坏肝脏脂肪稳态、诱导氧化及亚硝化应激、促进炎症发生,从而造成肝脏损伤。因此,通过改善线粒体相关功能以减轻肝损伤,已成为 NAFLD 一种潜在的治疗方法。目前对于线粒体靶向治疗的相关研究仍处于早期阶段,需进一步研究。

(廖慧灵　魏舒纯　熊建光　邹传鑫　董卫国)

参考文献

[1] ZHOU F,ZHOU J,WANG W,et al. Unexpected Rapid Increase in the Burden of NAFLD in China From 2008 to 2018:A Systematic Review and Meta-Analysis [J]. Hepatology,2019, 70(4):1119-1133.

[2] HU Y,YIN F,LIU Z,et al. Acerola polysaccharides ameliorate high-fat diet-induced non-alcoholic fatty liver disease through reduction of lipogenesis and improvement of mitochondrial functions in mice [J]. Food Funct,2020,11(1):1037-1048.

[3] ZOU X,YAN C,SHI Y,et al. Mitochondrial dysfunction in obesity-associated nonalcoholic fatty liver disease:the protective effects of pomegranate with its active component punicalagin [J]. Antioxid Redox Signal,2014,21(11):1557-1570.

[4] PARADIES G,PARADIES V,RUGGIERO F M,et al. Oxidative stress,cardiolipin and mitochondrial dysfunction in nonalcoholic fatty liver disease [J]. World J Gastroenterol, 2014,20(39):14205-14218.

[5] ZHOU H,DU W,LI Y,et al. Effects of melatonin on fatty liver disease:The role of NR4A1/DNA-PKcs/p53 pathway,mitochondrial fission,and mitophagy [J]. J Pineal Res, 2018,64(1).

[6] ZHENG Y,QU H,XIONG X,et al. Deficiency of Mitochondrial Glycerol 3-Phosphate Dehydrogenase Contributes to Hepatic Steatosis [J]. Hepatology,2019,70(1):84-97.

[7] ZHU C,KIM K,WANG X,et al. Hepatocyte Notch activation induces liver fibrosis in nonalcoholic steatohepatitis [J]. Sci Transl Med,2018,10(468):eaat0344.

[8] PRASUN P. Mitochondrial dysfunction in metabolic syndrome [J]. Biochim Biophys Acta Mol Basis Dis,2020,1866(10):165838.

[9] SIMÕES I C M,FONTES A,PINTON P,et al. Mitochondria in non-alcoholic fatty liver disease [J]. Int J Biochem Cell Biol,2018,95:93-99.

[10] CHIANG H,LU H F,CHEN J C,et al. Adlay Seed(*Coix lacryma-jobi* L.)Extracts Exhibit

a Prophylactic Effect on Diet-Induced Metabolic Dysfunction and Nonalcoholic Fatty Liver Disease in Mice [J]. Evid Based Complement Alternat Med,2020,2020:9519625.

[11] WANG X X,YE T,LI M,et al. Effects of octreotide on hepatic glycogenesis in rats with high fat diet-induced obesity [J]. Mol Med Rep,2017,16(1):109-118.

[12] CHENG D D,HE C,AI H H,et al. The Possible Role of Helicobacter pylori Infection in Non-alcoholic Fatty Liver Disease [J]. Front Microbiol,2017,8:743.

[13] SHARPE A,MORLEY L H,TANG T,et al. Metformin for ovulation induction(excluding gonadotrophins)in women with polycystic ovary syndrome [J]. Cochrane Database Syst Rev,2019,12(12):CD013505.

[14] BURKART A M,TAN K,WARREN L,et al. Insulin Resistance in Human iPS Cells Reduces Mitochondrial Size and Function [J]. Sci Rep,2016,6:22788.

[15] MASSCHELIN P M,COX A R,CHERNIS N,et al. The Impact of Oxidative Stress on Adipose Tissue Energy Balance [J]. Front Physiol,2020,10:1638.

[16] FURUKAWA S,FUJITA T,SHIMABUKURO M,et al. Increased oxidative stress in obesity and its impact on metabolic syndrome [J]. J Clin Invest,2004,114(12):1752-1761.

[17] APPARI M,CHANNON K M,MCNEILL E. Metabolic Regulation of Adipose Tissue Macrophage Function in Obesity and Diabetes [J]. Antioxid Redox Signal,2018,29(3): 297-312.

[18] RUSSO L,LUMENG C N. Properties and functions of adipose tissue macrophages in obesity [J]. Immunology,2018,155(4):407-417.

[19] ALKHOURI N,GORNICKA A,BERK M P,et al. Adipocyte apoptosis,a link between obesity,insulin resistance,and hepatic steatosis [J]. J Biol Chem,2010,285(5): 3428-3438.

[20] GRATTAGLIANO I,MONTEZINHO L P,OLIVEIRA P J,et al. Targeting mitochondria to oppose the progression of nonalcoholic fatty liver disease [J]. Biochem Pharmacol,2019, 160:34-45.

[21] DRYGALSKI K,SIEWKO K,CHOMENTOWSKI A,et al. Phloroglucinol Strengthens the Antioxidant Barrier and Reduces Oxidative/Nitrosative Stress in Nonalcoholic Fatty Liver Disease(NAFLD)[J]. Oxid Med Cell Longev,2021,2021:8872702.

药物性肝损伤诊疗思维

【概述】

药物性肝损伤(drug-induced liver injury,DILI)是指在药物使用过程中,药物和/或其代谢物乃至辅料引起易感人群出现的各种形式的肝功能异常。临床上多数患者无明显症状,仅有血清肝脏酶学指标的改变。部分患者可能会出现一些非特异性的消化道症状或黄疸、皮肤瘙痒等症状。药物性肝损伤的预后与能否及时准确诊断、停用损伤肝功能的药物及有效治疗密切相关,多数急性 DILI 患者预后良好,少数患者可发生急性或亚急性肝衰竭。

我国 DILI 年发病率为 23.80/10 万,中老年人在发病人群中占较大比例,大多数表现为急性肝损伤,少数进展为慢性病程。

【典型病例】

 病例1

1. 患者女性,52 岁,因"腹胀、尿黄 7 天"于 2021 年 9 月 16 日入院。

2. 现病史 患者诉 7 天前无明显诱因出现腹部饱胀不适,伴尿色加深,呈深黄色,伴食欲减退、乏力,进食后明显,偶有进食后梗阻感、恶心、呕吐等症状,无反酸、烧心,无胸闷、胸痛,无心悸、气促,无发热、咳嗽、咳痰等不适。患者自行服用药物(具体不详)后,上述症状无明显改善,今为求进一步诊治来我院就诊,门诊查肝功能提示 ALT 1 636U/L,AST 1 053U/L,以"肝功能异常待查"收入我科。起病以来,患者精神、饮食、睡眠欠佳,大便可,小便如上述,体力下降,体重较前未发生明显改变。

3. **既往史** 有高血压病史 4 年,血压最高达 140/120mmHg,使用缬沙坦氢氯噻嗪片降压治疗,平素未规律监测血压。1 周前有"生发胶囊"用药史,内含何首乌等中药成分,否认冠心病、糖尿病等慢性病病史,否认肝炎、结核等传染病病史,否认手术、外伤、输血史,否认食物、药物过敏史,否认烟酒史。

4. **体格检查** 体温 36.2℃,脉搏 75 次/min,呼吸 18 次/min,血压 96/70mmHg。神清,精神可,步入病房,查体合作,营养中等。双侧瞳孔等大等圆,皮肤及巩膜黄染,浅表淋巴结未及肿大。双肺呼吸音清,未闻及明显干、湿啰音。心率 75 次/min,律齐,各瓣膜区未闻及明显病理性杂音。腹膨隆,腹部可见散在皮下瘀点,全腹部无明显压痛、反跳痛,肝、脾肋下未及,墨菲征(-),移动性浊音(-),双肾叩击痛(-)。双下肢未见水肿。生理反射存在,病理反射未引出。

5. **入院前检验检查** 肝功能(2021-09-16):ALT 1 636U/L,AST 1 053U/L,TBIL 156.6μmol/L,DBIL 96.3μmol/L,IBIL 60.3μmol/L,ALP 244U/L,GGT 147U/L。

6. **入院诊断** ①肝功能不全待查:药物性肝损伤?②高血压 3 级,很高危组。

7. **鉴别诊断**

(1) 病毒性肝炎:临床上以食欲减退、恶心、上腹部不适、肝区痛、乏力为主要表现。部分患者可出现黄疸、发热、肝大、肝功能损害。病原学检查可有助于鉴别。

(2) 酒精性肝病:有长期饮酒史,一般超过 5 年,临床症状多为非特异性,实验室检查示 AST/ALT>2、GGT 升高、MCV 升高。

(3) 梗阻性黄疸:肝功能检查有助于鉴别肝细胞性黄疸和梗阻性黄疸,影像学检查有助于明确梗阻原因和定位诊断。

(4) 自身免疫性肝病:是因体内免疫功能紊乱引起的一组特殊类型的慢性肝病,在肝脏出现病理性炎症损伤的同时,血清中可发现与肝脏有关的自身抗体。

(5) 代谢性/遗传性疾病(Wilson 病、血色病、α₁-抗胰蛋白酶缺乏症):具有遗传相关性,在出现肝损伤的同时往往伴有代谢障碍引起的其他临床表现,如 Wilson病的锥体外系症状与角膜色素环等,血色病的皮肤色素沉着,α₁-抗胰蛋白酶缺乏症的新生儿肝炎、婴幼儿和成人的肝硬化、肝癌和肺气肿等。

8. **入院后检验检查**

(1) 血常规:WBC 6.3×10^9 个/L,RBC 4.7×10^{12} 个/L,HGB 138g/L,PLT 279×10^9 个/L。

(2) hsCRP:1.32ng/L。

(3) 生化:ALT 1 562U/L,AST 1 033U/L,TBIL 159.5μmol/L,DBIL 98.3μmol/L,IBIL 61.2μmol/L,ALP 246U/L,GGT 145U/L,ALB 43.7g/L,血清前白蛋白(PA)74mg/L,尿素 5.03mmol/L,肌酐 68.6μmol/L,尿酸 469μmol/L。

(4) 凝血功能:PT 13.9 秒,国际标准化比值(INR)1.20,PTA 61%,D-二聚体 2.25μg/L,纤维蛋白降解产物(FDP)5.48μg/L。

(5) 肿瘤标记物 CA19-9 59.7U/ml,铁蛋白>1 500ng/ml。

(6) 肝纤维化 4 项:透明质酸 155.04ng/ml,Ⅲ 型前胶原 46.82ng/ml,Ⅳ 型胶原 95.68ng/ml。

(7) 尿常规:胆红素 2+,白细胞+。

(8) 电解质 6 项、心肌酶谱、血淀粉酶、大便常规未见明显异常。

(9) 甲、乙、丙、丁、戊型肝炎病毒相关抗体阴性。

(10) 肝病自身抗体 6 项阴性。

(11) 胸部+上腹部 CT:①支气管炎;②脂肪肝。

(12) 肝胆脾门静脉超声检查:肝脏、脾脏、胰腺声像图未见明显异常。

(13) 心电图:窦性心律,正常心电图。

9. 入院后治疗及转归 入院后嘱患者停用相关可疑药物,清淡易消化饮食,注意休息,避免劳累,予以多烯磷脂酰胆碱、异甘草酸镁、腺苷甲硫氨酸、熊去氧胆酸等药物对症治疗。患者腹胀、乏力、尿黄等不适逐渐缓解,出院前复查肝功能示 ALT 49.3U/L,AST 28.9U/L,TBIL 35.7μmol/L,DBIL 25.7μmol/L,IBIL 10.7μmol/L,ALP 121U/L,GGT 57U/L,ALB 38.4g/L,PA 127mg/L;肿瘤标记物示 CA19-9 12.9U/ml,铁蛋白 340.8ng/ml;肝纤维化 4 项示透明质酸 77.99ng/ml,Ⅲ 型前胶原 14.82ng/ml,Ⅳ 型胶原 102.30ng/ml。2021 年 10 月 11 日患者腹胀、乏力、尿黄不适症状较前明显改善,未诉其他不适,查体未见明显阳性体征,予办理出院手续,嘱患者定期复查随诊。

10. 出院诊断 ①药物性肝损伤,肝细胞损伤型;②脂肪肝;③高血压 3 级,很高危组;④支气管炎;⑤铁蛋白升高。

 病例 2

1. 患者男性,59 岁,因"尿黄 4 天"于 2021 年 4 月 12 日入院。

2. 现病史 患者于 4 天前无明显诱因出现尿黄,伴腹部胀痛不适,进食后加重,伴恶心、反酸、嗳气,无明显呕吐、烧心、腹泻、发热等不适。今为进一步诊治来我院就诊,门诊查肝功能示 ALT 579U/L,AST 256.5U/L,GGT 650U/L,ALP 352U/L,TBIL 65.7μmol/L,DBIL 43.4μmol/L。门诊以"肝功能异常"收入院。起病以来,患者精神、睡眠尚可,食欲下降,大便正常,小便如上述,体力、体重无明显变化。

3. 既往史 2019 年曾发现血糖升高,未行规范治疗。患者诉半个月前有何首乌服用史,否认高血压、冠心病等慢性病病史,否认肝炎、结核等传染病病史,否认手术、外伤、输血史,否认食物、药物过敏史。

4. 体格检查 体温 36.3℃,脉搏 75 次/min,呼吸 17 次/min,血压 107/73mmHg。神志清楚,发育正常,营养良好,检查合作。全身皮肤、巩膜可见轻度黄染,浅表淋巴结未触及肿大,未见肝掌、蜘蛛痣。双肺呼吸音清晰,未闻及干、湿啰音。心率75 次/min,律齐,心界不大,各瓣膜区未闻及杂音。腹平软,右下腹轻度压痛,无明显反跳痛,肝、脾肋下未及,肝区无叩击痛,墨菲征(-),双下肢无水肿。

5. 入院前检验检查　肝功能(2021-04-11):ALT 579U/L,AST 256.5U/L,GGT 650U/L,ALP 352U/L,TBIL 65.7μmol/L,DBIL 43.4μmol/L。血常规、肾功能、电解质、淀粉酶未见明显异常。尿常规:葡萄糖 3+,胆红素 3+。血糖:10.69mmol/L。全腹部 CT:①肝脏密度不均匀减低;②胆囊饱满,胆囊壁毛糙,胆囊炎不排除;③前列腺钙化灶(图 2-2-1)。腹主动脉彩超:腹主动脉硬化。胸主动脉彩超:胸主

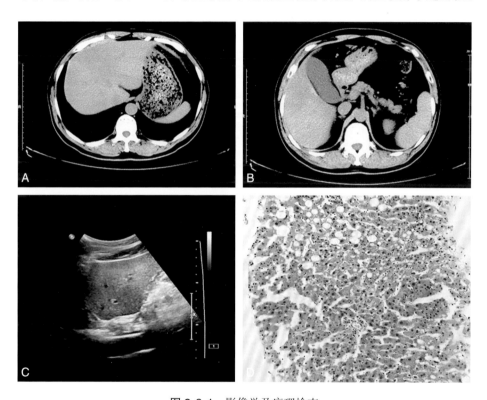

图 2-2-1　影像学及病理检查

A、B. 全腹部 CT:①肝脏密度不均匀减低;②胆囊饱满,胆囊壁毛糙,胆囊炎不排除;③前列腺钙化灶。C. 腹部超声:肝脏切面形态饱满,左、右叶体积增大,右叶最大斜径为 16.0cm,左叶厚度为 7.7cm,边缘钝,肝表面光滑,包膜完整,实质回声弥漫细密增强,分布不均匀,前半部分增强,后半部分回声强度衰减,肝静脉走行自然,显示欠清,于右叶可见低回声区,范围为 1.6cm×1.3cm×1.0cm,边界可见,形态不规则,无明确占位效应,后方回声无变化,CDFI 示内部及周边未见血流信号,门静脉主干内径 1.2cm,血流通畅。诊断:①重度脂肪肝;②肝内低回声区(考虑为脂肪肝背景下相对正常肝可能);③胆囊增大,胆囊息肉。D. 病理诊断:(肝脏穿刺组织)肝小叶结构存在,小叶内见个别点状坏死,肝腺泡Ⅲ带(中央静脉周围)见区带状坏死,伴大泡性脂肪变性,未见汇管区结构,考虑为药物性肝损伤。

动脉未见明显夹层征象。

6. 入院诊断 ①肝功能异常待查(病毒性肝炎？药物性肝损伤？急性胆囊炎？)；②糖尿病？

7. 鉴别诊断

(1) 病毒性肝炎：临床上以食欲减退、恶心、上腹部不适、肝区痛、乏力为主要表现。部分患者可出现黄疸、发热、肝大、肝功能损害。病原学检查可有助于鉴别。

(2) 酒精性肝病：有长期饮酒史，一般超过5年，临床症状多为非特异性，实验室检查示 AST/ALT>2、GGT 升高、MCV 升高。

(3) 梗阻性黄疸：肝功能检查有助于鉴别肝细胞性黄疸和梗阻性黄疸，影像学检查有助于明确梗阻原因和定位诊断。

(4) 自身免疫性肝病：是因体内免疫功能紊乱引起的一组特殊类型的慢性肝病，在肝脏出现病理性炎症损伤的同时，血清中可发现与肝脏有关的自身抗体。

(5) 代谢性/遗传性疾病(Wilson 病、血色病、α_1-抗胰蛋白酶缺乏症)：具有遗传相关性，在出现肝损伤的同时，往往伴有代谢障碍引起的其他临床表现，如 Wilson 病的锥体外系症状与角膜色素环等，血色病的皮肤色素沉着，α_1-抗胰蛋白酶缺乏症的新生儿肝炎、婴幼儿和成人的肝硬化、肝癌和肺气肿等。

8. 入院后检验检查

(1) 心电图：窦性心动过缓伴不齐。

(2) 心脏彩超：升主动脉稍增宽，左心房扩大，二尖瓣少许反流，射血分数(EF)63%。

(3) 肝脏超声(见图 2-2-1)：①重度脂肪肝；②肝内低回声区(考虑为脂肪肝背景下相对正常肝可能)；③胆囊增大，胆囊息肉；

(4) 复查心电图：①窦性心动过缓；②T 波改变(T V_3V_4 低平)。

(5) 动态心电图+心率变异分析：①窦性心律，最小心率为 39 次/min，发生于早上 4:13。最大心率为 103 次/min，发生于下午 4:04。平均心率为 56 次/min。②偶发房性期前收缩 4 个/全程。③偶发室性期前收缩 210 个/全程。④监测中未见 ST-T 异常改变。⑤心率变异性：正常。

(6) 胃镜：慢性浅表性胃炎伴糜烂(Ⅱ级)。

(7) 胸部 CT：双肺散在小结节同前，增殖灶可能。

(8) 肝弹性测定：肝硬度 5.8kPa，脂肪衰减 315dB/m。

(9) 病毒性肝炎：乙型肝炎病毒表面抗体定量(HBsAb 定量)阳性，乙型肝炎病毒核心抗体定量(HBcAb 定量)阳性，戊型肝炎病毒 IgG 抗体(HEV-IgG)阳性，余均为阴性。

(10) 腺病毒抗体(AdV-IgM)阴性(−)，柯萨奇 B 组病毒 IgM 抗体(CVB-IgM)阴性(−)，EB 病毒抗体(EBV-IgM)阴性(−)。

（11）血常规、降钙素原、电解质、肾功能、凝血功能、抗核抗体（ANA）、丙型肝炎病毒 RNA、自身免疫性肝病抗体谱均未见明显异常。

（12）凝血功能：纤维蛋白原 5g/L，余未见异常。

（13）血培养：培养 72 小时无菌生长。

（14）经患者知情同意后，于 2021 年 4 月 16 日行肝穿刺活检：(肝脏穿刺组织)肝小叶结构存在，小叶内见个别点状坏死，肝腺泡Ⅲ带(中央静脉周围)见区带状坏死，伴大泡性脂肪变性，未见汇管区结构，考虑为药物性肝损伤（见图 2-2-1），请结合临床。

（15）免疫组化：HBsAg(−)，HBcAg(−)，CK8(+)，CK7(−)。

（16）特殊染色：网状纤维染色(+)，Masson(−)，亚铁氰化钾(−)，PAS(−)。

（17）予以监测三餐前后血糖，查糖化血红蛋白（HbA1c）7%。

9. 入院后治疗及转归　入院后给予护肝、护胃、利胆、促胃肠动力、保护黏膜等治疗。2021 年 4 月 16 日复查肝功能，示 ALT 211U/L，AST 59.8U/L，GGT 378.2U/L，ALP 230.9U/L，TBIL 23.1μmol/L，IBIL 17.9μmol/L，余项正常；患者糖尿病诊断明确，结合内分泌科会诊意见，建议胰岛素降糖治疗，患者暂拒绝，考虑患者肝功能尚未恢复正常，暂未加用口服降糖药物。2021 年 4 月 23 日患者病情相对稳定，肝功能较前明显好转，予以办理出院手续。

10. 出院诊断　①药物性肝损伤伴胆汁淤积；②重度脂肪肝；③代谢综合征；④心律失常：偶发性室性期前收缩、偶发房性期前收缩；⑤糖尿病；⑥胆囊息肉；⑦慢性萎缩性胃炎。

知识点一

DILI 是一个排他性诊断，主要依赖于详细的病史和合理使用实验室检查、影像学和肝组织活检。在确认肝损伤的前提下，排除其他疾病后，通过因果关系评估肝损伤与可疑药物的相关程度。

知识点二

ALT、AST、ALP、GGT 和 TBIL 等血清学指标的改变，是目前判断是否存在肝损伤和诊断 DILI 的重要依据。

DILI 可根据血清学检查结果，分为以下几种类型：①肝细胞损伤型：ALT≥3×ULN，且 R≥5；②胆汁淤积型：ALP≥2×ULN，且 R≤2；③混合型：ALT≥3×ULN，ALP≥2×ULN，且 2<R<5。若 ALT 和 ALP 达不到上述标准，则称为"肝脏生化学检查异常"。R=（ALT 实测值÷ALT ULN）÷（ALP 实测值÷ALP ULN）。

知识点三

腹部超声检查是所有疑似 DILI 患者的常规检查,有助于排除肝脏局灶性病变和肿瘤、胆道胆管扩张或梗阻以及胰腺病变。急性 DILI 患者肝脏超声多无明显改变或仅有轻度肿大,药物性急性肝衰竭患者可出现肝脏体积缩小,少数慢性 DILI 患者可有肝硬化、脾大和门静脉内径扩大等影像学表现。

CT 平扫下可见肝大,增强 CT 的门静脉期可见地图状改变、肝静脉显示不清、腹水等。

其他影像学检查如 MRI、经内镜逆行胰胆管造影等,有助于鉴别胆汁淤积型 DILI 与胆管病变或胰胆管恶性肿瘤等。

知识点四

无长期饮酒史,可排除酒精性肝病;血清肝脏病原学检查如 HAV IgM 抗体、HBsAg、HBc IgM 抗体、HCV 抗体、HCV RNA 等有助于排除病毒性肝炎;自身抗体检查如 ANA、抗平滑肌抗体、IgG 水平有助于排除免疫性肝炎;铜蓝蛋白水平、转运饱和度和 α_1 胰蛋白酶抑制剂水平有助于排除肝豆状核变性、血色素沉着症和 α_1-抗胰蛋白酶缺乏症等代谢性/遗传性疾病。

知识点五

DILI 的治疗关键在于及时停药并避免再次使用可疑或同类药物、促进体内肝损药物的清除、使用解毒剂及护肝治疗、预防并处理肝衰竭。对于急性肝衰竭或亚急性肝衰竭等重症患者,必要时可考虑紧急肝移植。

【专家点评】

多种药物和膳食补充剂存在引起药物性肝损伤(drug-induced liver injury, DILI)的风险。急性 DILI 在及时诊断、停药、治疗的情况下一般预后良好,慢性 DILI 因临床表现隐匿,常因为不能及时诊断和处理而预后较差。因此,早期识别与诊断对于改善 DILI 患者预后、减少急性或亚急性肝衰竭的发生与发展有重要意义。

病例 1 通过结合患者药物服用史、尿黄、腹胀、食欲减退、乏力等症状,以及肝功能检查异常、B 超和 CT 结果,综合评估患者病因与病情,在排除病毒性肝炎、自身免疫性肝病、酒精性肝病、梗阻性黄疸等疾病后,最终确诊为药物性肝损伤,并且根据该患者入院前与入院后 ALT 与 ALP 值满足 ALT≥3×ULN,且 R≥5,分型为肝细胞损伤型。本病例嘱患者停用可疑药物,清淡、易消化饮食,注意休息,避免劳累,予以多烯磷脂酰胆碱、异甘草酸镁、腺苷甲硫氨酸、熊去氧胆酸等抗炎护肝药物,符合规范诊疗。不足的是,本病例的出院诊断中并未对药物性肝损伤的严重程度进行分级。

病例 2 通过用药史,尿黄、黄疸等肝功能异常症状,腹胀、反酸嗳气等非特异性消化道症状,以及全腹部 CT 与肝组织活检,最终明确 DILI 的诊断。该患者存在病毒性肝炎、重度脂肪肝、代谢综合征、高血压、糖尿病等基础疾病,是 DILI 发生的重要相关因素。其中,病毒性肝炎导致的肝功能异常是药物性肝炎的重要鉴别诊断,本病例患者同时存在乙型肝炎与戊型肝炎的可能性,仅凭临床与实验室检查难以确诊,因此符合中国《药物性肝损伤诊治指南(2015 年版)》中推荐进行肝组织活检的标准。本病例通过给予护肝、护胃、利胆、促胃肠动力、保护黏膜等治疗,使患者肝功能较前恢复,且在处理糖尿病时,考虑可能对肝功能的影响,暂未给予口服药物。需要指出的是,本病例也未对患者进行分型与分级。同时,医院应重视对患者的教育,应嘱其避免再次使用同类可疑药物,口服药物应在医师的指导下服用,并定期复查肝功能等。

【规范化诊疗流程】(图 2-2-2)

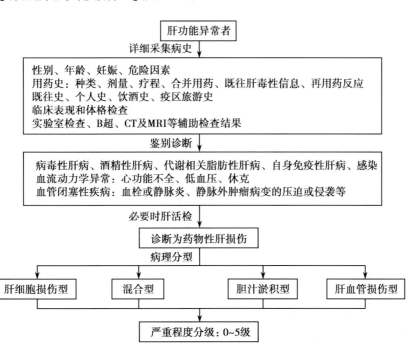

图 2-2-2 药物性肝损伤诊疗流程

【指南推荐】

1. 中华医学会,中华医学会杂志社,中华医学会消化病学分会,等. 药物性肝损伤基层诊疗指南(2019 年)[J]. 中华全科医师杂志,2020,19(10):868-875.

2. DEVARBHAVI H,AITHAL G,TREEPRASERTSUK S,et al. Drug-induced liver injury:Asia Pacific Association of Study of Liver consensus guidelines [J]. Hepatol Int,2021,15(2):258-282.

3. OFLIVER E. EASL Clinical Practice Guidelines:Drug-induced liver injury [J]. J Hepatol,2019,70(6):1222-1261.

【综述】

药物性肝损伤诊疗研究进展

药物性肝损伤(drug-induced liver injury,DILI)是指在药物使用过程中,药物和/或其代谢物乃至辅料引起各种形式的肝功能异常。随着新药的不断研发、人口老龄化的进展、膳食补充剂的不规范使用,DILI 发生的风险逐渐增大。我国一般人群的 DILI 年发病率为 23.80/10 万,中老年人在发病人群中占较大比例,大多数表现急性肝损伤,少数进展为慢性病程[1]。因此,本文研究了近年来国内外关于 DILI 的文献,对 DILI 的诊疗进展进行综述。

(一) 发病机制

肝脏是人体代谢的重要器官,易受到药物及其代谢物的影响。已知有超过 1 000 种药物和膳食补充剂存在引起 DILI 的风险,其中常见的药物包括中草药、抗结核药物、抗生素、非甾体抗炎药等[2-3]。DILI 的发病机制比较复杂,一般可概括为直接肝毒性和特异质性肝毒性两大类,具体机制包括氧化应激、线粒体功能障碍等[4]。

药物引起的肝损伤以直接肝毒性最为常见,指的是药物或其代谢物的毒性直接对肝脏造成的损伤,典型的药物有对乙酰氨基酚(acetaminophen,APAP),过量 APAP 的代谢产物 N-乙酰基-4-苯醌亚胺可通过与蛋白质结合形成 APAP 蛋白质加合物以及引起抗氧化剂谷胱甘肽的耗竭,最终导致肝细胞损伤[5]。特异质性肝毒性是由本身毒性很小或几乎没有毒性的药物引起的,可细分为免疫特异质性肝毒性和代谢特异质性肝毒性,免疫特异质性肝毒性是指药物作为免疫原通过免疫反应造成的肝损伤,代表药物包括硫胺甲噁唑、哌拉西林等,代谢特异质性肝毒性通常与药物代谢酶系统尤其是 CYP_{450} 酶系代谢能力低下相关。特异质性肝毒性仅在极少数情况下造成肝损伤。

（二）易感因素

DILI 是一种受多种因素影响的疾病,其易感因素涉及个体、环境以及药物本身性质等。

个体因素:长期以来遗传变异一直被视为 DILI 的重要因素,其中人白细胞抗原（HLA）基因多态性与 DILI 的发生密切相关[6];高龄也与 DILI 相关[7],且年龄越大,胆汁淤积性损伤与慢性 DILI 的可能性越高[8];在性别分布上,大部分研究表明女性在自身免疫性 DILI 以及肝细胞损伤性药物导致的 DILI 中更为易感[9-10]。此外,妊娠、营养不良、肥胖、糖尿病以及其他基础疾病尤其是潜在的肝病等也是 DILI 发生的重要因素。

环境因素:酗酒可诱发或加重部分药物如 APAP 引起的 DILI[11],其机制可能与影响类固醇的合成与代谢有关[12];机体在感染与炎症应激状态下,药物与炎症相互作用,通过炎症因子的产生、凝血系统激活、线粒体损伤等多种机制介导 DILI 的发生;除了上述因素外,吸烟与环境污染也可能增加患 DILI 的风险。

药物相关因素:不同种类的药物引起 DILI 的风险也不同,在中国,中草药、膳食补充剂以及抗结核药物是引起 DILI 的前三位原因[1];药物的一般给药途径包括口服、静脉注射、肌内注射、外用与介入给药等,一般而言,由于存在首关消除效应,口服药物对肝脏损伤最大,用药时间、药物相关作用等也可能导致 DILI 的发生。

（三）诊断

DILI 的临床表现不具有特异性,大多数仅有血清肝脏酶学指标的改变而无明显症状。部分患者可表现为乏力、食欲减退、厌油、肝区疼痛及上腹不适等非特异性消化道症状,或黄疸、皮肤瘙痒、肝性脑病等肝损伤症状,还有少数患者可有发热、皮疹、嗜酸性粒细胞增多、关节酸痛等过敏性症状与肝外器官受损的表现[13]。因此,DILI 的诊断是一个排他性诊断,主要依赖于详细的病史询问、实验室及影像学检查和肝组织活检。

1. 用药史　DILI 的发病时间存在较大的差异性,不同类型药物导致的 DILI 也可能具有不同的特点。某些药物具有特征性的损伤模式,如 APAP、胺碘酮、双氯芬酸通常会造成肝细胞损伤,而卡托普利、红霉素常引起胆汁淤积性损伤[14],因此需要全面地追溯可疑药史。

2. 实验室检查　ALT、AST、ALP、GGT 和 TBIL 等血清学指标的改变,是目前判断是否存在肝损伤和诊断 DILI 的重要依据。氨基转移酶升高,尤其是 ALT 升高是急性肝损害的标志,当氨基转移酶升高且 AST/ALT>1 时,提示有肝实质的广泛性损害,其敏感性高,但是缺少特异性。ALP 升高需排除儿童生长性或者骨病引起的胆汁淤积,GGT 与胆汁淤积、胆道梗阻相关,血清 TBIL 与 ALT 同时升高的情况下具有诊断和判断预后的价值。除此之外,血清肝脏病原学检查如 HAV IgM

抗体、HBsAg、HBc IgM 抗体、HCV 抗体、HCV RNA 等有助于排除病毒性肝炎,自身抗体检查如 ANA、抗平滑肌抗体、IgG 水平有助于排除免疫性肝炎。铜蓝蛋白水平、转运饱和度和 α_1 胰蛋白酶抑制剂水平有助于排除肝豆状核变性、血色素沉着症和 α_1-抗胰蛋白酶缺乏症。新型肝损伤标志物包括谷氨酸脱氢酶(GLDH)、miRNA-122、细胞角蛋白 18、骨桥蛋白和巨噬细胞集落刺激因子受体等[15]。

根据中华医学会《药物性肝损伤防治指南》[16],DILI 可以按照表 2-2-1 分级。

表 2-2-1 DILI 严重程度分级

分级	ALT/ALP	TBIL	INR	临床表现
0 级	患者对暴露药物可耐受,无肝毒性反应			
1 级(轻度肝损伤)	可恢复性升高	<2.5×ULN(2.5mg/dl 或 42.75μmol/L)	<1.5	多数患者可适应。可有或无乏力、虚弱、恶心、厌食、右上腹痛、黄疸、瘙痒、皮疹或体重减轻等症状
2 级(中度肝损伤)	升高	≥2.5×ULN	或 INR≥1.5	上述症状可有加重
3 级(重度肝损伤)	升高	≥5×ULN(5mg/dl 或 85.5μmol/L)	伴或不伴 INR ≥1.5	患者症状进一步加重,需要住院治疗
4 级(急性肝衰竭)	升高	≥10×ULN(10mg/dl 或 171μmol/L)或每天上升 ≥1.0mg/dl (17.1μmol/L)	INR ≥2.0 或 PTA<40%	可出现:①腹水或肝性脑病;或②与 DILI 相关的其他器官功能衰竭
5 级(致命)	因 DILI 死亡,或需接受肝移植才能存活			

注:ALT,谷丙转氨酶;ALP,碱性磷酸酶;TBIL,总胆红素;INR,国际标准化比值;ULN,健康人群高限;PTA,凝血酶原活动度。

3. 影像学检查

(1)超声:腹部超声检查是所有疑似 DILI 患者的常规检查,有助于排除肝脏局灶性病变和肿瘤、胆管扩张或梗阻以及胰腺病变[17]。急性 DILI 患者肝脏超声多无明显改变或仅有轻度肿大,药物性急性肝衰竭的患者可出现肝脏体积缩小,少数慢性 DILI 患者可有肝硬化、脾大和门静脉内径扩大等影像学表现[16]。

(2)CT:CT 平扫下可见肝大,增强 CT 的门静脉期可见地图状改变、肝静脉显示不清、腹水等。

(3)其他影像学检查:MRI、经内镜逆行胰胆管造影等有助于鉴别胆汁淤积型 DILI 与胆道病变或胰胆管恶性肿瘤等[16]。

4. 肝活组织病理检查 DILI 的肝活组织病理检查的结果是非特异性的,且属于侵入性操作,一般不作为常规的检查方式,但在其他检查方式难以确诊或怀疑慢性 DILI 等的情况下,可以考虑进行肝组织活检。

5. 基因检测 研究发现 *HLA* 基因与部分特定药物引起的 DILI 具有较强的相关性,例如 *HLA-B*57:01* 与氟氯西林,因此,基因检测在未来可能会成为 DILI 诊断的新方法[18]。

(四)治疗

DILI 的治疗原则是立即停药并避免再次使用可疑或同类药物,促进体内肝损药物的清除,尽早使用解毒剂及护肝治疗,预防并处理肝功能衰竭。

1. 立即停药 首先应该立即停用和防止再次使用可疑导致肝损伤的药物,大多数患者在停药后可自行改善或痊愈,有部分患者会发展为慢性,极少数进展为急性肝衰竭或亚急性肝衰竭。不同患者的恢复时间不同,TBIL、ALP、发病时间和药物代谢程度是影响恢复时间长短的相关因素[19]。

2. 对症及支持治疗 应嘱患者注意休息,尤其是重症患者应绝对卧床休息。患者应注意补充足量热量、蛋白质,同时应注意补充多种维生素,如维生素 B、C、E 等有利于肝细胞修复和再生。可使用抗组胺药物,如苯海拉明和羟基胖来治疗胆汁淤积型 DILI 的瘙痒症状。

3. 清除体内相关药物 急性中毒的患者可以通过洗胃、导泻、活性炭吸附等措施来清除消化道残留的药物,必要时可采用血液透析、腹腔透析、血液灌流、血浆置换等方法快速去除体内的药物。

4. 解毒剂的应用 N-乙酰半胱氨酸(NAC)是谷胱甘肽前体,可以清除多种自由基,已证实其是 APAP 过量引起的固有性 DILI 的解毒剂[20]。考来烯胺是一种阴离子交换树脂,可通过干扰来氟米特及其代谢物的肠肝循环来加速其在体内的清除[21]。

5. 抗炎护肝 甘草酸制剂可通过抗脂肪变性、抗氧化应激、抗炎、免疫调节、抗纤维化等机制来缓解肝脏疾病并预防 DILI[22]。水飞蓟素通过减少对线粒体、蛋白质和脂质的氧化损伤来降低抗结核药物引起的 DILI 的发生率以及改善肝功能[23-24]。熊去氧胆酸(UDCA)可抑制肠道对胆固醇的吸收,可改善某些抗菌药物、类固醇抗性免疫检查点抑制剂,泼尼松龙等相关的胆汁淤积性肝损伤[17]。腺苷甲硫氨酸(SAMe)可减轻瘙痒与胆汁淤积[25]。

6. 糖皮质激素 糖皮质激素具有抗炎、抗过敏、抗休克、非特异性免疫抑制等作用,但糖皮质激素对于 DILI 的确切疗效仍缺乏证据,因此应该严格把握其适应证,宜用于超敏或自身免疫征象明显且停用肝损伤药物后生化指标改善不明显甚或继续恶化的患者[13],ALT>10×ULN 或 ALT>5×ULN 且 TBIL>2×ULN 的慢性 DILI 患者可考虑糖皮质激素治疗[26]。

7. 人工肝支持疗法 人工肝支持系统可以部分替代肝脏的主要功能,及时减少甚至清除体内有毒药物及其代谢产物,减轻炎症反应,为机体肝细胞再生与修复及肝功能恢复创造条件,必要时可考虑人工肝支持疗法[27]。

8. 肝移植　对于病情严重、进展较快的患者,如出现肝性脑病和严重凝血功能障碍的急性肝衰竭或亚急性肝衰竭以及失代偿期肝硬化者,可考虑肝移植[16]。

(五) 预后

急性 DILI 在及时诊断、停药、治疗的情况下一般预后良好,而慢性 DILI 因临床表现隐匿,常因不能及时诊断和处理而预后相对不佳,但总体上好于组织学类型相似的非药物性慢性肝损伤。DILI 引起的急性肝衰竭或亚急性肝衰竭的死亡率较高,在美国的一项前瞻性队列研究中,DILI 的 2 年内死亡率为 7.6%[28]。

(六) 小结

DILI 的预后很大程度上依赖于及时诊治,但由于目前针对 DILI 的实验室检查与影像学检查都缺乏特异性,通过详细的病史询问来识别相关易感因素有助于降低 DILI 的诊断难度。随着研究的深入,谷氨酸脱氢酶(GLDH)、miRNA-122、细胞角蛋白 18、高迁移率族蛋白 B1(HMGB1)、巨噬细胞集落刺激因子受体(MCSFR)、骨桥蛋白、鸟氨酸氨基甲酰转移酶(OCT) 等有望成为 DILI 的特异性生物标志物[29]。与此同时,未来基因检测手段的应用将使得 DILI 的诊疗更为个性化与个体化。

(魏钰萍　吴继雄　童　强　安　萍　于红刚)

参考文献

[1] SHEN T,LIU Y,SHANG J,et al. Incidence and Etiology of Drug-Induced Liver Injury in Mainland China [J]. Gastroenterology,2019,156(8):2230-2241.e11.

[2] VEGA M,VERMA M,BESWICK D,et al. The Incidence of Drug- and Herbal and Dietary Supplement-Induced Liver Injury:Preliminary Findings from Gastroenterologist-Based Surveillance in the Population of the State of Delaware [J]. Drug Saf,2017,40(9):783-787.

[3] GARCIA-CORTES M,ROBLES-DIAZ M,STEPHENS C,et al. Drug induced liver injury:an update [J]. Arch Toxicol,2020,94(10):3381-3407.

[4] SHEHU A I,MA X,VENKATARAMANAN R. Mechanisms of Drug-Induced Hepatotoxicity [J]. Clin Liver Dis,2017,21(1):35-54.

[5] YAN M,HUO Y,YIN S,et al. Mechanisms of acetaminophen-induced liver injury and its implications for therapeutic interventions [J]. Redox Biol,2018,17:274-283.

[6] STEPHENS C,ANDRADE R J. Genetic Predisposition to Drug-Induced Liver Injury [J]. Clin Liver Dis,2020,24(1):11-23.

[7] LUCENA M I,SANABRIA J,GARCÍA-CORTES M,et al. Drug-induced liver injury in older people [J]. Lancet Gastroenterol Hepatol,2020,5(9):862-874.

[8] WEERSINK R A,ALVAREZ-ALVAREZ I,MEDINA-CÁLIZ I,et al. Clinical Characteristics and Outcome of Drug-Induced Liver Injury in the Older Patients:From the Young-Old to the

Oldest-Old [J]. Clin Pharmacol Ther,2021,109(4):1147-1158.

[9] GEORGE N,CHEN M,YUEN N,et al. Interplay of gender,age and drug properties on reporting frequency of drug-induced liver injury [J]. Regul Toxicol Pharmacol,2018,94: 101-107.

[10] DE BOER Y S,KOSINSKI A S,URBAN T J,et al. Features of Autoimmune Hepatitis in Patients With Drug-induced Liver Injury [J]. Clin Gastroenterol Hepatol,2017,15(1): 103-112.e2.

[11] KIM S H,CHOI H J,SEO H,et al. Downregulation of Glutathione-Mediated Detoxification Capacity by Binge Drinking Aggravates Acetaminophen-Induced Liver Injury through IRE1α ER Stress Signaling [J]. Antioxidants(Basel),2021,10(12):1949.

[12] DAKHOUL L,GHABRIL M,GU J,et al. Heavy Consumption of Alcohol is Not Associated With Worse Outcomes in Patients With Idiosyncratic Drug-induced Liver Injury Compared to Non-Drinkers [J]. Clin Gastroenterol Hepatol,2018,16(5):722-729.e2.

[13] 中华医学会,中华医学会杂志社,中华医学会消化病学分会,等. 药物性肝损伤基层诊疗指南(2019年)[J]. 中华全科医师杂志,2020,19(10):868-875.

[14] ANDRADE R J,CHALASANI N,BJÖRNSSON E S,et al. Drug-induced liver injury [J]. Nat Rev Dis Primers,2019,5(1):58.

[15] CHURCH R J,KULLAK-UBLICK G A,AUBRECHT J,et al. Candidate biomarkers for the diagnosis and prognosis of drug-induced liver injury:An international collaborative effort [J]. Hepatology,2019,69(2):760-773.

[16] 中华医学会肝病学分会药物性肝病学组. 药物性肝损伤诊治指南[J]. 中华肝脏病杂志,2015,23(11):810-820.

[17] DEVARBHAVI H,AITHAL G,TREEPRASERTSUK S,et al. Drug-induced liver injury: Asia Pacific Association of Study of Liver consensus guidelines [J]. Hepatol Int,2021, 15(2):258-282.

[18] HASSAN A,FONTANA R J. The diagnosis and management of idiosyncratic drug-induced liver injury [J]. Liver Int,2019,39(1):31-41.

[19] ASHBY K,ZHUANG W,GONZÁLEZ-JIMENEZ A,et al. Elevated bilirubin,alkaline phosphatase at onset,and drug metabolism are associated with prolonged recovery from DILI [J]. J Hepatol,2021,75(2):333-341.

[20] HENDRICKSON R G. What is the most appropriate dose of N-acetylcysteine after massive acetaminophen overdose? [J]. Clin Toxicol(Phila),2019,57(8):686-691.

[21] European Association for the Study of the Liver,Clinical Practice Guideline Panel,EASL Governing Board representative. EASL Clinical Practice Guidelines:Drug-induced liver injury [J]. J Hepatol,2019,70(6):1222-1261.

[22] LI X,SUN R,LIU R. Natural products in licorice for the therapy of liver diseases:Progress and future opportunities [J]. Pharmacol Res,2019,144:210-226.

[23] GOH Z H,TEE J K,HO H K. An Evaluation of the In Vitro Roles and Mechanisms of Silibinin in Reducing Pyrazinamide- and Isoniazid-Induced Hepatocellular Damage [J].

Int J Mol Sci,2020,21(10):3714.

[24] TAO L,QU X,ZHANG Y,et al. Prophylactic Therapy of Silymarin(Milk Thistle)on Antituberculosis Drug-Induced Liver Injury:A Meta-Analysis of Randomized Controlled Trials [J]. Can J Gastroenterol Hepatol,2019,2019:3192351.

[25] VINCENZI B,RUSSO A,TERENZIO A,et al. The use of SAMe in chemotherapy-induced liver injury [J]. Crit Rev Oncol Hematol,2018,130:70-77.

[26] WANG Q,HUANG A,WANG J B,et al. Chronic Drug-Induced Liver Injury:Updates and Future Challenges [J]. Front Pharmacol,2021,12:627133.

[27] 田冰,李范,邓宝成,等. 人工肝支持系统治疗药物性肝衰竭临床效果的Meta分析[J]. 临床肝胆病杂志,2020,36(4):823-828.

[28] HAYASHI P H,ROCKEY D C,FONTANA R J,et al. Death and liver transplantation within 2 years of onset of drug-induced liver injury [J]. Hepatology,2017,66(4):1275-1285.

[29] RUPPRECHTER S A E,SLOAN D J,OOSTHUYZEN W,et al. MicroRNA-122 and cytokeratin-18 have potential as a biomarkers of drug-induced liver injury in European and African patients on treatment for mycobacterial infection [J]. Br J Clin Pharmacol,2021,87(8):3206-3217.

第三章

肝硬化诊疗思维

【概述】

肝硬化(liver cirrhosis)是各种慢性肝病进展至以肝脏慢性炎症、弥漫性纤维化、假小叶形成、再生结节和肝内外血管增殖为特征的病理阶段,是全球肝脏相关疾病死亡的主要原因。肝硬化最常见的原因是慢性乙型和丙型肝炎、酒精性肝病、非酒精性脂肪性肝病。肝硬化代偿期无明显症状,失代偿期时以门静脉高压和肝功能减退为临床特征,患者常因并发食管-胃底静脉曲张出血、肝性脑病、感染、肝肾综合征、门静脉血栓等导致多器官功能衰竭而死亡。

在我国肝硬化患病率约为 0.51%,每年约有 100 万例患者死亡。

【典型病例】

 病例 1

1. 患者女性,70 岁,因"呕血 3 天"入院。

2. 现病史　患者家属代诉患者 3 天前约中午 12:30 无明显诱因出现呕血,为鲜血及血凝块,量多,无咖啡渣样物,伴有头晕、乏力、心慌等不适,无发热、咳嗽等不适。家属联系"120"后送至当地人民医院住院治疗,给予抑酸、止血对症治疗后,1 天前再次出现呕吐大量鲜红色血液,量约 2 000ml,血压降至 88/50mmHg,给予输注"4U 同型红细胞+600ml 血浆"。2021 年 6 月 13 日上午急诊行胃镜检查提示食管静脉曲张并可见红色征,约中午 13:40 患者再次出现呕血,为鲜血,约 3 000ml,

紧急再次输注"4U同型红细胞+600ml血浆"。因患者反复出现呕血,为求进一步诊治,家属要求转入我院,急诊科以"肝硬化伴食管静脉曲张破裂出血"收入我科。起病以来,患者精神差,未进食,睡眠欠佳,大便呈柏油样、不成形,小便量少,体重稍有下降,体力下降明显。

3. 既往史 有冠状动脉粥样硬化性心脏病病史10余年,高血压病史3年余,最高血压185/100mmHg;否认有糖尿病等慢性病病史,否认有乙肝、结核传染病病史,否认手术史,否认食物、药物过敏史,否认烟酒史。

4. 体格检查 体温37℃,脉搏72次/min(规则),呼吸19次/min,血压95/60mmHg。神清,精神欠佳,平车推入病房,查体合作,面色苍白,营养一般,双侧瞳孔等大等圆,皮肤及巩膜无明显黄染,可见肝掌,颈部可见蜘蛛痣,浅表淋巴结未及肿大,双肺呼吸音清,未闻及明显干、湿啰音。心率72次/min,律齐,各瓣膜区未闻及明显病理性杂音。腹软,无压痛及反跳痛,肝、脾肋下未及,墨菲征(−),移动性浊音(−),双肾叩击痛(−),双下肢未见水肿,生理反射存在,病理反射未引出。

5. 入院前检验检查 当地医院肺部+上腹部CT(2021-06-11):两下肺感染性病变;心影增大,冠脉钙化;双侧胸腔少量积液;肝硬化,胆囊结石,脾大;少量腹水。输血前四项:乙型肝炎病毒表面抗原(+),乙型肝炎病毒核心抗体(+),乙型肝炎病毒e抗体(+)。血常规:RBC 3.40×10^{12}个/L,HGB 83g/L。肝功能12项:ALT 64U/L,AST 56U/L,ALB 28g/L,TBIL 51.42μmol/L,DBIL 30.2μmol/L。凝血功能:PT 19.90秒,PTA 41.5%。血氨25μmol/L。

6. 入院诊断 ①肝硬化伴食管-胃底静脉曲张破裂出血;②乙型肝炎后肝硬化失代偿期;③冠状动脉粥样硬化性心脏病;④高血压3级,极高危组。

7. 鉴别诊断 呕血需与以下疾病鉴别:

(1)胃血管畸形:一般表现为呕血、黑便,无明显腹痛,出血量可较大,一般药物保守治疗效果差,胃镜下可见出血的血管。

(2)食管贲门黏膜撕裂综合征(Mallory-Weiss综合征):典型的病史为先有恶心或呕吐,随后呕血,一般为无痛性出血,凡在饮酒、饱餐、服药以后出现呕吐,继之出现呕血、黑便的病例应考虑本病,特别是伴有食管裂孔疝的患者。胃镜下可见具有红色边缘的灰白色线状黏膜撕裂瘢痕。

(3)肝硬化失代偿期合并食管-胃底静脉曲张破裂出血或门静脉高压性胃病:此病一般发病急,可表现为突发呕血、黑便,一般为大量呕吐鲜血,病情进展快,可很快出现失血性休克或诱发肝性脑病。

(4)急性糜烂性出血性胃炎:一般急性发病,常表现为上腹痛、呕血、黑便等,一般因为长期服用非甾体抗炎药或严重创伤、大手术、大面积烧伤、颅内病变、败血症及其他严重脏器或多器官功能衰竭或大量饮酒后出现,急诊胃镜检查可确诊。

(5)胃癌:早期多无症状,而后逐渐出现上腹痛、食欲减退、厌食、体重减轻甚至恶病质,可以并发出血、幽门或贲门梗阻及穿孔。

（6）消化性溃疡:一般以上腹痛为主要症状,临床特点为慢性过程,周期性发作、节律性上腹痛,可并发出血、穿孔、幽门梗阻及癌变,胃镜检查可见溃疡。

8. 入院后检验检查

（1）腹部 CT+门静脉 CTA（2021-06-14）:肝硬化、脾大;食管-胃底静脉曲张;肝脏多发囊肿;脾脏内异常密度灶,考虑脉管源性病变可能;脾脏数枚小囊肿;胆囊结石可能（图 2-3-1）。

（2）血常规:HGB 86g/L。

（3）肝肾功能:ALT 64U/L,AST 57U/L,TBIL 52μmol/L,ALB 28g/L,血清总钙 1.90mmol/L,尿素 2.32mmol/L。

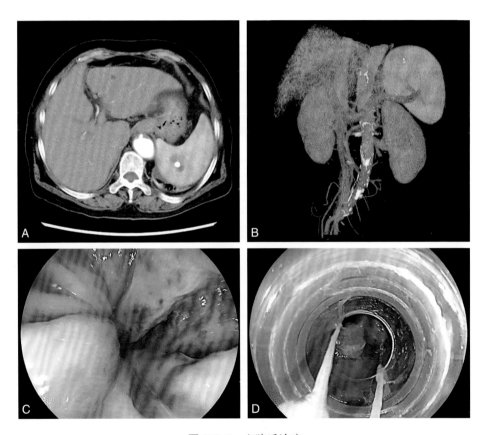

图 2-3-1　入院后诊疗

A、B. 门静脉 CTA 未见明显异常。CT 增强扫描提示肝硬化、脾大;食管-胃底静脉曲张;肝脏多发囊肿;脾脏内异常密度灶,考虑脉管源性病变的可能;脾脏数枚小囊肿;胆囊结石可能。C. 内镜检查提示食管中下段可见数条曲张静脉,最粗直径约 1.2cm,可见红色征。D. 行内镜下食管曲张静脉套扎治疗。

(4) 心肌酶谱(–);高敏肌钙蛋白 T(–);N 端脑钠肽前体 827.10pg/ml;肿瘤标志物(–)。

9. 入院后治疗及转归 入院后给予禁饮食、抑酸、降低门静脉压力、营养支持等对症治疗。2021 年 6 月 21 日行内镜下食管静脉曲张套扎术(见图 2-3-1),术后继续给予抑酸、止血、降低门静脉压力等对症治疗。2021 年 6 月 23 日复查血常规提示 HGB 102g/L,HBV-DNA<10×10³IU/ml。2021 年 6 月 26 日患者未诉特殊不适,大便颜色正常,予办理出院手续,出院后继续口服药物治疗。

10. 出院诊断 ①肝硬化伴食管-胃底静脉曲张破裂出血;②乙型肝炎后肝硬化失代偿期;③冠状动脉粥样硬化性心脏病;④高血压 3 级,极高危组;⑤胆囊结石;⑥脾大;⑦肝囊肿。

 病例 2

1. 患者女性,53 岁,因"间断呕血 5 个月余"入院。

2. 现病史 患者近 5 个月来无明显诱因出现多次间断呕血,为咖啡渣样物,每次量不多,伴腹胀、恶心、乏力,伴间断大便颜色加深,无明显便血,无反酸、烧心,无腹痛、腹泻等不适。于当地医院保守治疗后,症状好转。因上述症状反复出现,今为求进一步诊治,于我院门诊行胃镜检查提示"①食管-胃底静脉曲张(Lemi-gf,D1.0,Rf0);②门静脉高压性胃病;③胃潴留"。Hp(–)。血常规示 WBC 6.41×10⁹ 个/L,RBC 3.29×10¹² 个/L,PLT 168×10⁹ 个/L,HGB 110.00g/L。门诊以"食管-胃底静脉曲张"收住我科。起病以来,患者精神略差,食欲、睡眠尚可,大便如上述,小便如常,体力、体重未见明显改变。

3. 既往史 有乙肝、肝硬化病史多年,口服替诺福韦治疗;2016 年行脾切除手术;否认高血压、糖尿病、冠心病病史;否认结核病史;否认外伤史;否认食物、药物过敏史。

4. 体格检查 体温 36.3℃,脉搏 95 次/min,呼吸 20 次/min,血压 90/62mmHg。神清,精神稍差,平车推入病房,查体合作,面色苍白,营养一般,双侧瞳孔等大等圆,颈软,巩膜及全身皮肤无黄染,可见肝掌,颈部可见蜘蛛痣,浅表淋巴结不大,双肺呼吸音清,未闻及干、湿啰音。律齐,无杂音。腹平软,无压痛及反跳痛,肝、脾肋下未触及,墨菲征(–),移动性浊音(–),双肾区无叩击痛,双下肢未见水肿,生理反射存在,病理反射未引出。

5. 入院前检验检查 门诊行相关检查(2021-07-10),乙肝三系检测:乙型肝炎病毒表面抗原(+),乙型肝炎病毒核心抗体(+),乙型肝炎病毒前 S1 抗原(+),余为阴性。乙型肝炎病毒 DNA(–)。肝胆脾超声检查:符合肝硬化声像图改变,胆囊壁毛糙。肝脏超声影像和瞬时弹性成像检测报告:肝硬度 15.8kPa,脂肪衰减 220dB/m。胃镜:①食管-胃底静脉曲张(Lemi-gf,D1.0,Rf0);②慢性非萎缩性胃炎并糜烂;③胃潴留。Hp(−)。心电图正常。血常规:WBC 6.41×10^9 个/L,RBC 3.29×10^{12} 个/L,PLT 168×10^9 个/L,HGB 110.00g/L。

6. 入院诊断 ①呕血原因待查;②慢性乙型病毒性肝炎,肝炎后肝硬化,食管-胃底静脉曲张,门静脉高压性胃病,脾切除术后;③胃潴留。

7. 鉴别诊断 呕血需与以下疾病鉴别:

(1) 胃血管畸形:一般表现为呕血、黑便,无明显腹痛,出血量可较大,一般药物保守治疗效果差,胃镜下可见出血的血管。

(2) 食管贲门黏膜撕裂综合征(Mallory-Weiss综合征):典型的病史为先有恶心或呕吐,随后呕血,一般为无痛性出血,凡在饮酒、饱餐、服药以后出现呕吐,继之出现呕血、黑便的病例应考虑本病,特别是伴有食管裂孔疝的患者。胃镜下可见具有红色边缘的灰白色线状黏膜撕裂瘢痕。

(3) 肝硬化失代偿期合并食管-胃底静脉曲张破裂出血或门静脉高压性胃病:一般发病急,可表现为突发呕血、黑便,一般为大量呕吐鲜血,病情进展快,可很快出现失血性休克或诱发肝性脑病。

(4) 急性糜烂性出血性胃炎:一般急性发病,常表现为上腹痛、呕血、黑便等,一般因为长期服用非甾体抗炎药或严重创伤、大手术、大面积烧伤、颅内病变、败血症及其他严重脏器或多器官功能衰竭或大量饮酒后出现,急诊胃镜检查可确诊。

(5) 胃癌:早期多无症状,而后逐渐出现上腹痛、食欲减退、厌食、体重减轻甚至恶病质,可以并发出血、幽门或贲门梗阻及穿孔。

(6) 消化性溃疡:一般以上腹痛为主要症状,临床特点为慢性过程,周期性发作、节律性上腹痛,可并发出血、穿孔、幽门梗阻及癌变,胃镜检查可见溃疡。

8. 入院后检验检查

(1) 血常规(2021-07-11):RBC 3.35×10^{12} 个/L,HGB 112.00g/L,MON% 12.90%。

(2) 血氨+肝功能:血氨 $75.79\mu mol/L$,球蛋白(GLO)40.6g/L,A/G 1.06。

(3) 大便常规+隐血试验、肾功能、电解质、尿常规、凝血功能、肝病自身抗体、肿瘤标志物(AFP、CEA、CA125、CA153、CA19-9)均未见明显异常。

(4) 胸部CT(2021-07-12):右肺中叶外段结节灶,多考虑为硬结灶;肝硬化。

(5) 腹腔超声检查未探及腹水。

(6) 门静脉CTA(2021-07-14):门静脉左支稍增宽,考虑门静脉高压的可能;脐静脉开放;肝硬化;右肾囊肿;脾脏术后(图2-3-2)。

(7) 胃镜:①食管:中下段食管可见4条曲张静脉向贲门延伸,最粗直径约1.0cm,红色征(−);②胃底:可见数条曲张静脉,最粗直径约1.0cm,红色征(−)。

9. 入院后治疗及转归 入院后予以抑酸、护肝、降门脉压等对症治疗,制定随访计划并嘱患者院外继续口服普萘洛尔预防消化道出血,患者病情平稳,予办理出院手续。

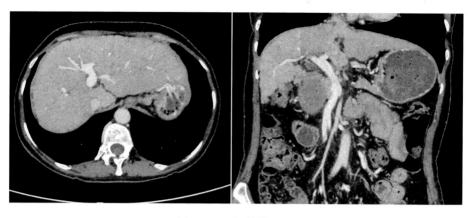

图 2-3-2　门静脉 CTA

门静脉左支稍增宽,考虑门静脉高压的可能;脐静脉开放;肝硬化;右肾囊肿;脾脏术后。

10. 出院诊断　①慢性乙型病毒性肝炎,肝炎后肝硬化,食管-胃底静脉曲张,脾切除术后,门静脉高压性胃病;②胃潴留。

> **知识点一**
>
> 　　导致肝硬化的病因有 10 余种,我国目前仍以乙型肝炎病毒(hepatitis B virus,HBV)为主,其次是酒精性肝病、血吸虫肝病、丙型肝炎病毒、非酒精性脂肪肝病、药物性肝损伤、自身免疫性肝病、慢性胆汁淤积、循环障碍、遗传代谢因素等。

> **知识点二**
>
> 　　诊断肝硬化主要包括确定有无肝硬化、寻找肝硬化病因、肝功能评估及并发症的诊断。临床诊断有无肝硬化,通常依据肝功能减退和门静脉高压同时存在的相关证据。影像学所见肝硬化的征象有助于诊断。当肝功能减退和门静脉高压证据不充分、肝硬化的影像学征象不明确时,肝活检若查见假小叶形成,可明确诊断。侧支循环形成、脾大及腹水是确定门静脉高压的要点。肝硬化并发症主要包括食管-胃底静脉曲张出血、原发性腹膜炎、水与电解质平衡紊乱、各种感染、肝性脑病、肝肾综合征、肝肺综合征、门静脉血栓形成、原发性肝癌等。

> **知识点三**
>
> 　　食管-胃底静脉曲张的诊断:胃镜是目前对静脉曲张进行筛查的主要方法,腹部超声检查可反映肝硬化和门静脉高压的严重程度,辅助食管-胃底静

脉曲张的诊断。门静脉 CT 血管成像可清晰显示门静脉主干及其分支与侧支循环,与胃镜检查在食管-胃底静脉曲张诊断方面具有一致性。出血 12~24 小时内进行胃镜检查是诊断食管-胃底静脉曲张出血的可靠方法,内镜下可见曲张静脉活动性出血(渗血、喷血),在未发现其他部位有出血病灶但有明显静脉曲张的基础上发现有血栓头。

知识点四

食管-胃底静脉曲张出血的治疗主要包括一般急救措施和止血措施。血容量不宜补足,达到基本满足组织灌注、稳定循环即可。止血措施主要包括以下 4 点:药物止血、内镜治疗、TIPS、气囊压迫止血等。

【专家点评】

肝硬化是消化系统常见疾病,代偿期无明显症状,失代偿期患者可能并发食管-胃底静脉曲张破裂出血、肝性脑病、感染、肝肾综合征、门静脉血栓等多种并发症。对疾病的准确判断及病因的早期控制有助于缓解病情,改善预后。

病例 1 诊断不仅依据患者反复呕血等症状,还结合了急诊内镜检查、门静脉 CTA 及增强 CT 等三种手段,对患者的病情进行了明确的诊断和评估,及时进行急诊内镜检查以明确病因,并予以禁食禁水、抑酸、降低门静脉压力、内镜下套扎治疗等对症治疗,获得了很好的疗效,使患者转危为安。但需要指出的是,病因治疗也是肝硬化治疗中不可或缺的一部分,本病例中根据入院前辅助检查提示患者确诊为乙型病毒性肝炎,但治疗过程中未明确是否进行了抗肝炎病毒治疗。此外,上腹部 CT 提示有两侧下肺感染性病变,本病例中并没有对患者的呼吸状态进行相关描述。因此,诊治规范性有待进一步提高。

病例 2 中患者积极进行抗肝炎病毒治疗,做到了对病因的控制。《肝硬化门静脉高压食管胃静脉曲张出血的防治指南》(2016 年版)指出,对于出血风险较大的轻度食管-胃底静脉曲张及中重度食管-胃底静脉曲张的患者,推荐使用非选择性 β 受体阻滞剂预防出血。非选择性 β 受体阻滞剂通过降低心输出量、收缩内脏血管发挥降低门静脉压力的同时,减少了细菌移位、腹水、原发性腹膜炎的发生。本病例中内镜提示食管中下段及胃底曲张静脉最大直径为 1.0cm,符合药物预防的条件,治疗过程中体现了使用非选择性 β 受体阻滞剂进行预防的临床应用。同时,该病例及时明确诊断,并积极予以处理,使患者症状迅速改善,诊治过程较为规范。但患者院外口服普萘洛尔,应嘱患者监测心率,定期复查胃镜和门诊就诊。

【规范化诊疗流程】(图 2-3-3~图 2-3-5)

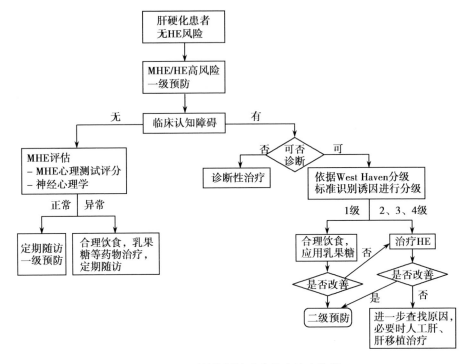

图 2-3-3 肝硬化肝性脑病临床诊疗流程

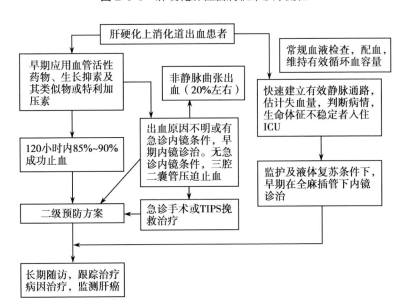

图 2-3-4 肝硬化上消化道出血临床诊疗流程

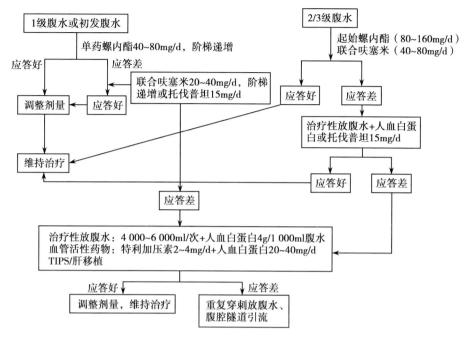

图 2-3-5　肝硬化腹水临床诊疗流程

【指南推荐】

1. 中华医学会肝病学分会 . 肝硬化诊治指南［J］. 中华肝脏病杂志, 2019, 27 (11): 846-865.

2. 徐小元, 丁惠国, 李文刚, 等 . 肝硬化肝性脑病诊疗指南［J］. 临床肝胆病杂志, 2018, 34 (10): 2076-2089.

3. 徐小元, 丁惠国, 贾继东, 等 . 肝硬化门静脉高压食管胃静脉曲张出血的防治指南［J］. 临床肝胆病杂志, 2016, 32 (2): 203-219.

4. 徐小元, 丁惠国, 李文刚, 等 . 肝硬化腹水及相关并发症的诊疗指南［J］. 中国肝脏病杂志 (电子版), 2017, 9 (4): 6-21.

5. TRIPATHI D, STANLEY A J, HAYES P C, et al. U.K. guidelines on the management of variceal haemorrhage in cirrhotic patients［J］. Gut, 2015, 64 (11): 1680-1704.

6. AITHAL G P, PALANIYAPPAN N, CHINA L, et al. Guidelines on the management of ascites in cirrhosis［J］. Gut, 2021, 70 (1): 9-29.

【综述】

肝硬化并发门静脉血栓的研究进展

门静脉血栓(portal vein thrombosis,PVT)是指门静脉主干和/或门静脉左、右分支发生血栓,伴或不伴肠系膜静脉和脾静脉血栓形成[1]。自 Balfour 和 Stewart 于 1968 年报道了世界上首例 PVT 后,PVT 得到了越来越多学者的重视。

(一) 流行病学

肝硬化患者伴 PVT 的发病率为 5%~20%[2],PVT 的 1、3、5 年累积发病率分别为 4.6%、8.2% 和 10.7%[3]。肝硬化门静脉血栓病情越严重,发病率则越高,在代偿期患病率约为 1%,而在失代偿期可达 10%[4],患病率在等待肝移植的患者中超过 17%[5],而在合并肝癌的患者中高达 35%[4]。随着近年来诊疗技术的提高,肝硬化人群中 PVT 的诊断率明显上升,该病也越来越得到临床医师的重视。

(二) 发病机制

门静脉高压导致的血流淤滞、血管内皮损伤和血液高凝状态这三个因素促进了 PVT 的发生[6]。在肝硬化患者中,PVT 的发展与 pH 升高引起的门静脉血流速度减慢密切相关,随着患者 pH 的升高,血栓形成的可能性增大[7]。

肝硬化患者体内存在抗凝与凝血失衡。PVT 患者存在天然抗凝剂缺乏、促凝血因子水平高或抗磷脂综合征。研究发现肝硬化患者凝血谱紊乱,表现为抗凝蛋白(如抗凝血酶Ⅲ、蛋白 S 或蛋白 C)减少,而促凝因子(如凝血因子Ⅷ或 vWF)增加[8],这些变化与肝硬化的不良预后相关。此外,对血栓调节蛋白的抗凝作用抵抗的肝硬化患者更容易新发 PVT[7]。

(三) 诊断

肝硬化伴 PVT 的诊断主要分为两个部分:①肝硬化的诊断:根据肝功能减退和门静脉高压的相关临床表现、实验室检查、肝脏影像学检查以及肝脏病理活检,基本可诊断肝硬化。②PVT 的诊断:其诊断的主要依据是典型影像学表现,主要的检查手段包括多普勒超声、腹部增强 CT、MRI 和血管造影。PVT 的检查方法首选超声,准确性为 88%~98%,能够筛查出无症状的 PVT 患者[9]。但其易受到很多因素的影响,如肥胖、腹水、肠道气体及检查者的操作方式等,有一定的局限性。相较而言,超声造影比普通超声的敏感性更高,其在诊断复杂的 PVT 方面更有优势,还可用来区分血栓形成和肝癌的门静脉侵犯[10]。在诊断 PVT 上,增强 CT 的准确率为 90%~95%,尤其适用于急性 PVT 延伸至肠系膜静脉的情况[11]。增强 CT 可以评估发生 PVT 的可能原因及并发症,还可以确定血栓的程度和重建门静脉系统侧支循环以评估可能的干预措施[12]。但增强 CT 的缺点包括辐射暴露、造影剂过敏反应及造影剂肾病,已有肾功能不全的患者应慎重选择此项检查。如不能使

用增强 CT 检查,可选择 MRI 来判断是否存在 PVT。MRI 诊断 PVT 的灵敏度高达
95%~100%,且其在监测并发胆道疾病或恶性肿瘤方面可能更敏感,因此,MRI 也
成为诊断 PVT 的常用方法[10]。数字减影血管造影(digital subtraction angiography,
DSA)是一项侵入性技术,是临床诊断 PVT 的"金标准",随着上述一系列非侵入性
成像技术的普及,现在已很少开展,一般只在超声、CT 和 MRI 无法评估门静脉系
统的情况下及介入治疗时实施[13]。

(四) 治疗

部分 PVT 患者存在自发性再通的可能,因此,在进行 PVT 治疗之前,应尽量
排除可能发生自发性再通的患者。然而,在无法判断患者是否可以自发缓解时,
应对 PVT 患者进行及时治疗,以防止其进展影响患者预后。由于难以界定血栓
形成的时间,我国专家共识[1]根据有无急性腹痛、恶心、呕吐等症状,将 PVT 分为
急性症状 PVT 和非急性症状 PVT。急性症状 PVT 应尽早开始治疗,非急性症状
PVT 若血栓占据门静脉管腔 50% 以下且未累及肠系膜静脉,可随访观察,动态监
测血栓变化。肝硬化 PVT 的治疗方式主要包括抗凝治疗、溶栓治疗以及经颈静脉
肝内门体分流术(transjugular intrahepatic portosystem shunt,TIPS)。

1. 抗凝治疗

(1) 抗凝治疗的安全性和有效性:肝硬化存在出血风险,肝硬化合并 PVT
的抗凝治疗在临床工作中常受到限制。抗凝治疗的风险主要是严重血小板减
少($<50 \times 10^9$ 个/L)以及静脉曲张破裂引起的出血[3]。目前研究表明,抗凝治疗在
肝硬化伴 PVT 患者中是安全且有效的。最近的一项研究比较了接受抗凝治疗和
未抗凝治疗的肝硬化患者上消化道出血的发生率,确定了抗凝治疗不会增加出血
的严重程度或死亡率[14]。研究指出,在抗凝前所有患者均接受食管胃十二指肠
镜检查以筛查静脉曲张,且所有高危静脉曲张患者在开始抗凝前均接受内镜套扎
和/或使用 β 受体阻滞剂预防静脉曲张出血[15]。欧洲肝脏研究学会临床实践指南
建议,肝硬化合并 PVT 患者抗凝治疗前需通过内镜检查对静脉曲张风险进行分
层,并使用 β 受体阻滞剂或血管套扎术进行适当的预防[16]。因此,现有研究表明
对于有静脉曲张风险的患者行套扎后进行抗凝治疗是相对安全的。肝硬化合并
PVT 患者实施抗凝治疗,能够促使门静脉血管再通,维持抗凝治疗能够避免门静
脉血栓的再形成[17]。抗凝药物能够有效减少并预防 PVT 的发生,同时还能提高
远期生存率[18]。

(2) 抗凝药物的选择:抗凝药物一般分为传统抗凝药和新型口服抗凝药。传
统抗凝药主要包括肝素类(普通肝素、低分子量肝素)和维生素 K 拮抗剂(华法林、
苯丙香豆素);新型口服抗凝药主要包括直接凝血酶抑制剂(达比加群)和直接 Xa
因子抑制剂(利伐沙班、阿哌沙班、艾多沙班)。低分子量肝素和维生素 K 拮抗剂
在临床上的应用较为广泛[19]。

低分子量肝素具有生物利用度高、抗栓作用强、出血不良反应少、无须监测 INR 等优势,但剂量主要由体重决定,对于肝硬化并发腹水的患者,其适宜剂量难以判定。因此,口服抗凝药成为 PVT 抗凝治疗的长久选择。维生素 K 拮抗剂如华法林,通过抑制维生素 K 依赖性凝血因子的合成而发挥抗凝作用,用药期间需监测 INR 来调整药物剂量,一般需将 INR 控制在 2~3[20]。肝硬化患者本身存在凝血功能异常,在无抗凝药干预的情况下,也会出现 INR 增高。研究表明,不同抗凝治疗方案在血栓再通率方面的差异无统计学意义[15]。

目前肝硬化合并 PVT 患者抗凝治疗的最佳药物尚不明确,但无论使用何种抗凝剂,均可改善患者临床预后[21]。

2. 溶栓治疗　溶栓治疗一般用于血栓蔓延至肠系膜上静脉伴有肠出血的患者,形成 3 天(特别是 24 小时)以内的新鲜血栓是最佳适应证。常用的溶栓药物有链激酶、尿激酶、重组组织型纤溶酶原激活剂(rt-PA),溶栓方式包括全身溶栓和局部溶栓。其中,局部溶栓和介入治疗相结合,主要包括经皮肝穿刺或经颈静脉肝内溶栓以及经肠系膜上动脉溶栓等[22]。一项研究对比了经肠系膜上动脉溶栓治疗和 TIPS 的治疗效果,两种方式对肝硬化合并 PVT 患者均是安全、有效的[23]。目前关于肝硬化合并 PVT 的溶栓治疗的研究较少,仍需要大样本的临床研究来充分证明其安全性和有效性。

3. TIPS　TIPS 是指在肝内门静脉属支与肝静脉间置入特殊覆膜的金属支架,建立肝内门体分流,降低门静脉压力,消除或减少由门静脉高压所致的相关并发症。在对 61 例接受了 TIPS 的肝硬化伴 PVT 患者随访后发现,其 5 年生存率为 82%,并发症发生率较低[24]。肝性脑病及支架的再狭窄是 TIPS 最常见的并发症,与裸支架相比,改用覆膜支架可进一步减少支架阻塞的发生,且不增加发生肝性脑病的风险[25]。但 TIPS 可能不是肝硬化合并 PVT 患者的一线治疗策略,其更可能作为一种抢救治疗的手段[26]。

(五) 小结

门静脉血栓是肝硬化常见的并发症,由于 PVT 患者具有较大的个体差异性,其诊断、管理和治疗方式的选择尤其具有挑战性。需要医疗工作者仔细评估其病情后,制定个体化的治疗方案,合理选择治疗方法,降低并发症的发生率和死亡率。

(杨敏琪　谭小平　李军华　陈其奎)

参考文献

[1] 祁兴顺,杨玲.肝硬化门静脉血栓管理专家共识(2020 年,上海)[J].临床肝胆病杂志, 2020,36(12):2667-2674.

[2] 李飞,陆伦根.易被忽视的肝硬化并发症:门静脉血栓、肌少症和肝性骨病[J].中华肝

脏病杂志,2021,29(3):193-195.

[3] 李晓珂,杨新乐,王彤,等.肝硬化合并门静脉血栓治疗进展[J].临床肝胆病杂志,
2021,37(7):1690-1693.

[4] 赵长青,吕靖,徐列明.肝硬化合并门静脉血栓的研究进展[J].中华肝脏病杂志,
2019,27(12):933-937.

[5] NICOARĂ-FARCĂU O,SOY G,MAGAZ M,et al. New Insights into the Pathogenesis,Risk
Factors,and Treatment of Portal Vein Thrombosis in Patients with Cirrhosis [J]. Semin
Thromb Hemost,2020,46(6):673-681.

[6] PRAKTIKNJO M,TREBICKA J,CARNEVALE R,et al. Von Willebrand and Factor Ⅷ
Portosystemic Circulation Gradient in Cirrhosis:Implications for Portal Vein Thrombosis [J].
Clin Transl Gastroenterol,2020,11(2):e00123.

[7] INTAGLIATA N M,CALDWELL S H,TRIPODI A. Diagnosis,Development,and Treatment
of Portal Vein Thrombosis in Patients With and Without Cirrhosis [J]. Gastroenterology,
2019,156(6):1582-1599.e1.

[8] LISMAN T,CALDWELL S H,BURROUGHS A K,et al. Hemostasis and thrombosis in
patients with liver disease:the ups and downs [J]. J Hepatol,2010,53(2):362-371.

[9] MARGINI C,BERZIGOTTI A. Portal vein thrombosis:The role of imaging in the clinical
setting [J]. Dig Liver Dis,2017,49(2):113-120.

[10] RODRIGUES S G,MAURER M H,BAUMGARTNER I,et al. Imaging and minimally
invasive endovascular therapy in the management of portal vein thrombosis [J]. Abdom
Radiol(NY),2018,43(8):1931-1946.

[11] SIMONETTO D A,SINGAL A K,GARCIA-TSAO G,et al. ACG Clinical Guideline:
Disorders of the Hepatic and Mesenteric Circulation [J]. Am J Gastroenterol,2020,
115(1):18-40.

[12] JHA R C,KHERA S S,KALARIA A D. Portal Vein Thrombosis:Imaging the Spectrum of
Disease With an Emphasis on MRI Features [J]. AJR Am J Roentgenol,2018,211(1):
14-24.

[13] ALZUBAIDI S,PATEL I,SAINI A,et al. Current concepts in portal vein thrombosis:
etiology,clinical presentation and management [J]. Abdom Radiol(NY),2019,44(10):
3453-3462.

[14] CERINI F,GONZALEZ J M,TORRES F,et al. Impact of anticoagulation on upper-
gastrointestinal bleeding in cirrhosis. A retrospective multicenter study [J]. Hepatology,
2015,62(2):575-583.

[15] PETTINARI I,VUKOTIC R,STEFANESCU H,et al. Clinical Impact and Safety of
Anticoagulants for Portal Vein Thrombosis in Cirrhosis [J]. Am J Gastroenterol,2019,
114(2):258-266.

[16] European Association for the Study of the Liver. EASL Clinical Practice Guidelines:
Vascular diseases of the liver [J]. J Hepatol,2016,64(1):179-202.

[17] NORONHA FERREIRA C,REIS D,CORTEZ-PINTO H,et al. Anticoagulation in Cirrhosis

and Portal Vein Thrombosis Is Safe and Improves Prognosis in Advanced Cirrhosis [J]. Dig Dis Sci,2019,64(9):2671-2683.

[18] INTAGLIATA N M,DAVIS J P E,CALDWELL S H. Coagulation Pathways,Hemostasis, and Thrombosis in Liver Failure [J]. Semin Respir Crit Care Med,2018,39(5):598-608.

[19] TURCO L,DE RAUCOURT E,VALLA D C,et al. Anticoagulation in the cirrhotic patient [J]. JHEP Rep,2019,1(3):227-239.

[20] 侯仁惠,李坤,厉国栋,等. 肝硬化合并门静脉血栓形成抗凝治疗的研究进展[J]. 山东医药,2022,62(13):100-103.

[21] LOFFREDO L,PASTORI D,FARCOMENI A,et al. Effects of Anticoagulants in Patients With Cirrhosis and Portal Vein Thrombosis:A Systematic Review and Meta-analysis [J]. Gastroenterology,2017,153(2):480-487.e1.

[22] 刘彦君,李光明. 肝硬化并发门静脉血栓防治研究进展[J]. 实用肝脏病杂志,2019, 22(4):605-608.

[23] JIANG T T,LUO X P,SUN J M,et al. Clinical outcomes of transcatheter selective superior mesenteric artery urokinase infusion therapy vs transjugular intrahepatic portosystemic shunt in patients with cirrhosis and acute portal vein thrombosis [J]. World J Gastroenterol, 2017,23(41):7470-7477.

[24] THORNBURG B,DESAI K,HICKEY R,et al. Pretransplantation Portal Vein Recanalization and Transjugular Intrahepatic Portosystemic Shunt Creation for Chronic Portal Vein Thrombosis:Final Analysis of a 61-Patient Cohort [J]. J Vasc Interv Radiol,2017,28(12): 1714-1721.e2.

[25] YANG Z,HAN G,WU Q,et al. Patency and clinical outcomes of transjugular intrahepatic portosystemic shunt with polytetrafluoroethylene-covered stents versus bare stents:a meta-analysis [J]. J Gastroenterol Hepatol,2010,25(11):1718-1725.

[26] SENZOLO M,GARCIA-TSAO G,GARCÍA-PAGÁN J C. Current knowledge and management of portal vein thrombosis in cirrhosis [J]. J Hepatol,2021,75(2):442-453.

第四章

肝脓肿诊疗思维

【概述】

    肝脓肿(liver abscess)是病原微生物通过胆道、肝动脉、门静脉、直接蔓延等途径侵入肝脏引起的肝内局灶性、化脓性病变,是临床上常见的消化系统感染性疾病之一。引起肝脓肿的常见病原微生物包括细菌、真菌、阿米巴,极少数情况下,可由分枝杆菌和其他非典型微生物引起。其中,细菌性肝脓肿(pyogenic liver abscess,PLA)最常见,占所有肝脓肿的80%。PLA常见的病原菌有克雷伯菌属、大肠埃希菌、拟杆菌(厌氧菌)、肠球菌及金黄色葡萄球菌等。肝脓肿的常见症状和体征包括寒战、高热、肝区疼痛、肝大,实验室检查可见白细胞、C反应蛋白以及其他炎症指标升高,但也有部分患者起病隐匿,临床表现缺乏特异性,容易被漏诊、误诊。

    我国PLA年发病率为(1.1~5.4)/10万,并呈逐年增高趋势。

【典型病例】

 病例1

    1. 患者男性,25岁,因"呕吐伴发热5天"入院。

    2. 现病史   患者5天前无明显诱因出现呕吐,非喷射样,呕吐物为胃内容物,偶有少量咖啡色液体,呕吐与进食无明显相关,伴发热,体温最高达39.5℃,伴畏寒、寒战、上腹胀、呃逆、恶心等不适,无腹痛、腹泻、咳嗽等不适。就诊于当地卫生院,给予静脉滴注头孢类抗生素治疗,后体温降至基本正常,但仍有腹胀、恶心、呕吐不适,遂自行口服药物治疗(具体用药不详),症状未见好转。1 天前患者再次出现发热,体温最高达 39℃以上,给予"双氯芬酸钠栓"纳肛后体温降至正常。患者遂来我院门诊就诊,门诊以"呕吐伴发热原因待查"收入院。起病以来,患者精神、食欲尚可,大便偶有干结,小便偏黄,体重较前未发生明显改变。

3. 既往史　既往体健,否认高血压、糖尿病等慢性病病史,否认乙肝、结核等传染病病史,否认手术、外伤、输血史,否认食物、药物过敏史,否认烟酒史。

4. 体格检查　体温 36.2℃,脉搏 88 次/min,规则,呼吸 20 次/min(规则),血压 105/74mmHg。神清,精神可,步入病房,查体合作,营养良好,双侧瞳孔等大等圆,皮肤及巩膜无明显黄染,浅表淋巴结未及肿大。双肺呼吸音清,未闻及干、湿啰音。心率 88 次/min,律齐,各瓣膜区未闻及明显病理性杂音。腹软,无压痛及反跳痛,肝、脾肋下未及,墨菲征(-),肝区叩痛阳性可疑,移动性浊音(-),肠鸣音正常,双肾叩击痛(-)。双下肢未见水肿。生理反射存在,病理反射未引出。

5. 入院前检验检查　新型冠状病毒核酸检测(2021-05-15):阴性。血常规:WBC 11.3×10^9 个/L,NEU% 92.20%。CRP:183.60mg/L。

6. 入院诊断　呕吐伴发热原因待查:肝脓肿可能。

7. 鉴别诊断

(1) 急性胃肠炎:常见病因包括细菌和病毒感染、化学性和物理性刺激以及其他因素,患者常有不洁饮食史,临床表现为发热、呕吐、头痛、肌痛、腹痛、腹泻。

(2) 脏器疼痛:如急性肠梗阻、胆管结石、急性内脏炎症等疾病,患者常伴有恶心、呕吐,查体多有相应的体征,如腹膜刺激征、肠鸣音变化等。

(3) 机械性梗阻:如幽门梗阻、十二指肠狭窄以及肠梗阻等,患者常表现为恶心、呕吐、腹痛。腹部 X 线片等影像学检查可见相应部位积气表现。

(4) 内分泌或代谢性疾病:如胃轻瘫、垂体危象、甲状腺危象以及糖尿病酸中毒等疾病。相关的实验室检查可辅助鉴别。

(5) 药物性呕吐:如化疗药物、非甾体抗炎药及某些抗生素等药物,患者常有相关药物的服用史。

(6) 中枢神经系统疾病:如脑血管病、颈椎病及其他原因引起的颅内压增高。患者常表现为喷射状呕吐,并伴有剧烈头痛和程度不一的意识障碍等。

8. 入院后检验检查

(1) 心电图:窦性心律,正常范围心电图。

(2) 肺部 CT 平扫未见明显异常。

(3) 全腹部 CT 平扫(图 2-4-1A):①肝内多发低密度灶,建议结合临床及进一步增强检查;②脂肪肝;③肝内点状钙化灶或肝内胆管结石;④左中腹部肠系膜脂肪间隙模糊伴多发小淋巴结,肠系膜脂膜炎可能。

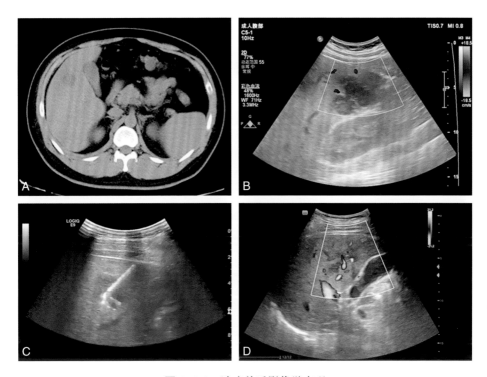

图 2-4-1 治疗前后影像学表现

A. 细菌性肝脓肿 CT 表现：CT 平扫显示肝实质内见多发斑片状稍低密度灶，较大者位于肝右叶下段，大小约 3.8cm×3.2cm；B. 细菌性肝脓肿超声表现：超声检查提示肝内可见多个混合回声团，其一大小约 4.9cm×4.4cm，位于肝右叶，边界清晰，形态规则，内回声不均匀；C. 超声引导下肝脓肿穿刺引流；D. 治疗后超声检查提示肝脓肿范围较前减小，较大者位于肝右前叶，大小约 2.47cm×1.79cm。

（4）血生化：AST 53U/L，钾 3.25mmol/L，尿酸 710.6μmol/L，肌酐 140.7μmol/L，尿素 7.92mmol/L。

（5）凝血五项：D-二聚体 2.89μg/ml，纤维蛋白原 8.34g/L。

（6）肿瘤标志物：甲胎蛋白（-），糖类抗原 CA19-9（-），癌胚抗原（-）。

（7）心肌酶谱、甲状腺激素测定及尿液分析未见明显异常。

9. 入院后治疗及转归 入院后给予亚胺培南、奥硝唑抗感染及对症治疗，患者发热症状明显缓解。2021 年 5 月 18 日行肝胆胰脾彩超检查（图 2-4-1B），提示脂肪肝，肝内多发混合回声团（考虑肝脓肿？）；血培养及鉴定阴性；2021 年 5 月 20 日血常规示 WBC 13.18×10⁹ 个/L，NEU% 82.20%；CRP 67.2mg/L；肝功能+肾功能示 ALT 64.9U/L，GGT 163.0U/L，AST 52.3U/L。复查肝脏彩超，提示肝内脓肿病灶无明显缩小，行超声引导下肝脓肿穿刺引流术（图 2-4-1C），脓液细菌培养提示为肺炎克雷伯菌。结合细菌培养及药物敏感试验结果，继续给予头孢他啶抗感染及对症治疗,后复查血常规及C反应蛋白基本正常,复查肝脏彩超(图2-4-1D)提示肝脓肿范围较之前明显缩小。因病情好转,患者要求出院,遂办理出院手续。

10. 出院诊断　①细菌性肝脓肿;②肺炎克雷伯菌感染;③肝内点状钙化灶或肝内胆管结石;④脂肪肝;⑤肠系膜脂膜炎可能;⑥急性肾功能不全。

 病例2

1. 患者女性,62岁,因"腹痛1周,加重2天"入院。

2. 现病史　患者1周前无明显诱因出现腹部疼痛,为持续性,伴腹胀,伴停止排便排气,无恶心、呕吐,无发热,无胸痛、呼吸困难。2天前感腹痛较前加重,伴呕吐水样物质1次,非喷射样,至当地人民医院就诊,查腹部CT提示不全性肠梗阻、盆腔积液。住院期间予以禁食禁水、抑酸、护胃、抗感染[亚胺培南西司他丁(泰能)+万古霉素],抑制胰液分泌等治疗,患者病情无好转。当地医院考虑患者病情危重,建议转上级医院,遂转入我院进一步治疗,急诊科以"感染性休克"收住我科。起病以来,患者神志模糊,精神差,睡眠可,未进食,大便未解,小便量少,体力、体重改变不详。

3. 既往史　有高血压病史10余年,最高血压不详,予以口服降压药物治疗,控制情况不详。10年前有脑梗死病史,遗留右侧肢体活动稍差,未服用抗血小板聚集药物。6年前有左手腕关节外伤史,予以外固定治疗后好转。否认糖尿病、冠心病病史,否认肝炎、结核病史,否认手术、外伤、输血史,否认食物及药物过敏史。

4. 体格检查　体温37.0℃,脉搏130次/min,呼吸30次/min,血压145/80mmHg(未使用血管活性药物)。神志模糊,格拉斯哥昏迷评分(Glasgow coma scale,GCS)9分(E2V2M5),双侧瞳孔等大等圆,直径约3.0mm,直接及间接对光反射灵敏,颈软。双肺呼吸音粗,双下肺可闻及湿啰音。律齐,各瓣膜区未闻及病理性杂音。腹部膨隆,腹肌紧张,全腹压痛、反跳痛可疑阳性,肝、脾肋下未触及。双下肢无水肿,四肢疼痛刺激可见肢体活动,双侧病理反射阴性。

5. 入院前检验检查　血常规(2021-09-15):WBC 14.06×10^{9}个/L,NEU% 94.7%,NEU# 13.31×10^{9}个/L,RBC 3.62×10^{12}个/L,HGB 110g/L,PLT 125×10^{9}个/L。血气分析(干湿法):酸碱度7.446,二氧化碳分压25.3mmHg,剩余碱7.0mmol/L,氧分压135.7mmHg,血氧饱和度98.9%,血红蛋白117g/L,乳酸3.64mmol/L。凝血功能检测:PT 19.9秒,PTA 49.50%,INR 1.82,纤维蛋白原4.97g/L,D-二聚体6.91mg/L。急诊血生化+淀粉酶、脂肪酶测定:TBIL 15.0μmol/L,DBIL 12.1μmol/L,TP 52.1g/L,ALB 27.4g/L,GGT 67U/L,ALT 52U/L,AST 46U/L,谷氨酸脱氢酶184.9U/L,钾3.89mmol/L,尿素16.4mmol/L,肌酐135.4μmol/L。胸腹部CT扫描(2021-09-15)(图2-4-2A):①双肺纹理增多、增强;②双肺下叶多发斑片状高密度影,双侧胸腔

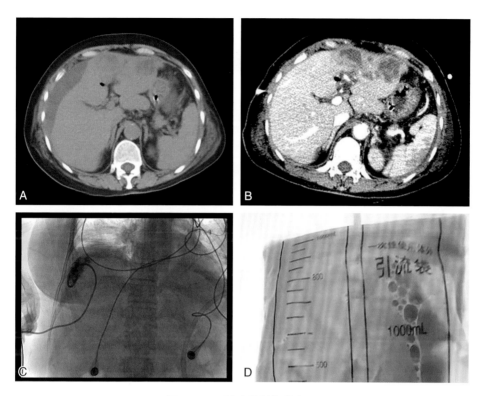

图 2-4-2　肝脓肿影像学表现

A. 肝脓肿 CT 表现:CT 平扫显示肝脏形态不规则,肝左叶肝内胆管扩张、积气,肝左叶肝实质内见多发条片状低密度影,形态不规则,边界不清。B. 肝脓肿增强 CT 表现:CT 增强扫描显示肝脏形态不规则,肝左叶肝内胆管扩张、积气,肝左叶多发条片状低密度影,局部膨隆,肝周腹膜增厚、脂肪间隙模糊,增强扫描边缘强化,多考虑脓肿形成。C. 经皮穿刺肝周积液引流:透视下扩张穿刺道,引流出淡黄色浑浊脓液,沿导丝送入 8.5F 引流管,远端置于腹腔肝周,推注造影剂见引流管侧孔位置合适,引流通畅,体外端固定接引流袋。D. 经皮穿刺肝周积液引流术后引流出淡黄色浑浊脓液。

积液,考虑双肺下叶部分肺段膨胀不全,不除外合并感染,建议复查;③右肺上叶小结节状钙化灶;④肝脏形态不规则,肝左叶肝内胆管扩张、积气,肝左叶肝实质内见多发条片状低密度影,形态不规则,边界不清,建议进一步检查;⑤膀胱导尿管留置术后,腔内少许积气;⑥腹盆腔积液,肠系膜脂肪间隙密度增高;⑦腹腔内肠管层次紊乱,部分肠管内较多积液,局部可见短小气液平面,请结合临床;⑧右侧肋膈窦、肝门区、腹膜后多发小淋巴结。

6. 入院诊断　①腹腔感染、弥漫性腹膜炎;②脓毒症;③感染性休克;④不全性肠梗阻;⑤肝功能不全;⑥肺部感染;⑦急性肾损伤? ⑧高血压;⑨多浆膜腔积液(胸腔、腹腔、盆腔);⑩低白蛋白血症。

7. 鉴别诊断

（1）急性胆囊炎：主要临床表现有恶心呕吐、发热及右上腹持续性疼痛。实验室检查可见白细胞升高、肝功能异常、胆汁酸升高，腹部超声可见结石阻塞胆管、胆囊水肿等。

（2）肠梗阻：患者常表现为腹部绞痛、恶心呕吐、腹胀、停止排气排便等。查体可见腹部膨隆、包块、胃肠型以及蠕动波、肠鸣音改变等。立位腹部 X 线片可见梗阻近端肠袢扩张及气液平面。

（3）消化性溃疡穿孔：患者常呈急性弥漫性腹痛，腹膜刺激征明显，既往多有消化性溃疡病史，影像学检查可见膈下游离气体。

（4）急性阑尾炎：患者多表现为转移性右下腹痛，麦氏点压痛以及反跳痛阳性，并伴有发热、恶心、呕吐等症状，实验室检查可见白细胞和中性粒细胞计数增高。

（5）主动脉夹层：腹痛呈撕裂样，疼痛部位多为病变所在部位。患者多有高血压病史，胸部 X 线检查可提示主动脉阴影增宽或扭曲，CT、MRI 或主动脉造影检查可辅助诊断。

（6）急性肠系膜缺血：患者常表现为急性剧烈性腹痛，病变早期腹部体征较轻，行肠系膜 CTA 检查可能有阳性发现。栓子多来源于心脏，患者常有心房颤动等器质性心脏病史以及肢体缺血病史。

8. 入院后检验检查

（1）全腹 CT 增强扫描（图 2-4-2B）：①肝脏形态不规则，肝左叶肝内胆管扩张、积气，肝左叶多发条片状低密度影，局部膨隆，肝周腹膜增厚，脂肪间隙模糊，增强扫描边缘强化，多考虑脓肿形成；②腹水，肝周高密度影分布，不除外造影剂留置；③膈下少量游离气体，多为术后改变，请结合临床复查；④腹腔内肠管层次紊乱，周围脂肪间隙浑浊，部分肠管扩张伴多发气液平面；⑤胃-食管置管。

（2）降钙素原：20.91ng/ml。

（3）腹水培养：检出革兰氏阴性杆菌。

9. 入院后治疗及转归　入院后给予告病危、抗感染、镇痛、肝周穿刺引流、补液、抗休克等对症支持治疗。联系外科，行急诊开腹探查+肝脓肿切开引流+腹腔脓肿清洗引流术（图 2-4-2C）。术后感染指标较前下降，复查血常规示 WBC 10.98×10^9 个/L，NEU% 88.2%，LYM% 7.9%，MON% 3.0%，NEU# 9.68×10^9 个/L，RBC 2.78×10^{12} 个/L，HGB 白84g/L，PLT 50×10^9 个/L；凝血功能检测示 PT 16.7 秒，PTA 62.00%，INR 1.38，活化部分凝血活酶时间（APTT）47.0 秒，纤维蛋白原 5.10g/L，TT 16.9 秒，D-二聚体 5.71mg/L；降钙素原 4.59ng/ml。术后继续予以抗感染、补液等对症治疗，患者腹痛明显缓解，好转后出院。

10. 出院诊断　①肝脓肿切开引流+腹腔脓肿清洗引流术后；②细菌性肝脓肿；③腹腔感染、弥漫性腹膜炎；④感染性休克；⑤不全性肠梗阻；⑥肺部感染；

⑦急性肾损伤;⑧高血压;⑨肝功能不全;⑩多浆膜腔积液(胸腔、腹腔、盆腔);⑪低白蛋白血症。

知识点一

肝脓肿的常见临床表现包括寒战、高热、恶心、呕吐、厌食、黄疸、肝区疼痛、肝大以及体重减轻等,部分患者临床表现缺乏特异性。实验室检查可发现白细胞计数、C反应蛋白、PCT以及其他炎症指标升高,腹部超声、CT或MRI检查有助于PLA的早期发现和诊断。

知识点二

糖尿病、肝胆胰腺疾病或手术等是PLA的常见危险因素,中老年、具有高血压病史、恶性疾病病史(如结直肠癌病史)的患者也被视作PLA的高危人群。当高危人群行经导管动脉化疗栓塞或内镜下胆管置管引流等介入治疗,并出现感染相关症状时,需警惕合并PLA的可能。

知识点三

PLA常见病原体构成如下:革兰氏阴性菌,包括克雷伯菌、埃希菌属、变性杆菌属及假单胞菌属;革兰氏阳性菌,包括葡萄球菌属、链球菌及肠球菌。大肠埃希菌及链球菌是欧美国家的主要致病菌,我国主要致病菌为克雷伯菌(占比为42%~70%)。

知识点四

PLA患者的抗菌治疗极其重要,在获得病原学结果之前,应根据经验以及当地细菌耐药谱选择抗生素,尽可能全面覆盖PLA常见致病菌群,后续需根据病原学结果调整抗菌方案。早期积极抗菌治疗,对尚未液化的肝脓肿患者可延缓病情进展,并改善患者的预后。

【专家点评】

肝脓肿是消化系统常见的感染性疾病之一,病原体以细菌最为常见。肝脓肿患者多合并有糖尿病、胆道疾病等基础疾病,早期抗感染治疗是决定患者预后的关键。

病例1患者为单纯的PLA,未合并并发症,症状较为典型,主治医师根据发热、恶心、呕吐的临床表现,中性粒细胞升高的实验室检查结果,同时结合腹部CT及超声进行确诊,及时进行了全身抗感染和超声引导下肝脓肿穿刺引流治疗,后期根据细菌培养及药物敏感试验结果调整了抗生素,患者病情得到了有效控制。但在患者病情控制后未对其肾功能进行复查评估,也未进行高尿酸血症的相关诊治,存在治疗规范性不足之处。

病例2患者病情较为复杂,入院时病情已发展为重度腹腔感染(intra-abdominal infection,IAI),医师在进行积极抗感染、抗休克的同时,及早进行了急诊开腹探查+肝脓肿切开引流+腹腔脓肿清洗引流术,患者病情最终好转。在重度IAI的治疗中,控制感染源是治疗成败的关键环节。本例PLA患者在转院时已进展为感染性休克,主治医师及时完善全身状况的评估后,积极联系外科进行急诊开腹探查+肝脓肿切开引流+腹腔脓肿清洗引流术,有效地控制了感染源,使患者转危为安。不足之处在于在初诊时肠梗阻原因未及时明确,且抗感染治疗和高血压诊断方面欠规范,病例中未说明细菌培养及药物敏感试验的结果,《细菌性肝脓肿诊治急诊专家共识》(2022年版)指出无论最初采取何种抗菌治疗方案,均应在得到细菌培养结果和药物敏感试验结果时重新评估治疗方案。高血压的诊断未进行分级及危险分层,肝肾功能不全的情况也未进行复查。

【规范化诊疗流程】(图2-4-3)

【指南推荐】

1. 中华医学会急诊医学分会.细菌性肝脓肿诊治急诊专家共识[J].中华急诊医学杂志,2022,31(3):273-280.

2. 中华医学会外科学分会,中国研究型医院学会感染性疾病循证与转化专业委员会与中华外科杂志编辑部.外科常见腹腔感染多学科诊治专家共识[J].中华外科杂志,2021,59(3):161-178.

3. 吴秀文,任建安.中国腹腔感染诊治指南(2019版)[J].中国实用外科杂志,2020,40(1):1-16.

【综述】

高毒力型肺炎克雷伯菌肝脓肿的并发症概述

肝脓肿是致病菌引起的肝实质感染性疾病,常见的致病菌包括细菌、真菌以

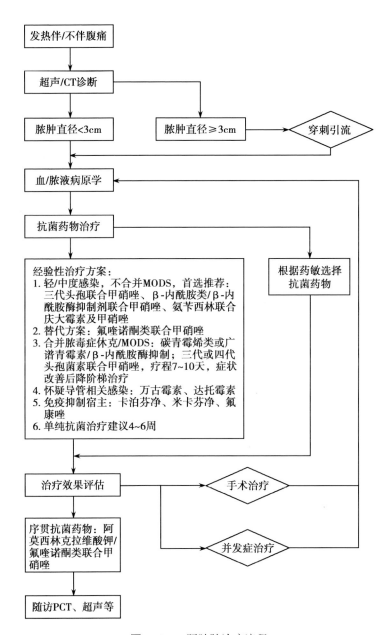

图2-4-3　肝脓肿诊疗流程

及阿米巴原虫，其中以细菌性肝脓肿（pyogenic liver abscess，PLA）最为常见[1]。在我国，PLA最常见的致病菌已由大肠埃希菌转变为肺炎克雷伯菌（*Klebsiella pneumonia*，KP）[2]。根据菌株的毒力情况，KP可分为经典型和高毒力型（也称侵袭型），引起PLA的KP多为高毒力型KP（hypervirulent variant of *Klebsiella pneumoniae*,hvKP)[3],以 K1、K2 和 K64 血清型较为常见,又以 K1 血清型最为常见[4]。近年来,hvKP 引起的 PLA 发病率逐年增高,相较于其他病原菌所致的肝脓肿,hvKP 所致 PLA(*Klebsiella pneumoniae* liver abscess,hvKPLA)具有较高的转移性感染风险,严重者可发生脓毒血症、感染性休克等危及生命的并发症,死亡率很高。因此,本文研究了近几年国内外关于肝脓肿的文献,对 hvKPLA 所致的并发症进行综述。

hvKPLA 合并转移性感染又称侵袭性肺炎克雷伯菌肝脓肿综合征(invasive *Klebsiella pneumoniae* liver abscess syndrome,IKLAS),常见的转移性感染包括内源性眼炎、脑膜炎、坏死性筋膜炎、脓毒性肺栓塞,少数患者也可并发椎间盘炎[5-6]、横纹肌溶解症[7]等。患者可表现为单一脏器的转移性感染,也可表现为多个脏器的同时转移性感染。糖尿病是 IKLAS 发生的重要危险因素[8-9]。

1. 内源性眼炎 内源性眼内炎也称为转移性眼内炎,多见于中老年男性,发生率约为 4.5%,是病原体通过血行播散途径穿过血-视网膜屏障进入眼睛所致,是最为常见和最为严重的 IKLAS 类型。患者常表现为单眼受累(右眼为主),约 20% 的患者可双眼受累[10],K1 血清型感染是其发生的独立危险因素[11],脓肿部位在肝右叶者也可能会增加其发生的概率。内源性眼炎可分为前局灶性、后局灶性、前弥漫性、后弥漫性和全眼炎。患者多表现为眼痛、进行性视力下降、眶周炎症、结膜炎、角膜水肿、前房积液、眼球运动受限、瞳孔对光反射减弱或消失等眼部症状,以及寒战、乏力等全身症状,实验室检查以白细胞升高、血小板减少为特点,眼部影像学检查(超声、CT 和 MRI)可发现玻璃体及视网膜下脓肿密度增加、眼球结构紊乱和眶周软组织浸润等表现[12]。患者病情进展快、死亡率高,即使进行早期诊断,采用足量、有效的全身抗生素治疗,也难以避免视力严重受损、失明甚至死亡的严重后果。其治疗首先要评估眼部受累程度,然后依据病原体和原发感染灶进行综合治疗眼部及全身感染。临床上多根据血培养、房水培养和药物敏感试验结果,选择血-视网膜屏障穿透性好的抗生素,如万古霉素、头孢他啶、阿米卡星、氟喹诺酮类等药物,进行玻璃体内注射及全身应用[13]。鉴于肺炎克雷伯菌对万古霉素的耐药情况,有学者建议将万古霉素和头孢他啶改为亚胺培南作为治疗内源性眼内炎的首选抗菌药物。除抗生素治疗外,地塞米松的球周及玻璃体内注射[14]、玻璃体切割术也可能对预后有益,但目前尚无足够的证据表明其有效性和安全性[15],及早进行眼球摘除术对病情严重者的预后也极为重要[16-17]。

2. 脑膜炎 脑膜炎在 KPLA 患者中发生的概率为 9.0%~14.8%[14],常见症状为发热、头痛、惊厥和意识改变。脑脊液检查呈化脓性脑膜炎表现,脑脊液蛋白水平升高者与患者的预后不佳相关。目前尚无明确 IKLAS 伴化脓性脑膜炎的治疗指南。除了严格的血糖控制外,早期进行腰椎穿刺+脑脊液细菌培养及有效的抗生素治疗是目前较为公认的治疗方式。决定患者的生存和预后结局的关键在于,能否在患者的精神状态恶化(GCS 评分超过 7 分)之前启动全身抗生素的治疗[18]。抗生素的选择可基于临床经验、脑脊液/血液细菌培养培养+药物敏感试验结果及当地 KP 耐药情况,选择血脑屏障穿透性好的抗生素,头孢噻肟和头孢曲松可作为 KP 脑膜炎的首选药物。当怀疑病原菌为含有超广谱 β-内酰胺酶的菌株时,建议选择亚胺培南和美罗培南抗感染治疗[19-20],疗程从 14 天到 21 天不等,患者在进行有效的抗生素治疗 24 小时后,脑脊液细菌革兰氏染色和培养结果应为阴性,对于抗生素治疗 48 小时后无临床反应的患者,应考虑重复腰椎穿刺行脑脊液细菌革兰氏染色和培养,以便及时调整治疗方案[18]。

3. 坏死性筋膜炎　坏死性筋膜炎也称坏死性软组织感染,临床上较为罕见,但具有潜在致命性,患者常表现为皮肤、皮下组织和浅筋膜的广泛坏死,死亡率约为 34%(6%~76%)[21],可为单病原微生物或多病原微生物感染,KP 占所有致病菌的 16%。感染可以发生在身体的任何部位,最常发生的部位为下肢,其次是上肢、颈部和会阴。疼痛、肿胀、红斑和压痛为其早期非特异性特征,相应部位受侵有其各自的临床特点,如颈部坏死性筋膜炎可表现为呼吸困难、吞咽困难和吞咽痛。临床上根据病变部位皮肤体征,将其分为 3 个阶段:压痛、红斑和肿胀(第 1 阶段);水泡和大疱(第 2 阶段);捻发音、皮肤感觉缺失和坏死(第 3 阶段)。疾病诊断和评估可采用实验室危险指标评分(Laboratory Risk Indicator for Necrotizing Fasciitis,LRINEC),评分越高,疾病的严重程度越高,死亡率越高。患者即使在进行及时的抗生素治疗的情况下,仍可能迅速进展为严重的败血症或败血性休克,及时进行彻底清创和紧急筋膜切开手术探查是决定患者预后的关键。在抗生素的选择方面,临床上多使用第三代和第四代头孢菌素、碳青霉烯类和氨基糖苷类等广谱抗菌药物[22]。

4. 脓毒性肺栓塞　脓毒性肺栓塞是一种非血栓性肺栓塞,其含有的微生物栓子可引起肺梗死、脓胸[23]等肺部表现,以及血栓性静脉炎或静脉血栓形成等肺外表现,KPLA 患者发生脓毒性肺栓塞的概率为 4.5%~6%[24]。无论是否及时地进行抗生素治疗,脓毒性肺栓塞患者病情均会继续进展,病情严重者可发展为急性呼吸窘迫综合征、感染性休克、多器官功能衰竭等危及生命的情况。多数患者以发热为首发症状,伴随寒战、咳嗽、咳痰、恶心、呕吐、乏力、腹痛,甚至神志改变、视物模糊等症状。其诊断主要基于患者的临床表现、胸部 CT 以及病原微生物检查结果,在 CT 图像上可表现为血管滋养征、结节、斑片状磨玻璃影和外周楔形影、晕征和反晕征等,其中外周楔形影、实变、结节在治疗过程中也可演变为多发空洞或肺脓肿[25]。治疗方面通常选择第三代头孢菌素或喹诺酮类药物,有胸腔积液表现者给予胸腔穿刺引流术治疗,早期识别重症患者、及时进行有效的抗生素治疗、手术干预和呼吸支持对于改善患者的预后至关重要。

总的来说,hvKPLA 患者易发生转移性感染,肺、中枢神经系统、眼睛以及皮肤软组织是常见的转移部位,糖尿病是其常见的危险因素,此类患者预后较差,死亡率高。能否早期识别该综合征,并进行相应的多系统评估、及时和有效的抗感染治疗,是决定患者预后的关键。

(谢华兵 李军华 高 山 董卫国)

参考文献

[1] KHIM G, EM S, MO S, et al. Liver abscess: diagnostic and management issues found in the low resource setting [J]. Br Med Bull, 2019, 132 (1): 45-52.

[2] 张溥, 李登科, 孙文兵, 等. 高毒力肺炎克雷伯菌性肝脓肿的研究现状与进展 [J]. 中华肝胆外科杂志, 2020, 26 (12): 949-953.

[3] JUN J B. *Klebsiella pneumoniae* Liver Abscess [J]. Infect Chemother, 2018, 50 (3): 210-218.

[4] SANIKHANI R, MOEINIRAD M, SHAHCHERAGHI F, et al. Molecular epidemiology of hypervirulent *Klebsiella pneumoniae*: a systematic review and meta-analysis [J]. Iran J Microbiol, 2021, 13 (3): 257-265.

[5] BABOUEE FLURY B, DONÀ V, BUETTI N, et al. First two cases of severe multifocal infections caused by *Klebsiella pneumoniae* in Switzerland: characterization of an atypical non-K1/K2-serotype strain causing liver abscess and endocarditis [J]. J Glob Antimicrob Resist, 2017, 10: 165-170.

[6] WAKABAYASHI S I, KIMURA T, TANAKA N, et al. Invasive liver abscess syndrome accompanied by spondylodiscitis: a case report and review of the literature [J]. Clin J Gastroenterol, 2020, 13 (5): 927-934.

[7] DENG L, JIA R, LI W, et al. A *Klebsiella pneumoniae* liver abscess presenting with myasthenia and tea-colored urine [J]. Medicine, 2017, 96 (51): e9458.

[8] EJIKEME C, NWACHUKWU O, AYAD S, et al. Hepatosplenic Abscess From *Klebsiella pneumoniae* in Poorly Controlled Diabetic [J]. J Investig Med High Impact Case Rep, 2021, 9: 23247096211033046.

[9] 张森森, 张纳新. 肺炎克雷伯菌肝脓肿合并脓毒性肺栓塞 30 例临床分析 [J]. 中国感染与化疗杂志, 2020, 20 (6): 607-612.

[10] 唐旭园, 童剑萍. 内源性肺炎克雷伯杆菌性眼内炎的研究现状 [J]. 中华眼视光学与视觉科学杂志, 2017, 19 (5): 317-320.

[11] HUSSAIN I, ISHRAT S, HO D C W, et al. Endogenous endophthalmitis in *Klebsiella pneumoniae* pyogenic liver abscess: Systematic review and meta-analysis [J]. Int J Infect Dis, 2020, 101: 259-268.

[12] SERBAN D, POPA C A, DASCALU A M, et al. Hypervirulent *Klebsiella pneumoniae* Endogenous Endophthalmitis-A Global Emerging Disease [J]. Life (Basel), 2021, 11 (7): 676.

[13] 中华医学会急诊医学分会. 细菌性肝脓肿诊治急诊专家共识 [J]. 中华急诊医学杂志, 2022, 31 (3): 273-280.

［14］CHEN K J,CHEN Y P,CHAO A N,et al. Prevention of Evisceration or Enucleation in Endogenous Bacterial Panophthalmitis with No Light Perception and Scleral Abscess［J］. PLoS One,2017,12(1):e0169603.

［15］QI M,HE L,ZHENG P,et al. Clinical Features and Mortality of Endogenous Panophthalmitis in China:A Six-Year Study［J］. Semin Ophthalmol,2022,37(2):208-214.

［16］CHEN Y H,LI Y H,LIN Y J,et al. Prognostic Factors and Visual Outcomes of Pyogenic Liver Abscess-Related Endogenous *Klebsiella pneumoniae* Endophthalmitis:A 20-year retrospective review［J］. Sci Rep,2019,9(1):1071.

［17］MOHAN B P,MEYYUR ARAVAMUDAN V,KHAN S R,et al. Prevalence of colorectal cancer in cryptogenic pyogenic liver abscess patients. Do they need screening colonoscopy? A systematic review and meta-analysis［J］. Dig Liver Dis,2019,51(12):1641-1645.

［18］LEE B,YEROUSHALMI K,ME H M,et al. Community acquired *Klebsiella pneumoniae* meningitis:a case report［J］. Germs,2018,8(2):92-95.

［19］SUN R,ZHANG H,XU Y,et al. *Klebsiella pneumoniae*-related invasive liver abscess syndrome complicated by purulent meningitis:a review of the literature and description of three cases［J］. BMC Infect Dis,2021,21(1):15.

［20］ZENG S,YAN W Q,WU X M,et al. Case Report:Diagnosis of *Klebsiella pneumoniae* Invasive Liver Abscess Syndrome With Purulent Meningitis in a Patient From Pathogen to Lesions［J］. Front Med(Lausanne),2021,8:714916.

［21］CHEN C E,SHIH Y C. Monomicrobial *Klebsiella pneumoniae* Necrotizing Fasciitis With Liver Abscess:A Case Report and Literature Review［J］. Ann Plast Surg,2017,78(3 Suppl 2):S28-S31.

［22］RAHIM G R,GUPTA N,MAHESHWARI P,et al. Monomicrobial *Klebsiella pneumoniae* necrotizing fasciitis:an emerging life-threatening entity［J］. Clin Microbiol Infect,2019, 25(3):316-323.

［23］GUPTA A,BHATTI S,LEYTIN A,et al. Novel complication of an emerging disease: Invasive *Klebsiella pneumoniae* liver abscess syndrome as a cause of acute respiratory distress syndrome［J］. Clin Pract,2018,8(1):1021.

［24］CHOBY J E,HOWARD-ANDERSON J,WEISS D S. Hypervirulent *Klebsiella pneumoniae*-clinical and molecular perspectives［J］. J Intern Med,2020,287(3):283-300.

［25］CHOU D W,WU S L,CHUNG K M,et al. Septic pulmonary embolism caused by a *Klebsiella pneumoniae* liver abscess:clinical characteristics,imaging findings,and clinical courses［J］. Clinics,2015,70(6):400-407.

第五章

胆囊炎诊疗思维

【概述】

胆囊炎(cholecystitis)是指由胆囊结石或其他原因引起的胆囊内发生的炎症反应。根据起病急缓,分为急性胆囊炎和慢性胆囊炎;根据是否伴有胆囊结石,可分为结石性胆囊炎和非结石性胆囊炎。大多数急性胆囊炎患者为急性结石性胆囊炎;慢性胆囊炎一般是由长期存在的胆囊结石导致的慢性炎症,或由急性胆囊炎反复发作迁延而来,其临床表现常不典型,多数患者有胆绞痛病史。急性结石性胆囊炎是由胆囊管梗阻和细菌感染引起的急性炎症,其上腹痛症状剧烈,病情发展迅速,常需急诊就医。

国外急性胆囊炎患者多为中老年肥胖女性,男女比为 1∶(3~4)。我国发病率较国外低,患者年龄多在 35~45 岁,男女比为 1∶(1~2)。不同类型的胆囊炎患者预后存在差异,但多数患者预后良好。

【典型病例】

病例 1

1. 患者女性,42 岁,因"右上腹痛 2 天"于 2021 年 9 月 29 日入院。

2. 现病史 患者 2 天前无明显诱因出现右上腹痛,伴腹胀、恶心,呕吐 1 次,呕吐物为胃内容物,无呕血及咖啡样物,无发热、腹泻,无肛门停止排便排气,无头晕、头痛,无心慌、胸闷、胸痛等,未行特殊诊治,昨天患者自觉腹痛较前加重,就诊于当地医院,行上腹部CT示:①胆囊结石,胆囊炎;②右肾结石。于当地卫生院予护胃、解痉止痛、抗感染、补液等对症治疗,患者自觉症状稍有好转,今为求进一步诊治来我院就诊,门诊以"胆囊炎、胆囊结石"收入院。起病以来,患者精神、睡眠可,食欲差,大小便如常,体力、体重较前未发生明显改变。

3. 既往史　有慢性胃炎病史。否认高血压、糖尿病、心脏病等慢性病病史;否认病毒性肝炎、结核等传染病病史;否认手术、外伤、输血史;否认药物、食物过敏史,否认烟酒史。

4. 体格检查　体温36.8℃,脉搏65次/min,呼吸16次/min,血压124/83mmHg。神清,精神可,步入病房,查体合作,营养良好,双侧瞳孔等大等圆,皮肤及巩膜无明显黄染,浅表淋巴结未及肿大,双肺呼吸音清,未闻及明显干、湿啰音。心率65次/min,律齐,各瓣膜区未闻及明显病理性杂音。腹软,右上腹压痛及反跳痛,墨菲征(+),肝、脾肋下未及,移动性浊音(−),双肾叩击痛(−),双下肢未见水肿,生理反射存在,病理反射未引出。

5. 入院前检验检查　上腹部CT(2021-09-28):①胆囊结石,胆囊炎;②右肾结石(图2-5-1)。

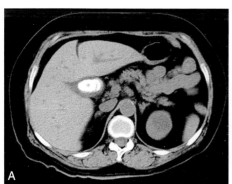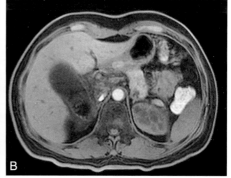

图2-5-1　腹部影像学检查

A.腹部CT示胆囊体积增大,囊壁稍增厚,腔内见环形混杂密度影;B.上腹部增强MRI+MRCP:胆囊增大,壁稍增厚、毛糙,最大厚度约5mm,增强扫描明显不均匀强化,胆囊腔内见多发椭圆形充盈缺损,最大者大小约3.2cm×2.7cm,边界清晰。

6. 入院诊断　①胆囊结石伴胆囊炎;②慢性胃炎;③右肾结石。

7. 鉴别诊断

(1) 急性胰腺炎:腹痛位于上腹部,呈持续性,且逐渐加重,常伴后背牵涉痛。平卧时可诱发上腹痛,当坐位或髋关节屈曲时则缓解或减轻。查体可有上腹压痛、肌紧张。血尿淀粉酶可增高,胰腺影像学检查可发现胰腺增大或胰周有明显炎性渗出。

(2) 消化性溃疡：平素可有慢性、周期性、节律性上腹痛。胃溃疡患者多在餐后出现腹痛，十二指肠球部溃疡患者腹痛多发生在空腹、饥饿时，常伴有反酸、烧心，查体可有上腹部局限性压痛，胃镜结合病理组织学检查可明确诊断。

(3) 急性阑尾炎：病初有上腹或脐周疼痛，多于数小时后转移为右下腹痛，伴恶心、呕吐、发热，查体可有右下腹压痛、反跳痛。

(4) 肠梗阻：表现为腹痛、腹胀、恶心呕吐及停止排便排气。查体可有肠型、蠕动波，腹膜刺激征，肠鸣音改变。立位腹部 X 线片可见大小不一、多少不等的气液平面。

8. 入院后检验检查

(1) 凝血五项（2021-09-29）：PTA 66.00%，PT 13.20 秒。

(2) 血常规+CRP：WBC 13.08×10^9 个/L，RBC 3.76×10^{12} 个/L，NEU% 82.30%，NEU# 10.77×10^9 个/L。

(3) 生化全套、胰腺生化、PCT、CEA、AFP、CA125、CA19-9：未见明显异常。

(4) 尿常规：WBC 51.85 个/μl，RBC 43.70 个/μl。

(5) 心肌梗死三项、术前病原学检查：未见明显异常。

(6) 上腹部增强 MRI+MRCP：胆囊多发结石，胆囊炎（见图 2-5-1）。

9. 入院后治疗及转归　入院后予以抑酸、抗感染、补液等对症治疗，请普外科会诊后，转入普外科继续治疗。

10. 出科诊断　①胆囊结石伴胆囊炎；②慢性胃炎；③右肾结石。

病例 2

1. 患者男性，48 岁，因"阵发性右上腹痛 8 小时"于 2021 年 5 月 2 日入院。

2. 现病史　患者诉 8 小时前进食油腻食物后出现腹痛，位于右上腹部，呈隐痛、阵发性加剧，伴恶心，偶有反酸，无嗳气，无畏寒、发热，无腰背部、颈肩部放射性痛，无转移性右下腹疼痛，无头晕、头痛，无胸闷、胸痛，无咳嗽、咳痰，无呼吸困难，无尿频、尿急、尿痛。曾自行口服胃药（具体不详）后症状未明显缓解，今为求诊治来我院门诊就诊，门诊查血常规示 WBC 13.35×10^9 个/L，NEU% 80%，NEU# 1.950×10^9 个/L；肝胆胰脾及泌尿系统 B 超示胆囊壁水肿增厚、双肾小结石，遂以"急性胆囊炎"收治我科。起病以来，患者精神、食欲、睡眠欠佳，大便正常，小便颜色深黄，体力、体重较前未发生明显改变。

3. 既往史　"胃病"病史 10 余年。否认高血压、心脏病、糖尿病病史；否认病毒性肝炎、结核等传染病病史；否认手术、外伤、输血史；否认食物、药物过敏史，否认烟酒史。

4. 体格检查　体温 37.5℃，脉搏 97 次/min，呼吸 21 次/min，血压 118/72mmHg。神志清醒，发育正常，营养良好，急性病面容，体型适中，步入病房，自主体位，对答切题,查体合作。皮肤、黏膜无黄染,无肝掌,无蜘蛛痣,无贫血貌。全身浅表淋巴结无肿大。口唇红润。颈软,颈静脉无怒张,肝颈静脉回流征(-),甲状腺无肿大。双肺呼吸音清,未闻及干、湿性啰音。心率 97 次/min,律齐,无病理性杂音。腹壁柔软,右上腹部压痛,无反跳痛,墨菲征(+),肝、脾肋下未触及,未触及腹部包块。肝区叩击痛,无肾区叩击痛,移动性浊音(-)。四肢活动自如,双下肢无水肿。生理反射存在,病理反射未引出。

5. 入院前检验检查　血常规(2021-05-01):WBC 13.35×10^9 个/L,NEU% 80%,NEU# 1.950×10^9 个/L。肝功能:TBIL 32.1μmol/L,DBIL 25.2μmol/L,ALT 156U/L,AST 94U/L。肝胆胰脾及泌尿系统 B 超:胆囊壁水肿增厚,双肾小结石。新型冠状病毒核酸检测(-)。

6. 入院诊断　①急性胆囊炎;②双肾结石。

7. 鉴别诊断

(1) 急性胰腺炎:临床上以急性腹痛及血尿淀粉酶或脂肪酶升高为特点,疼痛常较剧烈,多位于中左上腹甚至全腹,部分患者腹痛向背部放射,患者病初可有恶心、呕吐、轻度发热,影像学检查及实验室检查可诊断。

(2) 急性阑尾炎:大多数患者会出现典型的转移性右下腹疼痛,早期一般是上腹部疼痛,在 6~24 小时疼痛转移到右下腹并出现固定的右下腹疼痛。同时可伴消化道症状,出现恶心、呕吐、腹泻、发热等症状。阑尾彩超可见阑尾水肿、包裹积液。

(3) 消化性溃疡:病程较长,呈反复或周期性发作,且部分患者出现与进食相关的节律性上腹痛,秋冬或冬春季节交替发作,腹痛可被抑酸或抗酸剂缓解,电子胃镜可确诊。

(4) 急性冠脉综合征:是指冠状动脉内不稳定的粥样斑块破裂,引起血栓形成,导致的急性缺血综合征。多数表现为胸痛,少数表现为上腹部疼痛,心电图及心肌损伤标志物可鉴别。

8. 入院后检验检查

(1) 血常规(2021-05-02):WBC 14.1×10^9 个/L,NEU# 1.850×10^9 个/L,NEU% 82.00%。

(2) CRP 115.10mg/L。

(3) 肝功能:TBIL 32.1μmol/L,DBIL 25.2μmol/L,ALT 156U/L,AST 94U/L,ALP 88U/L。

(4) PCT 0.92ng/ml;ESR 55mm/h;心肌梗死三项无明显异常。

(5) 胰腺生化:脂肪酶(LIPA)12.0U/L,淀粉酶(AMY)96U/L,尿淀粉酶(UAMY)230U/L。

(6) 术前病原学检查未见明显异常。

（7）肿瘤标志物：CA724 3.18IU/ml，AFP 0.72ng/ml，CA125 2.56U/ml，CA19-9 2.42U/ml，CEA 3.84ng/ml。

（8）ANA：抗核抗体（-）。

（9）胸腹部 CT 平扫：双肺上叶钙化灶，右肺中叶纤维灶，胆囊壁水肿增厚。

（10）MRI-肝胆脾平扫+MRCP：胆囊炎、肝囊肿（图 2-5-2）。

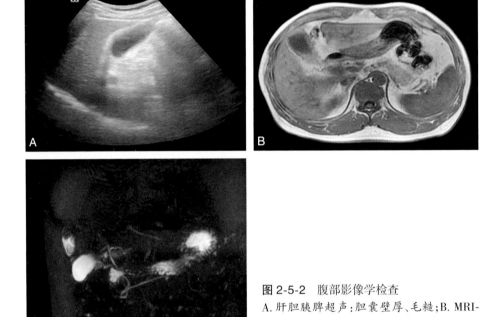

图 2-5-2　腹部影像学检查
A. 肝胆胰脾超声：胆囊壁厚、毛糙；B. MRI-肝胆脾平扫：胆囊炎；C. MRCP：胆囊炎。

（11）电子胃镜（2021-05-03）：浅表性胃炎伴糜烂。

9. 入院后治疗及转归　入院后予以抑酸、护肝、解痉、抗感染、补液等对症及支持治疗，患者腹痛较入院时明显好转。2021 年 5 月 6 日复查血常规显示白细胞、中性粒细胞正常，肝功能提示氨基转移酶、胆红素基本恢复正常，予办理出院手续。

10. 出院诊断　①急性胆囊炎；②慢性胃炎；③肝囊肿；④肾结石。

知识点一

腹部超声是急性胆囊炎形态学诊断的首选检查手段。MRI/MRCP 较超声诊断准确率高，且在鉴别急性胆囊炎病因等方面有着重要的意义；当超声不能明确诊断时，可采用 MRI/MRCP 等检查。对于疑似特殊类型的胆囊炎，如坏疽性胆囊炎，可采用腹部 CT、增强 CT 或 MRI 等手段来诊断。

知识点二

患者一旦被确诊为急性胆囊炎后,在考虑手术或紧急引流的同时,还应进行非手术治疗,包括禁食、充分补液、纠正水与电解质和酸碱平衡紊乱、抗感染、解痉镇痛、护肝利胆等,必要时予呼吸和循环支持。治疗策略应在评估急性胆囊炎严重程度、患者的一般状况和基础疾病后综合考虑。

知识点三

腹腔镜胆囊切除术(laparoscopic cholecystectomy,LC)是急性胆囊炎的首选术式,轻、中度和部分符合标准的重度急性胆囊炎患者,可早期直接行 LC。无论发病时间长短,一旦患者被认为能耐受手术治疗,推荐早期手术。

知识点四

对于手术风险较高、不能直接手术的急性胆囊炎患者,需要选择合适的胆囊引流方式来降低胆囊压力。经皮肝穿刺胆囊引流术(percutaneous transhepatic gallbladder drainage,PTGBD)是外科手术高风险的急性胆囊炎患者的首选引流方式。但在技术成熟的医疗机构,可以考虑行内镜下经乳头胆囊引流术(endoscopic transpapillary gallbladder drainage,ETGBD)或超声内镜引导下胆囊引流术(endoscopic ultrasound-guided gallbladder drainage,EUS-GBD)。

【专家点评】

急性胆囊炎(acute cholecystitis,AC)是临床上最常见的急腹症之一,其规范化诊治较为重要。

病例 1 患者急性起病,予解痉镇痛、抗感染、补液等对症治疗以缓解症状,完善影像学检查明确病因后,请普外科会诊行手术治疗,诊疗过程符合规范。但根据最新指南,腹部超声被推荐为急性胆囊炎形态学诊断的首选检查手段,当超声不能明确诊断时,可采用 MRI/MRCP 等检查,本例中患者在已行腹部 CT 检查并明确急性结石性胆囊炎且无黄疸及胆管扩张时,应尽早接受腹腔镜胆囊切除术,MRCP 检查的必要性不明显。同时,患者表现为右上腹痛,CT 检查提示右肾结石,尿常规检查发现 WBC 51.85 个/μl、RBC 43.70 个/μl,不能排除因肾结石引起右上腹痛的可能,应予以进一步鉴别。

病例2患者右上腹疼痛8小时后就诊,血常规示白细胞计数升高,超声示胆囊壁水肿、增厚,根据最新指南中的诊断标准,可被诊断为急性胆囊炎。门诊首先行腹部B超检查,为指南推荐的首选诊断方法,符合规范。入院后患者行对症支持治疗,并进一步检查,结果显示患者属于 Grade I(轻度)急性胆囊炎。指南推荐,若 Grade I患者能耐受手术,应尽早行腹腔镜胆囊切除术(laparoscopic cholecystectomy,LC);若患者不能耐受手术,通过保守治疗情况好转后再行 LC。本例患者仅行保守治疗,待检验指标恢复正常后,即为患者办理出院手续。而未行手术治疗的急性胆囊炎患者出院后有较大概率再次入院接受治疗,因此应嘱患者定期随访,观察预后情况。

【规范化诊疗流程】(表2-5-1,表2-5-2,图2-5-3~图2-5-5)

表2-5-1 TG18急性胆囊炎诊断标准

项目	诊断标准
A. 局部炎症	A-1. 墨菲征
	A-2. 右上腹肿块/痛/压痛
B. 全身炎症	B-1. 发热
	B-2. C反应蛋白升高
	B-3. 白细胞升高
C. 影像学检查	急性胆囊炎的影像学表现

注:怀疑诊断,A 1项+B 1项;确切诊断,A、B、C 各 1项。

表2-5-2 TG18急性胆囊炎严重程度分级

分级	内容
Grade Ⅲ(严重)急性胆囊炎	急性胆囊炎合并以下>1个器官功能不全: (1)心血管功能障碍:低血压需要多巴胺≥5μg/(kg·min),或者使用去甲肾上腺素 (2)神经系统功能障碍:意识障碍 (3)呼吸功能障碍:$PaO_2/FiO_2<300$ (4)肾功能障碍:少尿,血肌酐>176.8μmol/L (5)肝功能不全:PT-INR>1.5 (6)造血功能障碍:血小板<$100×10^9$个/L
Grade Ⅱ(中度)急性胆囊炎	急性胆囊炎合并以下2项: (1)白细胞计数(>$18×10^9$个/L) (2)右上腹触及压痛的肿块 (3)发病时间>72小时 (4)明显的局部炎症(坏疽性胆囊炎、胆囊周围脓肿、肝脓肿、胆汁性腹膜炎、气肿性胆囊炎)
Grade I(轻度)急性胆囊炎	急性胆囊炎不符合 Grade Ⅱ和 Grade Ⅲ诊断标准

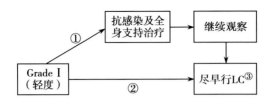

图 2-5-3　TG18 Grade Ⅰ急性胆囊炎治疗流程

①CCI≥6 和/或 ASA 分级 ≥ Ⅲ级(非低风险);②CCI≤5 和/或 ASA 分级 ≤ Ⅱ级(低风险);③当存在较大手术难度,可考虑替代手术方案。

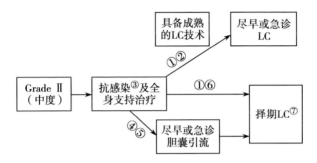

图 2-5-4　TG18 Grade Ⅱ急性胆囊炎治疗流程

①抗生素及全身支持治疗成功;②CCI≤5 和/或 ASA 分级 ≤ Ⅱ级(低风险);③根据血培养结果合理应用抗生素;④抗生素和全身支持治疗无法控制炎症;⑤胆囊引流期间应进行胆汁培养;⑥CCI≥6 和/或 ASA 分级 ≥ Ⅲ级(非低风险);⑦当存在严重手术难度,可考虑替代手术方案。LC,腹腔镜胆囊切除术。

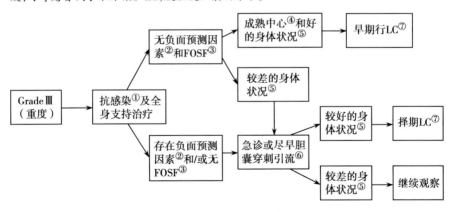

图 2-5-5　TG18 Grade Ⅲ急性胆囊炎治疗流程

①根据血培养结果合理选择抗生素;②负面预测因素,包括黄疸(TBIL≥34.2μmol/L)、神经功能障碍、呼吸功能障碍;③在入院后和急性胆囊炎行腹腔镜胆囊切除术之前,有利的器官系统功能衰竭(如心血管或肾脏系统功能衰竭);④成熟的中心指重症监护和成熟的腹腔镜技术;⑤对于 Grade Ⅲ,CCI≥4、ASA 分级 ≥ Ⅲ级的患者为高风险;⑥在胆囊穿刺引流过程中应进行胆汁培养;⑦当存在较大手术难度,可考虑求助流程。LC,腹腔镜胆囊切除术;FOSF,良性器官功能衰竭。

【指南推荐】

1. YOKOE M,HATA J,TAKADA T,et al. Tokyo Guidelines 2018:diagnostic criteria and severity grading of acute cholecystitis(with videos)［J］. J Hepatobiliary Pancreat Sci,2018,25(1):41-54.

2. OKAMOTO K,SUZUKI K,TAKADA T,et al. Tokyo Guidelines 2018:flowchart for the management of acute cholecystitis［J］. J Hepatobiliary Pancreat Sci,2018, 25(1):55-72.

3. PISANO M,ALLIEVI N,GURUSAMY K,et al. 2020 World Society of Emergency Surgery updated guidelines for the diagnosis and treatment of acute calculus cholecystitis［J］. World J Emerg Surg,2020,15(1):61.

4. 中华消化杂志编辑委员会,中华医学会消化病学分会肝胆疾病协作组. 中国慢性胆囊炎、胆囊结石内科诊疗共识意见(2018 年)［J］. 中华消化杂志,2019, 39(2):73-79.

5. 中华医学会外科学分会胆道外科学组,中国医师协会外科医师分会胆道外科医师委员会. 胆囊良性疾病外科治疗的专家共识(2021 版)［J］. 中华外科杂志, 2021,59(11):881-886.

【综述】

急性结石性胆囊炎临床诊疗新进展

急性结石性胆囊炎(acute calculus cholecystitis, ACC)在普通人群中发病率较高,大多数急性胆囊炎患者为 ACC。ACC 是由于结石阻塞胆囊管,造成胆囊内胆汁滞留、浓缩,继发细菌感染而引起的急性炎症。

（一）ACC 患者的诊断

对于 ACC 的诊断,2020 年世界急诊外科学会(WSES)急性结石性胆囊炎诊治指南建议,结合详细的病史(发热、右上腹疼痛或压痛、呕吐或食物不耐受)、完整的临床检查(墨菲征)、实验室检查(C 反应蛋白升高,白细胞计数升高)和影像学检查(胆囊炎征象)[1]。当疑诊为 ACC 时,指南推荐腹部超声作为首选的影像学检查手段,其成本较低、可用性广泛、非侵入性且对胆石症的诊断准确性较高[2-3]。

对于 ACC 合并胆总管结石的患者,研究表明实验室检查(ALT、AST、TBIL、DBIL、ALP、GGT)和腹部超声对诊断有很好的提示作用[4]。美国胃肠内镜学会和美国胃肠内镜外科医师协会指南建议,对 ACC 患者合并胆总管结石的风险进行分层,2020 年 WSES 急性结石性胆囊炎诊治指南对其进行进一步修订:腹部超声有胆总管结石证据被认为是高危患者,应接受经内镜逆行胰胆管造影(endoscopic retrograde cholangiopancreatography,ERCP)诊断和治疗;TBIL>4mg/dl 或腹部超声提示胆总管内径增大并伴有 TBIL 1.8~4mg/dl 的患者应被视为中等风险,应接受二级检查进一步诊断胆总管结石,如术前磁共振胆胰管造影(magnetic resonance cholangiopancreatography,MRCP)、术前内镜超声(endoscopic ultrasonography,EUS)[5]、术中胆管造影(intraoperative cholangiography,IOC)或腹腔镜超声(laparoscopic ultrasonography,LUS),以避免 ERCP 带来相关的并发症;低风险的胆总管结石患者(无实验室或腹部超声检查结果提示胆总管结石)无须进一步检查明确胆总管结石情况。

(二) ACC 患者的治疗

1. 手术治疗　胆囊切除术是 ACC 最常见的治疗方法。腹腔镜胆囊切除术并发症发生率低、住院时间短,被《东京指南 2018:急性胆囊炎治疗流程》(TG18)等推荐为 ACC 患者的一线治疗方案[1,6-7]。在感染性休克或绝对麻醉禁忌证的情况下,建议避免进行腹腔镜胆囊切除术。如果出现严重的局部炎症、粘连、Calot 三角出血或疑似胆管损伤,建议从腹腔镜转为开腹胆囊切除术。对于一些病情特殊的 ACC 患者,如肝硬化、高龄、妊娠期等,是否进行腹腔镜手术需要临床证据支持。

与非肝硬化患者相比,肝硬化患者的腹腔镜胆囊切除手术时间显著延长,手术失血量、中转率、住院时间以及总的并发症发生率和死亡率均增加。在肝硬化患者中,腹腔镜胆囊切除术的并发症发生率与 Child-Pugh 评分直接相关。研究表明,Child A、B 级肝硬化患者选择择期腹腔镜胆囊切除术比开放手术具有更多的优势,如更低的术后并发症发生率、更短的住院时间以及恢复正常饮食的时间更短。目前对 Child C 级肝硬化患者进行腹腔镜胆囊切除术的建议尚不清楚。总的来说,腹腔镜胆囊切除术是 Child A、B 级肝硬化 ACC 患者首选的治疗方法,而 Child C级肝硬化患者应避免进行胆囊切除术,除非有明确的指征,例如保守治疗无效。

研究表明,对于 80 岁以上的老年 ACC 患者,手术治疗与非手术治疗相比,前者 90 天和 1 年死亡率更低,且与开腹手术相比,接受腹腔镜胆囊切除术的患者 30天死亡率的相对风险更低[8]。

对于妊娠期 ACC 患者,在无禁忌证的情况下,为避免胎儿出现并发症和潜在的药物毒性,建议将手术作为一线治疗。两项回顾性研究均推荐妊娠期患者选择腹腔镜胆囊切除术而非传统开腹手术[9-10]。

综上所述,对于 Child A、B 级肝硬化、高龄(80 岁以上)和妊娠期的 ACC 患者,均有文献报道建议行腹腔镜胆囊切除术。

2020 年 WSES 急性结石性胆囊炎诊治指南建议,在医疗技术成熟的条件下,尽快进行早期腹腔镜胆囊切除术(early laparoscopic cholecystectomy,ELC)(入院后 7 天内和症状出现后 10 天内)。ELC 治疗 ACC 优于中期腹腔镜胆囊切除术(intermediate laparoscopic cholecystectomy,ILC)(入院后 7 天至 6 周之间)和延迟腹腔镜胆囊切除术(delayed laparoscopic cholecystectomy,DLC)(入院后 6 周到 3 个月之间)[11]。

2. 非手术治疗　ACC 是急诊外科的常见病,其治疗的"金标准"是腹腔镜胆囊切除术[12-13]。对于拒绝手术或不适合手术的患者,建议考虑非手术治疗,即使用抗生素等药物治疗。对于拒绝手术或不适合手术且非手术治疗失败的患者,考虑替代治疗方案,如经皮肝穿刺胆囊引流术(percutaneous transhepatic gallbladder drainage,PTGBD)。胆囊减压在不切除胆囊的情况下移除受感染的胆汁或脓液,从而减轻炎症反应,改善临床状况。经胆囊引流治疗的患者在降低围手术期风险后建议进行 DLC,以降低 ACC 复发风险或胆囊结石相关疾病的再入院率。

对于不适合手术的 ACC 患者,如果技术成熟的内镜医师行内镜下经乳头胆囊引流术(endoscopic transpapillary gallbladder drainage,ETGBD)或超声引导下跨壁胆囊引流术(ultrasound-guided transmural gallbladder drainage,EUS-GBD),被认为是 PTGBD 安全、有效的替代方法。与 PTGBD 相比,EUS-GBD 的优点包括胆汁内化,避免了经皮导管拔除后胆囊炎复发和出血的风险,以及减少了术后疼痛的风险[14-15]。

(三) ACC 患者的预后与预测

胆囊切除术是目前 ACC 患者的推荐治疗方法,且与传统开腹手术相比,更推荐腹腔镜胆囊切除术。虽然它被认为是相对安全的,但仍有 0.1%~1% 的死亡率[16]、0.2%~1.5% 的胆管损伤风险[17]以及 6%~9% 的重大并发症(如心肌梗死、心力衰竭、急性卒中、肾衰竭、肺栓塞、肺衰竭或术后休克)风险[18]。对于有轻微症状的 ACC 患者(即无腹膜炎或病情恶化的患者),有文献报道非手术治疗与手术治疗的患者预后并无显著性差异。因此,预测 ACC 患者的预后和手术风险,可识别出不需手术治疗的患者,或识别出并发症及死亡风险较高的患者,将其从基层医院转诊至上级医院,这对于降低手术并发症发生率及手术相关死亡率有着重要的临床意义[19]。

然而,目前有关 ACC 患者预后和手术风险预测的研究,其预后因素和风险预测模型的能力存在很大的不确定性[20]。现有研究仅包括术前因素,而且大多数研究只包括接受胆囊切除术的 ACC 患者,仅适用于接受胆囊切除术的 ACC 患者的术前风险预测。此外,现有大多数研究都是回顾性的,缺乏关于预测因素或结果测量的盲法研究,并且大多数研究规模较小,所构建模型的稳健性有待进一步验证。目前仍亟需高质量的研究来提供有关 ACC 患者预后因素的更好信息,并以此为依据选择更合适的治疗方案。

(四) 小结

ACC 是常见的消化系统疾病,只要有可能,ELC 应该是治疗的"金标准",即使是基础情况较差的患者,如肝硬化、老年和妊娠期患者。对于拒绝手术或不适合手术且非手术治疗失败的患者,胆囊引流术是最合适的选择。对 ACC 患者的预后进行预测是有价值的研究,高质量的预测模型有助于选择最佳治疗方案。

(黄冰露　陈文习　杨　辉　董卫国)

参考文献

[1] PISANO M, ALLIEVI N, GURUSAMY K, et al. 2020 World Society of Emergency Surgery updated guidelines for the diagnosis and treatment of acute calculus cholecystitis [J]. World J Emerg Surg, 2020, 15 (1): 61.

[2] KIM J E, CHOI D S, BAE K, et al. Added value of point shear-wave elastography in the diagnosis of acute cholecystitis [J]. Eur Radiol, 2017, 27 (4): 1517-1526.

[3] RA J C, LEE E S, PARK H J, et al. Efficacy of Superb Microvascular Imaging for Diagnosing Acute Cholecystitis: Comparison with Conventional Ultrasonography [J]. Ultrasound Med Biol, 2018, 44 (9): 1968-1977.

[4] GURUSAMY K S, GILJACA V, TAKWOINGI Y, ct al. Ultrasound versus liver function tests for diagnosis of common bile duct stones [J]. Cochrane Database Syst Rev, 2015, 2015 (2): CD011548.

[5] GILJACA V, GURUSAMY K S, TAKWOINGI Y, et al. Endoscopic ultrasound versus magnetic resonance cholangiopancreatography for common bile duct stones [J]. Cochrane Database Syst Rev, 2015, 2015 (2): CD011549.

[6] COCCOLINI F, CATENA F, PISANO M, et al. Open versus laparoscopic cholecystectomy in acute cholecystitis. Systematic review and meta-analysis [J]. Int J Surg, 2015, 18: 196-204.

[7] OKAMOTO K, SUZUKI K, TAKADA T, et al. Tokyo Guidelines 2018: flowchart for the management of acute cholecystitis [J]. J Hepatobiliary Pancreat Sci, 2018, 25 (1): 55-72.

[8] WIGGINS T, MARKAR S R, MACKENZIE H, et al. Evolution in the management of acute cholecystitis in the elderly: population-based cohort study [J]. Surg Endosc, 2018, 32 (10): 4078-4086.

[9] SEDAGHAT N, CAO A M, ESLICK G D, et al. Laparoscopic versus open cholecystectomy in pregnancy: a systematic review and meta-analysis [J]. Surg Endosc, 2017, 31 (2): 673-679.

[10] SHIGEMI D, ASO S, MATSUI H, et al. Safety of Laparoscopic Surgery for Benign Diseases during Pregnancy: A Nationwide Retrospective Cohort Study [J]. J Minim Invasive Gynecol, 2019, 26 (3): 501-506.

[11] ROULIN D, SAADI A, DI MARE L, et al. Early Versus Delayed Cholecystectomy for Acute Cholecystitis, Are the 72 hours Still the Rule?: A Randomized Trial [J]. Ann Surg, 2016, 264 (5): 717-722.

[12] CHAN J H Y, TEOH A Y B. Current Status of Endoscopic Gallbladder Drainage [J]. Clin Endosc, 2018, 51 (2): 150-155.

[13] MORI Y, ITOI T, BARON T H, et al. Tokyo Guidelines 2018: management strategies for gallbladder drainage in patients with acute cholecystitis (with videos) [J]. J Hepatobiliary

Pancreat Sci,2018,25(1):87-95.

[14] LAW R,GRIMM I S,STAVAS J M,et al. Conversion of Percutaneous Cholecystostomy to Internal Transmural Gallbladder Drainage Using an Endoscopic Ultrasound-Guided, Lumen-Apposing Metal Stent [J]. Clin Gastroenterol Hepatol,2016,14(3):476-480.

[15] CHANTAROJANASIRI T,MATSUBARA S,ISAYAMA H,et al. Feasibility of conversion of percutaneous cholecystostomy to internal transmural endoscopic ultrasound-guided gallbladder drainage [J]. Saudi J Gastroenterol,2017,23(6):318-322.

[16] PUCHER P H,BRUNT L M,DAVIES N,et al. Outcome trends and safety measures after 30 years of laparoscopic cholecystectomy:a systematic review and pooled data analysis [J]. Surg Endosc,2018,32(5):2175-2183.

[17] ALVAREZ F A,DE SANTIBAÑES M,PALAVECINO M,et al. Impact of routine intraoperative cholangiography during laparoscopic cholecystectomy on bile duct injury [J]. Br J Surg,2014,101(6):677-684.

[18] HUNTINGTON C R,COX T C,BLAIR L J,et al. Nationwide variation in outcomes and cost of laparoscopic procedures [J]. Surg Endosc,2016,30(3):934-946.

[19] ANDREWS S. Does concentration of surgical expertise improve outcomes for laparoscopic cholecystectomy? 9 year audit cycle [J]. Surgeon,2013,11(6):309-312.

[20] SCHWEITZER L,GEISLER C,POURHASSAN M,et al. Estimation of Skeletal Muscle Mass and Visceral Adipose Tissue Volume by a Single Magnetic Resonance Imaging Slice in Healthy Elderly Adults [J]. J Nutr,2016,146(10):2143-2148.

第六章

急性胆管炎诊疗思维

【概述】

急性胆管炎是由于胆道部分或完全梗阻后继发肝内外胆管感染而导致的潜在全身感染性疾病,可迅速发展至感染性休克、多器官功能衰竭甚至导致死亡。常见的胆道梗阻原因包括肝内外胆管结石、胆管良性狭窄及胆道恶性肿瘤等。急性胆管炎以典型的 Charcot 三联征(右上腹疼痛、寒战高热、黄疸)为临床表现,而急性梗阻性化脓性胆管炎以典型的 Reynolds 五联征(腹痛、寒战高热、黄疸、休克、中枢神经系统抑制)为临床表现。其诊断依赖炎症反应程度、胆汁淤积情况及影像学检查,并依据严重程度分为轻度、中度及重度胆管炎。轻度胆管炎可使用抗生素保守治疗,无效或进行性加重时应及时胆道引流,中度胆管炎可采用抗感染并尽早引流治疗,重度胆管炎需要紧急胆道减压及器官支持治疗。

流行病学调查结果显示,全球 10%~15% 的人群患有胆管结石,其中 1%~3% 的患者每年发生急性胆管炎。

【典型病例】

 病例 1

1. 患者男性,54 岁,因"上腹痛 2 天,发热 1 天"于 2021 年 9 月 19 日入院。

2. 现病史　患者诉 2 天前无明显诱因出现上腹痛,为间断性胀痛,无放射痛,进食后加重,伴嗳气,无恶心、呕吐,无反酸、烧心,无发热、畏寒,无咳嗽、咳痰,无心慌、胸闷、胸痛,无尿频、尿急、尿痛、肉眼血尿,患者自行予以"双氯芬酸钠栓"塞肛后疼痛缓解,1天前出现畏寒、发热,体温最高达 39.3℃,伴恶心、呕吐,呕吐 1 次,为胃内容物,无呕血及咖啡渣样物。遂至我院门诊就诊,门诊查上腹部 CT 平扫示胆总管下段结石并肝内、外胆管扩张,遂以"胆总管结石并胆管炎"收住我科。起病以来,患者精神、睡眠欠佳,食欲下降,大便色浅,1 次/d,小便色黄,体力下降,体重无明显变化。

3. 既往史 否认高血压、糖尿病、冠心病病史,否认乙肝、结核等传染病病史,否认手术、外伤、输血史,否认药物、食物过敏史,抽烟史(20 年×20 支/d,未戒烟);饮酒史(20 年×100g/d),已戒酒 3 个月。

4. 体格检查 体温 39.6℃,脉搏 95 次/min,呼吸 18 次/min,血压 121/90mmHg。神清,精神欠佳,步入病房,查体合作,营养良好,双侧瞳孔等大等圆,皮肤及巩膜轻度黄染,浅表淋巴结未及肿大,双肺呼吸音清,未闻及明显干、湿啰音。心率 95 次/min,律齐,各瓣膜区未闻及明显病理性杂音。腹平软,右中上腹部压痛,无反跳痛,肝、脾肋下未及,墨菲征(-),移动性浊音(-),肝区叩击痛(+),双肾叩击痛(-),双下肢未见水肿,生理反射存在,病理反射未引出。

5. 入院前检验检查 上腹部 CT 平扫(2021-09-19):胆总管结石并肝内、外胆管扩张。

6. 入院诊断 胆总管结石并胆管炎。

7. 鉴别诊断

(1)急性胰腺炎:常发生于进食油腻饮食或饮酒后,表现为腹痛,疼痛部位以右上腹部明显,可向右肩部放射,伴恶心、呕吐,如为胆源性胰腺炎,可能同时合并胆道梗阻症状。胰腺炎诊断标准:①典型腹痛;②血淀粉酶和/或脂肪酶超过正常值的 3 倍;③影像学改变,可完善相关检查鉴别。

(2)急性胆囊炎:多见于油腻饮食或饮酒后,疼痛可向右肩部放射,伴恶心、呕吐,腹部彩超或 CT 等检查如发现胆囊肿大、结石、胆囊壁增厚等有利于鉴别。

(3)急性心肌梗死:多见于中老年人,梗死部位如在膈面,可表现为上腹部突发性疼痛,尤其是面积较大者多有上腹疼痛,其疼痛多在劳累、紧张或饱餐后突然发作,呈持续性,并向左肩或双臂内侧部位放射,常伴有恶心,甚至可出现休克。查体上腹或有轻压痛,但无腹肌紧张及反跳痛,心脏听诊可有心律失常,常规心电图及心肌酶测定可明确诊断。

8. 入院后检验检查

(1)血常规(2021-09-19):WBC 10.67×10^9 个/L,NEU# 10.17×10^9 个/L,NEU% 95.3%,余正常。

(2)尿常规:尿比重 1.041,尿蛋白(+),尿酮体弱阳,尿维生素 C(+++),尿胆红素(++),余正常。

（3）尿淀粉酶（UAMY）497.4U/L；血淀粉酶、血脂肪酶、心肌肌钙蛋白 I（cTnI）、心肌酶谱均正常。

（4）血生化：钠 136.6mmol/L，ALT 160.5U/L，AST 122.8U/L，GGT 811.6U/L，ALP 466.9U/L，ALB 33.84g/L，A/G 0.93，TBIL 112.8μmol/L，IBIL 42.1μmol/L，DBIL 70.7μmol/L，总胆汁酸（TBA）120.6μmol/L，余正常。

（5）hsCRP 110.5mg/L；ESR 30mm/h；PCT 0.73ng/ml；凝血功能正常。

（6）消化道肿瘤标志物：CA19-9 34.2U/ml，余正常。

（7）心电图-十二通道心电图：窦性心律，正常心电图。

（8）上腹部增强 MRI：肝左管、胆总管结石并胆道梗阻，肝左外叶稍萎缩，肝内外胆管炎并肝内胆管周围炎。

（9）MRCP：胆总管及左肝管多发结石并胆道梗阻（图 2-6-1）。

（10）胃镜：慢性萎缩性胃炎伴糜烂。病理检查示（胃）黏膜重度慢性炎伴糜烂，肠化（+++），萎缩（+++），活动度（++），HP（−）。

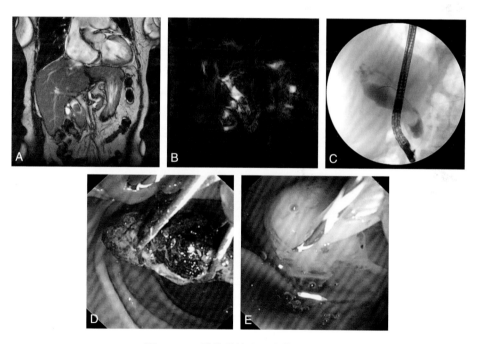

图 2-6-1 影像学检查及内镜下治疗

A. 上腹部 MRI：肝内、外胆管扩张，胆囊增大，胆总管中下段腔内多发结节状异常信号。B. MRCP：肝内胆管走行正常，肝内、外胆管扩张，胆总管中下段及左肝管多发充盈缺损影，最大者直径约 1.7cm，胆囊增大；胰管未见明显扩张。C. ERCP：胆总管扩张，直径约 1.5cm，胆总管内可见 1 枚结石影，直径约 1.2cm×0.8cm。D. 乳头肌切开后，可见大量脓液自十二指肠乳头流出。E. ERCP 取出褐色胆总管结石。

9. 入院后治疗及转归 入院后给予抗感染、抑酸、护肝、解痉止痛及对症支持治疗。2021年9月20日行经内镜逆行胰胆管造影(ERCP)+乳头肌切开术(EST)+胆总管结石取石术+鼻胆管引流术(见图2-6-1),术后予以禁食禁水、抑酸、抗感染、抑制胰酶分泌、护肝降酶、利胆退黄、补液及对症支持等治疗。患者腹痛、腹胀逐渐好转,畏寒、发热等症状消失,查体未见明显阳性体征,拔除鼻胆管后,于2021年9月26日予办理出院手续。

10. 出院诊断 ①胆总管结石伴急性梗阻性化脓性胆管炎;②慢性萎缩性胃炎。

病例2

1. 患者男性,67岁,因"上腹部疼痛1天"于2021年8月24日入院。

2. 现病史 患者诉1天前无明显诱因出现上腹部持续性疼痛,伴恶心,无反酸、烧心、呕吐、腹胀、腰背部、心前区及胸骨后疼痛,无发热、咳嗽、咳痰、头痛等其他特殊不适,遂至我院门诊就诊,查血淀粉酶示399U/L,门诊遂以"腹痛待查:急性胰腺炎?"收入肝胆外科。起病以来,患者精神、食欲、睡眠欠佳,大小便正常,体力下降,体重无明显下降。

3. 既往史 高血压病史10余年,血压最高达165/90mmHg,现服用美托洛尔及贝那普利控制血压;自诉已行3次胆管结石手术,其中5年前因胆总管结石于肝胆外科行ERCP+胆道取石术,1个月前因患急性胰腺炎于肝胆外科住院保守治疗后好转出院。否认冠心病、糖尿病病史;否认病毒性肝炎、结核等传染病史。青霉素过敏史;否认外伤、输血史;否认其他药物、食物过敏史。

4. 体格检查 体温36.3℃,脉搏76次/min,呼吸20次/min,血压126/57mmHg。神志清楚,步入病房,急性痛苦面容,查体合作,双侧瞳孔等大等圆,巩膜轻度黄染,浅表淋巴结未及肿大,未见肝掌及蜘蛛痣,颈软,甲状腺无肿大,颈静脉无怒张,双肺呼吸音清,未闻及干、湿啰音。心率76次/min,律齐,各瓣膜区未闻及病理性杂音。腹平软,上腹部压痛,无反跳痛,肝、脾肋下未及,墨菲征(-),移动性浊音(-),肠鸣音正常,双肾区无压痛及叩击痛,双下肢无水肿,双侧足背动脉搏动对称,四肢活动自如,生理反射存在,病理反射未引出。

5. 入院前检验检查 上腹部MRI+MRCP检查(2021-07-21):胆总管中下段结石,其以上肝内外胆管扩张,胆囊明显增大;胰腺炎;腹腔内、双侧胸腔内少量积液(图2-6-2)。血淀粉酶检查(2021-07-21):399U/L。

6. 入院诊断 ①上腹痛原因待查:急性胰腺炎?急性胆管炎?②高血压2级,中危。

7. 鉴别诊断

(1)急性胃肠炎:发病前常有不洁饮食史,或者共餐者也有类似症状病史,腹

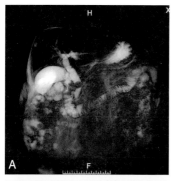

图2-6-2 影像学检查结果

A.上腹部MRI+MRCP检查:胆总管中下段可见直径约1.6cm的结石影,肝内外胆管明显扩张;胆总管增宽约2cm;胆囊增大。B.上腹部CT检查:胰尾部形态饱满,边界欠清,周围脂肪间隙模糊,可见絮状渗出,主胰管无扩张,考虑为急性胰腺炎。C.上腹部CT检查:胆囊形态饱满,体积增大,考虑为胆囊炎。

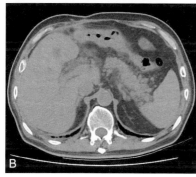

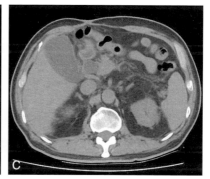

痛以上腹部及脐周为主,常呈持续性痛并伴阵发性加剧,常伴恶心、呕吐、腹泻,亦可有发热,可有上腹部及脐周压痛,多无腹肌紧张,无反跳痛,肠鸣音稍亢进,大便常规异常。

(2)急性阑尾炎:大多数患者起病时先有中上腹持续隐痛,数小时后腹痛转至右下腹,伴阵发性加重,少数患者起病时即感右下腹疼痛。

(3)急性胆囊炎:多伴有胆囊结石,高脂饮食易诱发,右上腹持续疼痛,向右肩部放射,多伴有发热、恶心、呕吐,但一般无黄疸。当结石嵌顿胆囊管或排入胆总管后可引起右上腹阵发性绞痛,向右肩部放射,伴黄疸,右上腹明显压痛、反跳痛及肌紧张,墨菲征(+)。腹部B超可见胆囊肿大、囊壁肿胀,壁厚或周围有渗出,是首选检查方法。

(4)十二指肠溃疡:好发于中青年,以中上腹疼痛为主,多为持续性痛,多在空腹时发作,进食后或服用抗酸药物后症状可缓解。频繁发作可引起大便隐血试验(+)。

(5)急性消化道穿孔:呈持续性上腹剧烈疼痛,并在短期内迅速扩散至全腹,伴恶心、呕血、黑便、发热。腹肌紧张呈"木板样强直",可及反跳痛、肠鸣音消失,可出现气腹征和移动性浊音,肝浊音界缩小或消失,腹部X线片可见膈下游离气体,腹腔穿刺有助于诊断。

（6）急性心肌梗死：急性心肌梗死和急性心包炎的症状有时很难与急性胰腺炎或消化性溃疡穿孔等区别，表现为上腹部突发性疼痛，但多见于中老年人，心肌梗死的部位如在膈面，尤其是面积较大者多伴上腹疼痛，其疼痛多在劳累、紧张或饱餐后突然发作，呈持续性，并向左肩或双臂内侧部位放射，常伴有恶心，可出现休克。查体发现上腹或有轻压痛，但无腹肌紧张及反跳痛，心脏听诊可有心律失常，常规心电图及心肌酶测定可明确诊断。

（7）胸、腹主动脉夹层：患者常有高血压病史，表现为胸部或腹部剧烈疼痛，呈撕裂样或刀割样，查体可无明显阳性体征，胸腹部增强 CT 或血管造影有助于明确诊断。

8. 入院后检验检查

（1）血常规：RBC 3.68×10^{12} 个/L，HGB 121g/L，PLT 111.0×10^9 个/L，NEU% 94.10%。

（2）凝血全套检查：抗凝血酶Ⅲ 58.9%，D-二聚体 1.05μg/ml。

（3）输血前病原学检查：正常。

（4）血生化：钾 3.44mmol/L，TBA 140.2μmol/L，TBIL 54.7μmol/L，DBIL 37.6μmol/L，ALT 105.4U/L，AST 258.1U/L，GGT 238.0U/L，ALP 158.0U/L。

（5）心肌酶、肌钙蛋白正常；血淀粉酶 403U/L；CRP 23.07mg/L；PCT 1.3ng/ml；BNP 正常。

（6）尿常规：尿胆红素（+），尿酮体（+），尿蛋白（+）。

（7）大便常规及隐血检查：未见明显异常。

（8）2 次胆汁培养：大肠埃希菌（+）。

（9）上腹部 CT 检查：急性胰腺炎；胆囊炎，胆总管结石并扩张，肝内胆管结石并胆管扩张；脂肪肝。

（10）心电图检查：窦性心律，ST 段改变。

（11）心脏超声检查：左心房增大，二尖瓣轻度关闭不全。

9. 入院后治疗及转归　入院后给予禁食禁水、抗感染、抑酸、护肝、抑制胰酶分泌、补液、对症等治疗，并于 2021 年 9 月 15 日在全身麻醉下行腹腔镜下胆总管探查术+粘连松解术+胆总管切开取石术+胆管修补术，以及内镜下胆总管球囊扩张术+鼻胆管引流术。2021 年 9 月 25 日复查血常规示 RBC 2.61×10^{12} 个/L，HGB 83g/L；血生化示钾 3.13mmol/L，钠 135.0mmol/L，钙 2.07mmol/L，ALT 64.5U/L，GGT 112.2U/L，ALP 129.0U/L，TP 56.5g/L，ALB 30.5g/L；CRP 3.05mg/L；PCT 正常；术后病理检查示慢性胆囊炎；复查胸/腹水超声检查示胆囊窝区少量积液。术后经积极治疗，患者腹痛症状好转，恶心及尿黄症状消失，未诉其他特殊不适，查体未见明显阳性体征，于 2021 年 9 月 26 日予办理出院手续。

10. 出院诊断　①胆总管结石伴急性胆管炎；②轻症急性胰腺炎；③胆囊炎；④脂肪肝；⑤高血压 2 级，中危；⑥低钾血症；⑦低蛋白血症；⑧轻度贫血。

知识点一

急性胆管炎的常见病因包括胆管结石、胆管良性狭窄、胆道恶性肿瘤、胰腺恶性肿瘤、反流性胆管炎、肝移植术后及硬化性胆管炎等各种导致胆道通畅性受阻的因素。诱发急性胆管炎的危险因素包括胆汁中存在细菌和经内镜逆行胰胆管造影。急性胆管炎的致死因素包括感染所致的感染性休克及多器官功能衰竭。

知识点二

腹部超声可作为胆管炎的初步检查手段;腹部 CT 可作为急性胆管炎的首选影像学检查,其诊断胆管阳性结石的灵敏度较高,且有助于明确胆管狭窄; MRCP 作为 CT 检查的补充方法,用于 CT 检查不能确诊的患者;此外,超声胃镜对胆胰疾病的诊断准确性明显优于腹部超声、CT 及 ERCP。

知识点三

胆道引流的方式包括内镜下胆道引流术、经皮经肝穿刺胆道引流术 (percutaneous transhepatic cholangial drainage,PTCD)及外科手术引流。内镜下胆道引流包括内镜十二指肠乳头括约肌切开术(endoscopic sphinc terectomy, EST)、内镜下胆道支架内引流术(endoscopic retrograde biliary drainage,ERBD)和内镜下鼻胆管引流术(endoscopic nasobiliary drainage,ENBD),其中 ERBD 和 ENBD 可作为多数急性胆管炎胆道引流的首选方式,而 EST 则应谨慎选择。 PTCD 可作为无法行内镜下胆道引流时的替代方案,也可作为肝门部以上胆道梗阻患者胆道引流的首选方式。外科手术引流可作为无条件行内镜下胆道引流术及 PTCD 时的选择。

【专家点评】

急性胆管炎是临床常见急腹症之一,其最常见的病因为胆管结石梗阻。急性胆管炎起病急、进展迅速,一旦发展至重症,可合并脓毒症或感染性休克,出现多器官功能衰竭危及生命。

病例 1 中患者在明确诊断后于 24~48 小时内及时行胆道引流,并给予抗感染及全身支持治疗,符合指南的推荐,患者疗效较好。但急性胆管炎患者疾病严重程度不同,所采取的治疗方式有所差异,该患者体温>39.0℃、TBIL>85.5μmol/L,

满足中度急性胆管炎的诊断标准,而本例的诊断中未明确急性胆管炎的严重程度分级,此方面需更加规范。此外,腹部 CT 诊断胆管结石的灵敏度较高,且有助于明确胆管狭窄的原因,可作为首选影像学检查;MRCP 可用于 CT 检查不能明确诊断的患者,在本病例中患者入院前行腹部 CT 已明确存在胆总管结石,行 MRI 及MRCP 的必要性不强,在遇到急性重度胆管炎时,应减少非必要的检查,尽早采取手术干预,患者获益更大。

病例 2 中 MRCP 及上腹 CT 可明确胆总管结石伴胆管炎、急性胰腺炎,胆源性胰腺炎的诊断可建立。急性胆源性胰腺炎是急性胰腺炎最常见的一种疾病类型,若处理时机和方式不当,可导致胰腺炎加重及复发,并且合并急性胆管炎的患者预后较单一疾病更差,致死率也更高,因此应尽早解除胆道梗阻。本例患者早期诊断后,及时给予禁食禁水、抗感染、抑酸、护肝、抑制胰酶分泌、补液、对症等治疗,并及时在全身麻醉下行手术治疗以解除胆道梗阻,使患者获得了较好的治疗效果。但在治疗方式上,可优先考虑 ERCP 取石或置入胆总管支架解除胆道梗阻,控制胆管炎症及胰腺炎,如 ERCP 无法取石,可待炎症控制后尝试腹腔镜取石,患者可能获益更大。

【规范化诊疗流程】(表 2-6-1,表 2-6-2,图 2-6-3)

表 2-6-1　急性胆管炎的诊断标准

诊断标准	内容
A. 全身炎症	1. 发热(体温>38℃)和/或寒战 2. 实验室检查:WBC<4×10^9 个/L 或>10×10^9 个/L,CRP≥1g/L
B. 胆汁淤积	1. 黄疸(TBIL≥34.2μmol/L) 2. 实验室检查:ALP(U/L)>1.5×正常值上限,GGT(U/L)>1.5×正常值上限,AST(U/L)>1.5×正常值上限,ALT(U/L)>1.5×正常值上限
C. 影像学检查	1. 胆管扩张 2. 影像学发现病因(狭窄、结石、肿瘤、支架等)

注:怀疑诊断为 A 1 项+B 或 C 1 项;确切诊断为 A、B、C 各 1 项。WBC,白细胞;CRP,C 反应蛋白;TBIL,总胆红素;ALP,碱性磷酸酶;GGT,γ-谷氨酰转肽酶;AST,谷草转氨酶;ALT,谷丙转氨酶。

表 2-6-2　急性胆管炎严重程度分级

严重程度	内容
Grade Ⅲ(重度) 急性胆管炎	急性胆管炎合并以下≥1 个器官功能不全: 1. 心血管功能障碍:低血压需要多巴胺≥5μg/(kg·min),或使用去甲肾上腺素 2. 神经系统功能障碍:意识障碍

续表

严重程度	内容
Grade Ⅲ（重度） 急性胆管炎	3. 呼吸功能障碍：氧合指数<300mmHg 4. 肾功能障碍：少尿，血肌酐>176.8μmol/L 5. 肝功能不全：PT-INR>1.5 6. 凝血功能障碍：血小板计数<100×10⁹ 个/L
Grade Ⅱ（中度） 急性胆管炎	急性胆管炎合并以下 2 项可诊断： 1. 白细胞计数（>12×10⁹ 个/L 或<4×10⁹ 个/L） 2. 高热（≥39℃） 3. 年龄（≥75 岁） 4. 黄疸（总胆红素≥85.5μmol/L） 5. 低蛋白（<0.7×正常值上限）
Grade Ⅰ（轻度） 急性胆管炎	急性胆管炎不符合 Grade Ⅱ 和 Grade Ⅲ 诊断标准

注：PT-INR，凝血酶原时间-国际标准化比值；1mmHg=0.133kPa。

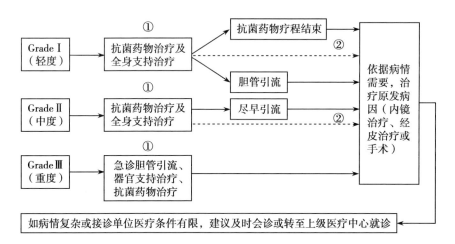

图 2-6-3　急性胆管炎治疗流程

①抗菌药物治疗前，留取血培养，胆管引流时留取胆汁并培养。②急性胆管炎的治疗原则包括抗菌药物治疗、胆管引流和病因治疗；轻中度患者合并胆总管结石时，如有可能，尽量同期行胆管引流和取石。

【指南推荐】

1. YOKOE M，HATA J，TAKADA T，et al. Tokyo Guidelines 2018：diagnostic criteria and severity grading of acute cholecystitis（with videos）［J］. J Hepatobiliary Pancreat Sci，2018，25（1）：41-54.

2. MAYUMI T，OKAMOTO K，TAKADA T，et al. Tokyo Guidelines 2018：

management bundles for acute cholangitis and cholecystitis［J］. J Hepatobiliary Pancreat Sci,2018,25(1):96-100.

3. GOMI H,SOLOMKIN J S,SCHLOSSBERG D,et al. Tokyo Guidelines 2018：antimicrobial therapy for acute cholangitis and cholecystitis［J］. J Hepatobiliary Pancreat Sci,2018,25(1):3-16.

4. MIURA F,OKAMOTO K,TAKADA T,et al. Tokyo Guidelines 2018：initial management of acute biliary infection and flowchart for acute cholangitis［J］. J Hepatobiliary Pancreat Sci,2018,25(1):31-40.

5. 中华医学会外科学分会胆道外科学组. 急性胆道系统感染的诊断和治疗指南(2021版)［J］. 中华外科杂志,2021,59(6):422-429.

【综述】

经内镜逆行胰胆管造影治疗急性胆管炎的研究进展

急性胆管炎(acute cholangitis, AC)是指由于肝内外胆道部分或完全梗阻导致胆汁引流不畅而继发的细菌感染性疾病,病情进展迅速,症状重,若未获得及时、有效的治疗,胆道内压力剧增致使细菌及化脓性胆汁回流进入血液循环后可发展为全身炎症反应综合征和/或脓毒血症,最终导致多器官功能障碍综合征[1]。既往AC患者多采用外科手术治疗,如果不尽快接受治疗,无论是否放置T管引流及接受胆囊切除术,其死亡率都高达60%[2]。目前,ERCP由于技术日趋精进和具有微创、安全、治疗时间短等特点而备受关注,并成为AC的重要治疗方法[3]广泛应用于临床。以下将围绕ERCP治疗AC的临床应用、优缺点及预后因素作一简要综述,旨在为AC患者的治疗提供参考依据。

(一) ERCP临床应用及其优缺点

1. 临床应用 ERCP技术是指将内镜插至十二指肠降部,并经十二指肠乳头开口或瘘口等部位插入相关器械,向胰胆管内注入造影剂。自1968年McCune等首次成功实施了内镜下Vater壶腹置管术后,ERCP掀开了诊断胰胆管疾病的篇章。目前,ERCP技术得到长足发展,不仅应用于诊断胆道及胰腺疾病,还可联合乳头括约肌切开术(endoscopic sphincterotomy,EST)、胆胰管取石术、胆胰管引流术等技术综合治疗[4]。此外,随着内镜医师的规范化培训、手术经验的大量积累、技术的不断改进,ERCP已广泛应用于临床实践。

2. ERCP的优缺点 AC传统的保守治疗只能对其进行抗感染、缓解腹痛和退黄等对症治疗,而不能对因处理,治标不治本导致患者病情迁延不愈,而ERCP可以及时解除胆道梗阻、缓解胆道压力,从根本上快速消除患者症状,但费用相对较高[5]。有学者发现ERCP治疗与外科手术相比具有创伤小、并发症少、治疗时间短、恢复速度快等特点,但可能需分次或多次操作。当采用内镜下胆道口括约肌切开术联合大球囊扩张术取出大结石时,一次 ERCP 检查的结石清除率超过 90%[6],可有效避免多次操作。另外,ERCP 治疗 AC 虽创伤小,但可能诱发急性胰腺炎、括约肌切开术后出血和十二指肠穿孔等并发症[7]。临床实践中,急性胰腺炎是 ERCP 操作最常见的并发症,其发生率为 2.1%~24.4%[8]。有研究指出,内镜下乳头切开使急性胰腺炎的发生率增加,而胰管支架置入术可减少此并发症[9]。括约肌切开术后出血是 ERCP 最严重的并发症之一,其发生率为 0.3%~2%,而在术中若尽量避免不必要的乳头括约肌切开术,可有效降低出血风险[10]。如果在 ERCP 操作中不慎将造影剂注射到胆道梗阻段,也可能导致胆管炎恶化。总体而言,AC 患者行 ERCP 治疗的并发症发生率较低,是安全、有效的治疗方法之一。

(二)预后因素

1. ERCP 时机　研究表明,ERCP 时机能够影响 AC 患者的预后[11]。Victor[12]等的一项回顾性研究提示,与入院 24 小时以上行 ERCP 的患者相比,入院 24 小时内实施 ERCP 的患者恢复速度快、抗生素治疗时间短、死亡率低,住院时间也大大缩短,并且早期行 ERCP 也可降低 30 天再入院率,从而减轻患者医疗费用负担。还有学者发现,3 天内行 ERCP 的死亡率<1%,而 4~7 天行 ERCP 的死亡率明显增加[2]。究其原因可能在于:第一,早期行 ERCP 会降低菌血症及主要器官损伤的风险[13];第二,推迟行 ERCP 的患者更易出现充血性心力衰竭、瓣膜病、慢性肺部疾病、神经系统疾病、肾衰竭、水与电解质紊乱、贫血及凝血功能障碍等[14]。2018 年东京指南建议,轻度 AC 患者可先使用抗生素治疗,无效时行 ERCP;中度 AC 患者应 48 小时内行 ERCP;而重度 AC 患者待病情稳定后,应尽快行 ERCP[15]。2019 年欧洲胃肠内镜学会指南推荐,重度 AC 患者应在 12 小时内尽快行 ERCP;中度 AC 患者应在 48~72 小时内行 ERCP;而轻度 AC 患者可择期行 ERCP[16]。还有学者利用国家再入院数据库(NRD)纳入 4 570 例入院后 1 周内接受 ERCP 治疗的 AC 患者,通过统计分析得出结论,认为无论 AC 患者严重程度如何,都应尽早行 ERCP[13]。总之,对于无其他基础病和严重疾病的 AC 患者,在确诊后 48 小时内接受 ERCP 治疗效果会更佳。

2. 抗生素及补液　抗生素疗程与充分补液可能是 ERCP 治疗 AC 预后的影响因素[17]。2018 年东京指南指出,ERCP 联合抗生素是 AC 的基础治疗方案[18]。使用抗生素的目的是控制炎症、预防败血症以及其他并发症的发生,而长期使用抗生素可能会增加患者死亡率及不良反应(腹泻和结肠炎)的发生[19]。因此,ERCP 术后应避免不必要的长期抗生素治疗。也有研究表明,ERCP 术后抗生素使用 3 天以内较使用超过 3 天的感染发生率及死亡率并无明显差异($P>0.05$)[20]。此外,ERCP 鼻导管引流出的胆汁进行培养与血培养相比,培养的微生物产量较高且种类较齐全,因此可使抗生素治疗更加准确、有效[21]。ERCP 治疗中多采用俯卧位或侧卧位,考虑到术中胃液、分泌物及血液的排出,可能会增加麻醉风险并诱发暂时性菌血症,如果不进行充分补液,那么患者病情恶化的可能性会加大。

3. 高龄及多种基础疾病 AC 患者的不良结局也可能与高龄及合并多种基础疾病相关。年龄是 CCI 的重要组成部分之一,可用于预测 AC 患者的再入院率及死亡率,研究表明患者年龄越大,则其再入院率及死亡率越高[22]。既往多种基础疾病的患者可能会出现血流动力学不稳定而导致 ERCP 推迟实施,进而使患者预后不佳[14]。

(三)小结

AC 是一种胆道炎症性疾病,严重者可继发器官功能障碍。迄今为止,ERCP 可作为治疗 AC 患者的主要方法之一,虽然 ERCP 可能需要多次操作且术后并发症的发生率较高,但是随着技术的不断改进和发展,内镜医师已逐渐克服既往种种困难,并使 ERCP 上升为 AC 治疗的重要手段。早期行 ERCP 并做好术前准备,采用抗生素 3 天疗法及充分补液可为 ERCP 治疗 AC 保驾护航。但目前的研究主要为回顾性研究,仍需大样本、多中心和前瞻性研究为 ERCP 治疗 AC 提供更多的理论依据。

(王 婷 刘 波 李胜保 邹多武)

参考文献

[1] 中华医学会外科学分会胆道外科学组. 急性胆道系统感染的诊断和治疗指南(2021版)[J]. 中华外科杂志,2021,59(6):422-429.

[2] SEO Y J,HADAYA J,SAREH S,et al. National trends and outcomes in timing of ERCP in patients with cholangitis [J]. Surgery,2020,168(3):426-433.

[3] LYU Y,CHENG Y,WANG B,et al. What is impact of nonsteroidal anti-inflammatory drugs in the prevention of post-endoscopic retrograde cholangiopancreatography pancreatitis:a meta-analysis of randomized controlled trials [J]. BMC Gastroenterol,2018,18(1):106.

[4] 郭学刚,王向平. 内镜逆行胰胆管造影术新进展[J]. 中华消化杂志,2019,39(6):370-372.

[5] ASGE Standards of Practice Committee,BUXBAUM J L,ABBAS FEHMI S M,et al. ASGE guideline on the role of endoscopy in the evaluation and management of choledocholithiasis [J]. Gastrointest Endosc,2019,89(6):1075-1105.

[6] OMAR M A,ABDELSHAFY M,AHMED M Y,et al. Endoscopic Papillary Large Balloon Dilation Versus Endoscopic Sphincterotomy for Retrieval of Large Choledocholithiasis:A Prospective Randomized Trial [J]. J Laparoendosc Adv Surg Tech A,2017,27(7):704-709.

[7] TRYLISKYY Y,BRYCE G J. Post-ERCP pancreatitis:Pathophysiology,early identification and risk stratification [J]. Adv Clin Exp Med,2018,27(1):149-154.

[8] ELMUNZER B J. Reducing the risk of post-endoscopic retrograde cholangiopancreatography pancreatitis [J]. Dig Endosc,2017,29(7):749-757.

［9］ MINE T,MORIZANE T,KAWAGUCHI Y,et al. Clinical practice guideline for post-ERCP pancreatitis［J］. J Gastroenterol,2017,52(9):1013-1022.

［10］ OH H C,EL HAJJ I I,EASLER J J,et al. Post-ERCP Bleeding in the Era of Multiple Antiplatelet Agents［J］. Gut Liver,2018,12(2):214-218.

［11］ IQBAL U,KHARA H S,HU Y,et al. Emergent versus urgent ERCP in acute cholangitis:a systematic review and meta-analysis［J］. Gastrointest Endosc,2020,91(4):753-760.

［12］ FLORESCU V,PÂRVULEŢU R,ARDELEAN M,et al. The Emergency Endoscopic Treatment in Acute Cholangitis［J］. Chirurgia(Bucur),2021,116(1):42-50.

［13］ MULKI R,SHAH R,QAYED E. Early vs late endoscopic retrograde cholangiopancreatography in patients with acute cholangitis:A nationwide analysis［J］. World J Gastrointest Endosc, 2019,11(1):41-53.

［14］ PARIKH M P,WADHWA V,THOTA P N,et al. Outcomes Associated With Timing of ERCP in Acute Cholangitis Secondary to Choledocholithiasis［J］. J Clin Gastroenterol, 2018,52(10):e97-e102.

［15］ YOKOE M,HATA J,TAKADA T,et al. Tokyo Guidelines 2018:diagnostic criteria and severity grading of acute cholecystitis(with videos)［J］. J Hepatobiliary Pancreat Sci, 2018,25(1):41-54.

［16］ MANES G,PASPATIS G,AABAKKEN L,et al. Endoscopic management of common bile duct stones:European Society of Gastrointestinal Endoscopy(ESGE)guideline［J］. Endoscopy,2019,51(5):472-491.

［17］ GOMI H,SOLOMKIN J S,SCHLOSSBERG D,et al. Tokyo Guidelines 2018:antimicrobial therapy for acute cholangitis and cholecystitis［J］. J Hepatobiliary Pancreat Sci,2018, 25(1):3-16.

［18］ MIURA F,OKAMOTO K,TAKADA T,et al. Tokyo Guidelines 2018:initial management of acute biliary infection and flowchart for acute cholangitis［J］. J Hepatobiliary Pancreat Sci, 2018,25(1):31-40.

［19］ TAMMA P D,AVDIC E,LI D X,et al. Association of Adverse Events With Antibiotic Use in Hospitalized Patients［J］. JAMA Intern Med,2017,177(9):1308-1315.

［20］ HAAL S,BÖHMER B,BALKEMA S,et al. Antimicrobial therapy of 3 days or less is sufficient after successful ERCP for acute cholangitis［J］. United European Gastroenterol J, 2020,8(4):481-488.

［21］ CHANDRA S,KLAIR J S,SOOTA K,et al. Endoscopic Retrograde Cholangio-Pancreatography-Obtained Bile Culture Can Guide Antibiotic Therapy in Acute Cholangitis ［J］. Dig Dis,2019,37(2):155-160.

［22］ HOU L A,LAINE L,MOTAMEDI N,et al. Optimal Timing of Endoscopic Retrograde Cholangiopancreatography in Acute Cholangitis［J］. J Clin Gastroenterol,2017,51(6): 534-538.

胆总管结石诊疗思维

【概述】

　　胆总管结石(choledocholithiasis)是指由多种病因引起结石滞留于胆总管内,胆汁淤积导致胆管炎甚至全身感染,伴或不伴有其他器官功能损害的疾病。胆总管结石分为原发性胆总管结石和继发性胆总管结石。原发性胆总管结石绝大多数为胆色素混合结石,主要在胆管中形成。继发性胆总管结石来源于胆囊,通过胆囊管下降至胆总管,以胆固醇结石多见。胆总管结石严重程度不一,多数患者无明显症状或仅有上腹部不适,当结石造成胆道梗阻时,可出现腹痛或者黄疸;继发胆管炎时,可出现以腹痛、寒战高热和黄疸为典型体征的 Charcot 三联征,若未能及时解除梗阻,可出现重症急性梗阻性化脓性胆管炎,甚至可致全身感染、肝损害及胆源性胰腺炎,危及生命。

【典型病例】

 病例1

　　1. 患者女性,70岁,因"反复上腹痛8个月,再发2周"于2021年10月26日入院。

　　2. 现病史　患者于8个月前无明显诱因出现腹痛,呈阵发性绞痛,以上腹部为甚,偶向右侧腰部放射,每次发作时间不长,可自行缓解,伴反酸、恶心不适,无发热、畏寒、咳嗽,无气喘、心悸、胸闷,无呕吐、腹泻,无尿频、血尿等不适。腹痛间断发作,2021 年 3 月 22 日我院门诊行胃镜示慢性浅表性胃炎,药物治疗效果欠佳。其后行腹部 CT 平扫提示胆总管结石,遂住院治疗,2021 年 3 月 26 日行十二指肠镜乳头扩张及 Oddi 括约肌切开取石术,术后未再出现腹痛,症状好转后出院。2 周前患者再次出现上腹痛,性质同前,出现小便颜色变黄,我院门诊超声检查提示胆总管扩张并胆总管结石。为进一步诊治,门诊以"胆总管结石"收入院。起病以来,患者精神、睡眠、饮食尚可,小便黄,大便如常,体力及体重无明显下降。

3. 既往史　有胆囊结石及胆总管结石病史,16 年前行胆总管切开取石术,14 年前行胆囊切除术。有青霉素、头孢类药物过敏史。否认高血压、心脏病、糖尿病病史,否认病毒性肝炎、结核等传染病病史,否认脑血管病病史,否认精神病病史。

4. 体格检查　体温 36.4℃,脉搏 86 次/min,呼吸 21 次/min,血压 138/60mmHg。神清,精神可,巩膜轻度黄染,全身浅表淋巴结无肿大,双肺呼吸音清,未闻及干、湿啰音。律齐,心音正常,心脏各瓣膜听诊区未闻及杂音。腹部平坦,右腹可见 2 条长约 10cm 的手术瘢痕,全腹柔软,上腹部轻压痛,无反跳痛,肝、脾肋下未及,墨菲征(−),移动性浊音(−),肠鸣音 4 次/min,双下肢无水肿,生理反射存在,病理反射未引出。

5. 入院前检验检查　肝胆胰脾超声检查(2021-10-12):胆总管扩张并胆总管结石。

6. 入院诊断　①胆总管结石;②胆囊切除术后。

7. 鉴别诊断

(1) 肾绞痛:特点是突然发作剧烈疼痛,疼痛从患侧腰部开始沿输尿管向下腹部放射,可持续几分钟或数十分钟,甚至数小时不等。发作时常伴有恶心呕吐、大汗淋漓、面色苍白、辗转不安等症状,严重者可导致休克。

(2) 消化性溃疡:伴慢性、周期性上腹痛症状,可伴恶心、呕吐,症状与进食相关,可有出血、穿孔等并发症。

(3) 急性阑尾炎:典型阑尾炎初期有中上腹或脐周疼痛,数小时后疼痛固定于右下腹,查体可发现右下腹麦氏点压痛及反跳痛。

(4) 胆道蛔虫病:患者年龄一般较轻,多在 30 岁以下。发病突然,绞痛剧烈,有阵发性加剧且有特殊钻顶感。发作时常伴有恶心、呕吐,常可吐出蛔虫。黄疸一般多不明显,通常亦无寒战、发热,症状与体征多不符。

8. 入院后检验检查

(1) 肝功能:ALT/AST 正常,TBIL 43μmol/L,DBIL 32μmol/L。

(2) 血常规、凝血功能、肾功能、心电图和心脏超声:大致正常。

(3) MRCP 检查:胆总管下端多发小结石,其上胆总管及肝内外胆管明显扩张,主胰管轻度扩张;胆囊术后(图 2-7-1)。

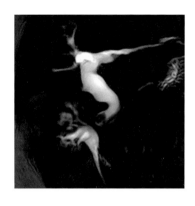

图 2-7-1　MRCP 检查：胆囊缺如，肝内外胆管及胆总管明显扩张，胆总管最宽径约 2.0cm，主胰管轻度扩张

9. 入院后治疗及转归　完善术前准备后，行 ERCP、十二指肠镜乳头扩张术、经内镜 Oddi 括约肌切开取石术，术后予以抗感染、补液等治疗，复查肝功能正常，患者症状好转后出院，门诊随访。

10. 出院诊断　①胆总管结石 ERCP 取石术后；②胆囊切除术后。

 病例 2

1. 患者男性，61 岁，因"间断上腹痛 1 年，胆总管支架置入术后 1 个月余"于 2021 年 9 月 21 日入院。

2. 现病史　患者自诉 1 年前无明显诱因出现上腹痛，间断发作，呈痉挛样疼痛，无明显厌油、黄疸，无呕血、黑便，无头晕、心慌、发热、咳嗽等不适。患者 2021 年 7 月 27 日于我科行 ERCP+EST+柱状球囊扩张+网篮取石+球囊取石+ERBD，并留置双猪尾胆管支架 1 根，今为求进一步诊治来我院，门诊以"胆总管结石"收入院。起病以来，患者精神、食欲、睡眠可，大小便如常，体力、体重无明显改变。

3. 既往史　慢阻肺Ⅲ级病史 5 年，平素服用茚达特罗格隆溴铵吸入粉雾剂胶囊 50μg、1 次/d，10 年前行胆囊切除术；否认高血压、冠心病、糖尿病病史；否认病毒性肝炎、结核、新型冠状病毒感染等传染病病史；否认外伤、输血史；否认食物、药物过敏史。

4. 体格检查　体温 36.7℃，脉搏 111 次/min，呼吸 17 次/min，血压 122/81mmHg。神清，精神可，步入病房，查体合作，营养一般，双侧瞳孔等大等圆，皮肤及巩膜无明显黄染，浅表淋巴结未及肿大，双肺呼吸音清，未闻及明显干、湿啰音。心率 111 次/min，律齐，各瓣膜区未闻及明显病理性杂音。腹软，腹部正中见长约 10cm 的手术瘢痕，肝、脾肋下未及，无明显压痛及反跳痛，墨菲征（-），移动性浊音（-），双肾叩击痛（-），双下肢未见水肿，生理反射存在，病理反射未引出。

5. 入院前检验检查　2021 年 7 月 27 日于我科行 ERCP+EST+柱状球囊扩张+网篮取石+球囊取石+ERBD，并留置双猪尾胆管支架 1 根。

6. 入院诊断　①胆总管结石,ERCP+EST+柱状球囊扩张+网篮取石+球囊取石+ERBD 术后;②胆囊切除术后;③COPD Ⅲ级。

7. 鉴别诊断　患者确诊胆总管结石,2021 年 7 月 27 日于我科行 ERCP+EST+柱状球囊扩张+网篮取石+球囊取石+ERBD,并留置双猪尾胆管支架 1 根,临床证据证实诊断明确,无须鉴别。

8. 入院后检验检查

(1) 血常规、凝血功能+AT3、心肌梗死三项(2021-09-21)正常。

(2) 生化 38 项:ALB 37.04g/L,钙 2.01mmol/L。

(3) 心电图(2021-09-22):①窦性心动过速;②心电轴正常;③肺型 P 波。

(4) ERCP 术后检查(2021-09-23):术后 3 小时血常规示 NEU% 90.70%,NEU# $6.62×10^9$ 个/L,RBC $4.26×10^{12}$ 个/L;胰腺炎生化正常。术后 24 小时血常规及胰腺炎生化正常。

9. 治疗及转归　2021 年 9 月 23 日行 ERCP,术中诊断为胆总管结石、胆管支架置入术后(图 2-7-2);继续行 ERCP+胆道支架取出术+碎石网篮碎石+网篮取石+球囊取石+ENBD。术毕患者安返病房,禁食禁水,给予抗感染及补液支持治疗。患者术后恢复良好,予办理出院手续。

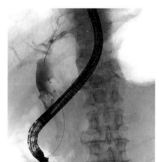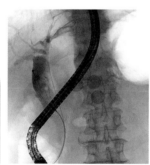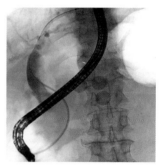

图 2-7-2　无痛 ERCP:胆总管下段结石、胆总管扩张

10. 出院诊断　①胆总管结石,ERCP+胆道支架取出术+碎石网篮碎石+网篮取石+球囊取石+ENBD 术后;②胆囊切除术后;③COPD Ⅲ级。

> **知识点一**
>
> 　　胆总管结石一般无症状或仅有上腹不适,如继发胆管炎,可出现典型 Charcot 三联征,即腹痛、寒战高热、黄疸,可伴不同程度的腹膜炎征象,主要局限于右上腹,可伴肝区叩击痛。如胆道梗阻未及时解除,可继发细菌感染,进而会出现休克和中枢神经系统抑制表现,严重者危及生命。

知识点二

腹部超声为胆总管结石首选检查方法,可发现结石,并明确结石大小及部位。若合并胆道梗阻,则可见肝内、外胆管扩张。CT及MRI/MRCP由于排除肠道内气体干扰,能发现胆管扩张和结石的部位,显示胆总管远端结石。

知识点三

胆总管结石的治疗以手术为主,首选ERCP,如伴有胆囊结石和胆囊炎,应同时行胆囊切除术。为防止和减少结石残留,术中应做胆道镜、胆道造影或超声检查。

【专家点评】

胆总管结石在临床上较常见,当造成胆道梗阻时,可出现腹痛或黄疸;如继发胆管炎,可出现典型Charcot三联征。如胆道梗阻未解除、胆管内细菌引起的感染未得到控制,可发展为急性梗阻性化脓性胆管炎,危及生命。因此,对于胆总管结石,应尽早取石,解除胆道梗阻,降低并发症的发生风险。

病例1为老年女性患者,因上腹间断绞痛就诊,CT检查确诊为"胆总管结石",随后及时行ERCP,利用自然腔道取石,对患者损伤小,患者病情迅速缓解。但患者既往多次行胆系手术,造成胆管解剖学结构改变,是胆总管结石高危人群,而本次就诊又以上腹绞痛为首发症状,应首先考虑胆总管结石,而非消化性溃疡等胃部疾病,腹部B超或CT的优先级高于胃镜,此病例中优先进行胃镜检查,诊断思路可进一步优化。同时,由于该患者为胆总管结石高危人群,应嘱患者调节饮食结构和生活习惯以预防胆结石形成,定期随访,如发现胆泥形成等胆结石前期改变,应及时予以早期干预。

病例2为老年男性患者,有胆囊切除术和ERCP、EST等内镜手术史,且术后留置双猪尾胆管支架,病史明确,诊断较易确立。此患者有COPD病史,外科手术风险大,治疗首选ERCP,诊治流程符合规范。本例患者分次行ERCP取石,考虑可能与胆总管结石数量多、体积大而取出困难有关,对于此类胆总管结石,一期置入支架后二期取石可明显提高取石成功率。另外,复杂胆总管结石容易复发,部分患者术后需要多次取石,各种因素引起的胆总管结石取石术后复发率为5%~25%,对于此特殊患者,应做好健康宣教工作,从生活方面提供专业建议,并做好随访。

【规范化诊疗流程】(图 2-7-3)

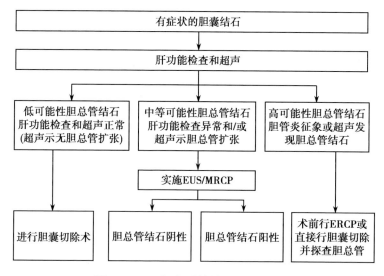

图 2-7-3　可疑胆总管结石的诊疗流程

【指南推荐】

1. 周春华,周玮,孟雨亭,等.《2019 年欧洲消化内镜学会临床实践指南:胆总管结石的内镜治疗》摘译[J].临床肝胆病杂志,2019,35(6):1237-1241.

2. WILLIAMS E,BECKINGHAM I,EL SAYED G,et al. Updated guideline on the management of common bile duct stones(CBDS)[J]. Gut,2017,66(5):765-782.

3. MANES G,PASPATIS G,AABAKKEN L,et al. Endoscopic management of common bile duct stones:European Society of Gastrointestinal Endoscopy (ESGE)guideline[J]. Endoscopy,2019,51(5):472-491.

【综述】

胆总管结石临床诊疗新进展

胆总管结石是胆管系统中较为常见的疾病,大多由胆囊结石移行至胆总管内继发所致,胆囊结石在普通人群中的发病率约为 10%,其中 10%~30% 的胆囊结石患者合并胆总管结石[1-2]。胆总管结石是引起胆道梗阻最常见的非肿瘤性病因。胆总管结石可无症状,也可引起胆绞痛、梗阻性黄疸、胰腺炎、梗阻性化脓性胆管炎甚至死亡,因此即使无症状的胆总管结石也需要积极治疗[3]。

(一) 胆总管结石的临床诊断

胆总管结石可在术前和术中采用诸多方法进行诊断,例如 CT、超声、MRCP 和 ERCP 等,另外结合患者病史、体征及实验室检查最终可确诊。在影像技术及内镜技术快速发展的形势下,胆总管结石的诸多新型诊断技术飞速发展,而传统的诊断方法如口服胆囊造影、传统腹部 X 线片及静脉胆囊造影等由于诊断准确率较低最终被淘汰使用[4]。目前,临床上使用的诊断方法具备高效性、无创性以及安全性等特点。

1. B 超和肝功能检查 目前 B 超和肝功能检查在胆总管结石的诊断上获得了广泛应用,其具有操作简单、价格低廉以及安全有效等特点。B 超检查胆总管结石的典型影像特点为扩张胆管腔内存在恒定强回声团[5]。然而,胃肠道气体往往会对胆总管下端产生影响,并且肝门部淋巴结钙化及脂肪会对诊断结果造成影响,以上因素均降低了 B 超检查的准确率。临床医师根据临床病史,常将 B 超和肝功能检查联合使用。当 B 超及肝功能检查不能明确诊断,仍然怀疑胆总管结石时,须进一步完善 CT、EUS 和 MRCP 检查以明确诊断[6]。

2. CT 检查 CT 在恶性胆道梗阻的鉴别和分期中起重要作用,但在检测胆总管结石方面并非常规手段。CT 诊断胆总管结石的敏感度为 50%~88%,特异度为 84%~96%;当结石小或与胆汁密度相似时,诊断准确率会明显降低[7]。此外,CT 检查存在辐射以及潜在的对比剂不良反应。但是,当患者存在胆总管结石伴恶性肿瘤时,CT 检查仍可作为重要的诊断方法。

3. EUS 及 MRCP 检查 EUS 和 MRCP 具有高度准确性,故建议临床医师将其作为胆总管结石疑诊患者的首选检查方法[3,8]。EUS 充分结合了内镜和超声技术,直接观察黏膜表面,同时完成超声检查,具有较高的结石检出率。MRCP 作为无创伤性检查方法,可以清晰、完整地观察整个胆道结构,同时也适用于胃十二指肠解剖结构改变的患者。然而,如果患者存在幽闭恐惧症、体内心脏起搏器或金属夹等影响 MRCP 检查的因素时,须选用 EUS 检查[9]。此外,两者获得的图像都可以存储,以便其他医师复诊。目前,临床医师多首选 MRCP,但是具体仍应评估患者情况后作出选择,必要时需要行两项检查以确保诊断的准确性。

(二) 胆总管结石的临床治疗

1. 非手术治疗 非手术治疗包括溶石治疗、电液压碎石治疗、机械碎石治疗等,主要用于术前准备治疗、二线治疗以及辅助治疗,治疗效果有限。

2. 内镜治疗

(1) ERCP:ERCP 是一种诊治胆总管结石的微创技术,尽管存在潜在的严重不良事件,但其对于结石具有高清除率,并且仪器设备的升级以及操作流程的改良使得 ERCP 的成功率逐年上升,风险逐年下降[10]。

患者在 ERCP 术前无须常规预防性使用抗生素。急性胆管炎及难治性胆总管结石患者行体外冲击波碎石术应考虑预防性使用抗生素。内镜下乳头括约肌切开术(doscopic sphincterotomy,EST)、内镜下乳头大球囊扩张术(EPLBD)或两者联合应用是取石成功的关键操作。

EPLBD 的结石清除率低,往往需要机械碎石,且术后胰腺炎风险增加,故目前不提倡单独应用。球囊和网篮对胆总管结石的清除同样安全、有效,两者的选择取决于胆管解剖结构、结石特征、经济因素以及操作者偏好。

EST 取石的成功率在 80%~90%[11],当未能取净结石时,常会置入塑料支架以减轻胆道梗阻。研究发现,置入支架后结石会变小、数量会减少,可能的原因是支架与结石之间的互相摩擦所致[8]。一般来说,塑料支架建议在 3~6 个月内取出或更换,以避免感染[12]。值得注意的是,置入永久性胆管支架应被禁止,因为研究发现该术式并发症多且病死率高。

(2) 胆道镜:当内镜治疗不能达到结石清除的目的时,应考虑使用胆道镜引导的液电碎石或激光碎石。临床上早期使用经口胆管镜对胆管进行检查,可在直视下进行操作,然而子母镜系统需要 2 名操作者,操作要求较高[9]。SpyGlass 在 2006 年问世,可采用一次性胆管镜实施单人操作检查治疗,2015 年推出的新型 SpyGlass DS 数字平台解决了插入和视野问题,对于常规治疗手段失败的患者是一种有效的选择,是胆总管结石治疗的重要进展[3]。

3. 手术治疗

(1) ERCP+手术综合治疗:对于胆总管结石患者来说,若胆囊在位,除 ERCP 取石治疗外,腹腔镜胆囊切除术(LC)应一并考虑[13]。二者顺序上,ERCP 可在 LC 术前、术中、术后进行,通常选择术前行 ERCP,不仅能解除胆管结石带来的梗阻问题,而且符合临床实际。

LC 是胆总管结石合并胆囊结石内镜取石后的标准治疗方案,建议患者 ERCP 治疗后 2 周内行 LC,以降低结石移位率和胆道事件再发风险。另外,继发急性胆源性胰腺炎(ABP)且胆囊在位的患者建议切除胆囊,避免胰腺炎复发[9]。2 项关于轻度 ABP 患者行胆囊切除时机的随机对照试验结果显示,早期行胆囊切除可预防胆囊结石相关并发症再发、缩短住院时间,且安全性相当[14-15]。

(2) 胆总管切开取石+T 管引流:经胆总管切开取石是最常见且首选的探查取石方法,其适用性较广,安全性、有效性较高[16]。若伴有胆囊结石和胆囊炎,应同时行 LC。术中行胆道镜、胆道造影和超声可预防和减少结石残留。T 管引流是治疗肝外胆管结石的传统方法,该术式适用于无肝外胆管扩张、胆管内存在残余结石或不能确认胆总管下端是否通畅的患者,术者可根据肝外胆管内径选择不同型号的 T 管作为支撑及引流。

4. 特殊情况下的治疗

(1) 急性胆管炎：因胆总管结石所致的轻度或中度胆管炎患者,建议早期使用抗生素治疗。重度患者则需进行紧急胆道引流减压,存在感染性休克者应在 12 小时内使用 ERCP 引流[17]。

(2) 急性胆源性胰腺炎：胆总管结石是急性胰腺炎的常见原因,患者持续性胆道梗阻,且疑似或已确诊胆源性胰腺炎时,建议在 72 小时内行胆道括约肌切开术和内镜取石,同时早期行 LC 可有效预防复发[3]。

(3) 妊娠期胆总管结石：治疗性 ERCP 对妊娠期胆总管结石安全、有效,应由经验丰富的内镜医师操作,并尽可能减少对胎儿的辐射暴露。由于 X 射线的辐射危害,且妊娠早期胎儿的器官尚未成形,对辐射特别敏感,故建议 ERCP 最好在妊娠中晚期进行[8]。

(三) 小结

目前,胆总管结石的临床诊疗技术日趋完善,介入影像学的发展使得该病的确诊不再是难题。胆总管结石的主要治疗手段为传统的开腹手术、腹腔镜以及内镜下取石术,国内外最新指南为治疗方式的选择提供了循证依据。针对不同的患者,我们应综合考虑每位患者的情况,采取最适合的手段进行个体化治疗,力求减轻患者的痛苦。

（李扬波　仝巧云　寇继光　周中银　于红刚）

参考文献

[1] SHARMA A,DAHIYA P,KHULLAR R,et al. Management of common bile duct stones in the laparoscopic era [J]. Indian J Surg,2012,74(3):264-269.

[2] DING G,CAI W,QIN M. Single-stage vs. two-stage management for concomitant gallstones and common bile duct stones:a prospective randomized trial with long-term follow-up [J]. J Gastrointest Surg,2014,18(5):947-951.

[3] WILLIAMS E,BECKINGHAM I,EL SAYED G,et al. Updated guideline on the management of common bile duct stones(CBDS)[J]. Gut,2017,66(5):765-782.

[4] 卫军要,杨继武. 胆总管结石诊疗新进展[J]. 世界最新医学信息文摘,2019,19(16):111-112.

[5] 成剑,刘军伟,孙晓东,等. 再次 B 超联合磁共振胆胰管成像检查在胆总管单发结石急性腹痛缓解后的临床应用价值[J]. 中华肝胆外科杂志,2018,24(7):464-466.

[6] 周春华,周玮,孟雨亭,等.《2019 年欧洲消化内镜学会临床实践指南:胆总管结石的内镜治疗》摘译[J]. 临床肝胆病杂志,2019,35(6):1237-1241.

[7] CHEN C C. The efficacy of endoscopic ultrasound for the diagnosis of common bile duct stones as compared to CT,MRCP,and ERCP [J]. J Chin Med Assoc,2012,75(7):301-302.

[8] MANES G,PASPATIS G,AABAKKEN L,et al. Endoscopic management of common bile duct stones:European Society of Gastrointestinal Endoscopy(ESGE)guideline [J]. Endoscopy,

2019,51(5):472-491.

［9］闫伟,郑丽玲,于弘,等.《2017年英国胃肠病学会胆总管结石的管理指南》摘译[J].
临床肝胆病杂志,2017,33(8):1440-1447.

［10］李鹏,王拥军,王文海.ERCP诊治指南(2018版)[J].中国实用内科杂志,2018,
38(11):1041-1072.

［11］LIU P,LIN H,CHEN Y,et al. Comparison of endoscopic papillary large balloon dilation
with and without a prior endoscopic sphincterotomy for the treatment of patients with large
and/or multiple common bile duct stones:a systematic review and meta-analysis［J］. Ther
Clin Risk Manag,2019,15:91-101.

［12］JAIN S K,STEIN R,BHUVA M,et al. Pigtail stents:an alternative in the treatment of
difficult bile duct stones［J］. Gastrointest Endosc,2000,52(4):490-493.

［13］梁廷波,白雪莉,陈伟.腹腔镜胆总管探查术治疗胆总管结石的现状与进展[J].中华
消化外科杂志,2018,17(1):22-25.

［14］MCALISTER V C,DAVENPORT E,RENOUF E. Cholecystectomy deferral in patients with
endoscopic sphincterotomy［J］. Cochrane Database Syst Rev,2007,2007(4):CD006233.

［15］ZARGAR S A,MUSHTAQ M,BEG M A,et al. Wait-and-see policy versus cholecystectomy
after endoscopic sphincterotomy for bile-duct stones in high-risk patients with co-existing
gallbladder stones:a prospective randomised trial［J］. Arab J Gastroenterol,2014,15(1):
24-26.

［16］王平,宋振顺.肝外胆管结石微创治疗进展[J].肝胆胰外科杂志,2021,33(9):
563-567.

［17］KARVELLAS C J,ABRALDES J G,ZEPEDA-GOMEZ S,et al. The impact of delayed
biliary decompression and anti-microbial therapy in 260 patients with cholangitis-associated
septic shock［J］. Aliment Pharmacol Ther,2016,44(7):755-766.

第八章

急性胰腺炎诊疗思维

【概述】

急性胰腺炎(acute pancreatitis,AP)是指多种病因引起胰酶激活,导致胰腺水肿、出血及坏死等胰腺局部炎症性损伤,伴或不伴有其他器官功能损害的疾病。临床上以急性上腹痛及血淀粉酶或脂肪酶升高为特点。病情严重程度不一,多数患者病情轻、预后好,少数患者可出现胰腺局部并发症和多器官功能障碍,死亡率高。

急性胰腺炎的年发病率为(13~45)/10万,我国近20年间发病率由0.19%上升至0.71%,且近年来呈逐渐上升趋势。

【典型病例】

 病例1

1. 患者男性,56岁,因"间断上腹隐痛3天"于2021年4月27日入院。

2. 现病史 患者诉3天前饮酒后出现间断上腹部隐痛,无进行性加重,与体位无明显相关,伴乏力,无恶心、呕吐、腹胀、发热、反酸、烧心等症状。今为求诊治来我院门诊就诊,门诊查血常规示 WBC 18.57×10^9 个/L,胰腺炎生化示 AMY 293U/L、LIPA 3 329U/L,遂以"腹痛原因待查:胰腺炎可能"收治我科。起病以来,患者精神及食欲尚可,大小便如常,体力、体重较前未发生明显改变。

3. 既往史 否认冠心病、高血压、糖尿病等慢性病病史,否认乙肝、结核传染病病史,否认手术、外伤、输血史,否认食物、药物过敏史,否认烟酒史。

4. 体格检查 体温36.7℃,脉搏107次/min,呼吸19次/min,血压122/79mmHg。神清,精神可,步入病房,查体合作,营养良好。双侧瞳孔等大等圆,皮肤及巩膜无明显黄染,浅表淋巴结未及肿大。双肺呼吸音清,未闻及明显干、湿啰音。心率107次/min,律齐,各瓣膜区未闻及明显病理性杂音。腹软,压痛可疑,无明显反跳痛。肝、脾肋下未及,墨菲征(−),移动性浊音(−),双肾叩击痛(−)。双下肢未见水肿。生理反射存在,病理反射未引出。

5. 入院前检验检查 血常规(2021-04-27):WBC 18.57×10⁹个/L。胰腺炎生化:AMY 293U/L,LIPA 3 329U/L。

6. 入院诊断 腹痛原因待查:急性胰腺炎?

7. 鉴别诊断

(1) 急性胃肠炎:有不洁饮食史,以上腹部和脐周为主,常呈持续性痛伴阵发性加剧,常伴有发热、恶心、呕吐。

共同点:患者饮酒后出现上腹隐痛。

不同点:患者腹痛无阵发性加剧,无发热、恶心、呕吐等不适,故暂不考虑该诊断。

(2) 胃、十二指肠溃疡穿孔:好发于中青年,突发上腹部刀割样疼痛,持续性痛,多在空腹时发作,伴出血时可有呕血或黑便。全腹压痛、反跳痛,腹肌紧张,腹部X线片可见膈下游离气体。

共同点:患者中年男性,上腹痛。

不同点:患者疼痛性质为隐痛,间断性,无呕血或黑便。待进一步完善胃镜检查,明确诊断。

8. 入院后检验检查

(1) CT胸部+上腹部+下腹部平扫(2021-04-28):①右肺中叶节段性肺不张;②右肺中叶及左肺下叶炎性病变;③考虑急性胰腺炎并胰周腹膜炎;④左侧肾上腺结节,腺瘤可能,建议CT增强扫描;⑤脂肪肝。

(2) MRI-肝胆脾平扫+MRCP(2021-04-28):①考虑急性胰腺炎并胰周腹膜炎;②左侧肾上腺腰部略饱满。

(3) 心电图-十二通道心电图:①窦性心律;②心电轴轻度左偏;③正常范围心电图。

(4) 无痛超声胃镜检查(2021-04-28):①胰腺低回声改变(考虑炎症);②胆总管未见明显异常;③胆囊炎(图2-8-1)。

(5) 尿液分析(不含沉渣):尿糖1+,蛋白1+,潜血(干片法)2+。

(6) 胰腺炎生化(血AMY、LIPA):LIPA 448.00U/L。

(7) 电解质6项:钙2.09mmol/L。

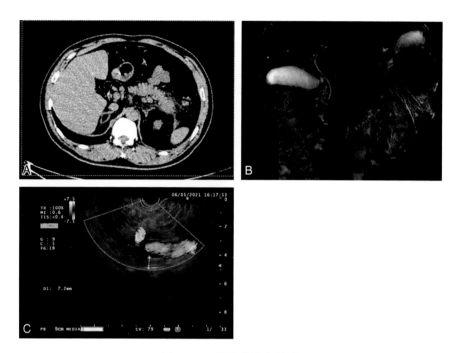

图 2-8-1 影像学检查结果

A. CT 平扫:胰腺尾部可见增粗,周围脂肪密度可见增高,可见条片状渗出影,考虑为急性胰腺炎并胰周腹膜炎。B. MRI+MRCP:肝内、外胆管无扩张,胆囊未见增大,腔内未见明显异常信号;胰腺体尾部肿大,信号不均匀,见絮片状稍长 T_1、稍长 T_2 信号,周围脂肪间隙信号模糊,见絮状长 T_2 信号及少量积液,考虑为急性胰腺炎并胰周腹膜炎。C.超声胃镜:食管、胃经过顺利,十二指肠乳头未见明显异常。超声内镜下可见胰腺形态尚规则,内部回声欠均匀;胰管无扭曲、扩张,直径约 0.2cm,其内未见明显异常回声;胆总管无扩张,直径约 0.7cm,其内未见明显异常回声。胆囊壁增厚、毛糙,内未见明显异常回声。诊断为胰腺低回声改变(考虑炎症),胆总管未见明显异常,胆囊炎。

(8)血常规+hsCRP+SAA:WBC 9.87×10^9 个/L,NEU% 75.30%,LYM% 14.00%,NEU# 7.43×10^9 个/L,MON# 0.88×10^9 个/L,CRP 182.1mg/L,SAA>300.00mg/L。

(9)肿瘤标志物、血栓弹力图:未见明显异常。

9. 入院后治疗及转归 入院后给予禁食禁水、抑制胰酶分泌、抑酸、护胃、抗感染、营养支持等对症支持治疗,患者腹痛症状明显缓解。2021 年 5 月 7 日复查胰腺生化,示 AMY 198.00U/L,LIPA 1 453.00U/L。血常规+hsCRP+SAA 示 LYM% 19.70%,CRP 38.3mg/L,SAA>300.00mg/L。肝功能 15 项(急)示 GGT 72.00U/L,TBA 0.28μmol/L,PAB 150.92mg/L。电解质 6 项示钠 136.20mmol/L,磷 0.83mmol/L。2021 年 5 月 7 日患者腹痛症状消失,未诉其他不适,查体未见明显阳性体征,予办理出院手续。

10. 出院诊断 ①轻症急性胰腺炎;②肺部感染;③肺不张;④肾上腺结节;

⑤脂肪肝;⑥胆囊炎。

 病例2

1. 患者男性,32岁,因"上腹痛3小时"于2019年2月6日入院。

2. 现病史 患者于入院前3小时无明显诱因出现上腹痛,呈持续性胀痛,伴恶心、呕吐,呕吐物为胃内容物,呕吐后腹痛可稍缓解,无放射痛,无畏寒、发热,无胸闷、心悸、气促等其他症状。于我院急诊就诊,急诊以"腹痛待查"收入院。起病以来,患者精神、食欲、睡眠欠佳,大小便如常,体力、体重未见明显改变。

3. 既往史 发现高血压病史2年余,最高血压为140/90mmHg,未治疗;否认糖尿病、冠心病等其他慢性病病史,否认手术、外伤、输血史,否认结核、肝炎等传染病病史,否认食物、药物过敏史,否认烟酒史。

4. 体格检查 体温36.6℃,脉搏70次/min,呼吸20次/min,血压130/80mmHg。神清,精神可。浅表淋巴结未触及,咽部无充血,颈软。两肺呼吸音清,未闻及明显干、湿啰音。心率70次/min,律齐,未及病理性杂音。腹平软,上腹部压痛,无反跳痛,墨菲征(−),未触及包块,肝、脾肋下未及,腹部叩诊鼓音,移动性浊音(−),肠鸣音正常,双下肢无水肿,病理征未引出。

5. 入院前检验检查 无

6. 入院诊断 ①腹痛原因待查:急性胰腺炎可能,消化性溃疡可能;②高血压1级,低危组。

7. 鉴别诊断

(1)急性胃肠炎:有不洁饮食史,以上腹部和脐周为主,常呈持续性痛伴阵发性加剧,常伴有发热、恶心、呕吐。

共同点:患者突发上腹痛,呈持续性,伴有恶心、呕吐。

不同点:患者未诉不洁饮食史,无发热。暂不排除该诊断。

(2)胃、十二指肠溃疡穿孔:好发于中青年,突发上腹部刀割样疼痛,持续性痛,多在空腹时发作,伴有出血时可有呕血或黑便。全腹压痛、反跳痛,腹肌紧张,腹部X线片可见膈下游离气体。

共同点:患者青年男性,突发上腹痛。

不同点:患者腹痛性质为胀痛,与进食无明显关系,无呕血或黑便。待进一步完善相关检验与检查,明确诊断。

8. 入院后检验检查

(1)尿常规(2019-02-06):隐血弱阳性,葡萄糖2+,酮体弱阳性,余正常。

(2)血常规:WBC $14.18×10^9$ 个/L,NEU% 85.50%,余正常。

(3)尿淀粉酶(2019-02-06):18 240U/L。

(4)血生化(2019-02-06):脂肪血,无法检出。

（5）复查血生化（2019-02-07）：钠128.0mmol/L，AMY 669U/L，LIPA 617U/L，葡萄糖17.69mmol/L，肌酐130.9μmol/L，尿酸530μmol/L，TG 28.95mmol/L，氯93.8mmol/L，TC 12.25mmol/L，钙1.78mmol/L，GGT 127U/L，CRP 238.05mg/L。

（6）凝血功能五项：D-二聚体1.41μg/ml。

（7）全腹CT（2019-02-06）：①急性胰腺炎（图2-8-2）；②脂肪肝。

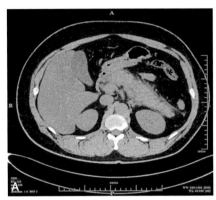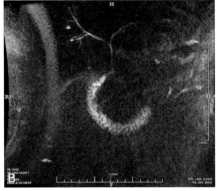

图2-8-2 影像学检查结果

A. CT平扫：胰腺体积增大，胰周可见条片状密度增高影，左肾前筋膜增厚，考虑为急性胰腺炎；B. MRI+MRCP：胆囊增大，其内见小点状低信号，胰腺体积增大，信号增高，胰周、左肾周见条片状长T_2信号，左肾前筋膜增厚。

（8）胸部X线（2019-02-06）：未见明显异常。

（9）HbA1c（2019-02-08）：6.8%。

9. 入院后治疗及转归　入院后予以禁食禁水、抑制胰酶分泌、抑酸、降糖、护胃、预防感染、营养支持等治疗。2019年2月9日复查尿淀粉酶正常。2019年2月10日血常规示WBC $9.59×10^9$个/L，NEU% 80.6%，余正常。2019年2月12日上腹部MRI+MRCP示：①胰腺炎；②脂肪肝，肝右叶小囊性病灶；③胆囊小结石伴胆囊炎；④MRCP未见明显梗阻性病变（见图2-8-2）。2019年2月13日复查血生化，示钠133.2mmol/L，葡萄糖17.14mmol/L，TG 5.12mmol/L，氯99.7mmol/L，TG 7.33mmol/L，钙2.07mmol/L，GGT 97U/L，CRP 140.47mg/L，余正常。2019年2月18日复查血脂全套，示葡萄糖15.18mmol/L，TG 3.67mmol/L，TC 6.45mmol/L，余正常；复查CRP示60.48mg/L。2019年2月26日复查血液分析+C反应蛋白，示RBC $3.80×10^{12}$个/L，HGB 118.0g/L，CRP>5.0mg/L；凝血功能检测示D-二聚体8.30μg/ml，余正常；复查血生化，示葡萄糖8.59mmol/L，TG 3.99mmol/L，TC 5.83mmol/L，TP 64.4g/L，ALB 38.8g/L，CRP 5.37mg/L，GGT 79U/L。2019年2月11日患者腹痛症状消失，未诉其他不适，查体未见明显阳性体征，予办理出院手续。

10. 出院诊断 ①急性胰腺炎;②胆囊结石伴胆囊炎;③脂肪肝;④高血压1级,低危组;⑤2型糖尿病;⑥高脂血症。

知识点一

诊断 AP 需要至少符合以下3项标准中的2项:①与发病一致的上腹部持续疼痛;②胰腺炎的生化证据(血清淀粉酶和/或脂肪酶浓度高于正常上限的3倍);③腹部影像的典型表现(胰腺水肿/坏死或胰腺周围渗出积液)。

知识点二

急性胰腺炎的亚特兰大分类(RAC):轻度 AP(mild AP,MAP),无器官功能衰竭,也无局部或全身并发症;中度 AP(moderate AP,MSAP),器官功能衰竭时间<48小时,或存在局部或全身并发症;重度 AP(severe AP,SAP),器官功能衰竭持续≥48小时。

急性胰腺炎基于决定因素的分类(DBC):MAP 不存在胰腺/胰周坏死以及器官功能衰竭;MSAP 存在无菌性胰腺/胰周坏死和/或暂时性器官功能衰竭;SAP 存在感染性胰腺/胰周坏死或持续性器官功能衰竭;危重度 AP(critical AP,CAP),存在感染性胰腺/胰周坏死合并持续性器官功能衰竭。

知识点三

胰腺 CT 检查有助于明确 AP 诊断,并判断胰腺坏死和渗出范围;MRCP 有助于判断胆源性 AP 病因;EUS 有助于胆道微结石诊断。

知识点四

MAP 的治疗以禁食、抑酸、抑酶及补液为主,补液只需补充每天生理需要量即可,一般不需要进行肠内营养。对于 MSAP 及 SAP,需要采取器官功能维护、抑制胰腺外分泌、使用胰酶抑制剂、早期肠内营养、合理使用抗菌药物、处理局部及全身并发症、镇痛等措施。

【专家点评】

急性胰腺炎是消化系统的危重疾病之一,近年来其发病率在我国显著上升。

轻症胰腺炎病死率低、预后好，但若发展为重症急性胰腺炎，则病情进展迅速，并发症发生率、病死率高。因此，提高急性胰腺炎的早期诊断准确率及规范化诊疗水平对挽救胰腺炎患者的生命至关重要。

病例 1 在诊断过程中不仅根据急性上腹部痛、血清淀粉酶或脂肪酶增高等来确诊，同时还结合 CT、磁共振成像及超声内镜三种手段来探查胰腺及其周边组织器官的变化，对患者整体病情进行系统、全面的评估。《中国急性胰腺炎诊治指南（2019 年，沈阳）》指出，增强 CT 可帮助判断胰腺有无坏死，MRCP 可帮助判断是否为胆源性胰腺炎。此外，根据《中国急性胰腺炎诊治指南（2021）》，除非确诊需要，否则急性胰腺炎发病初期不推荐进行 CT 增强扫描。可疑胆源性急性胰腺炎的患者，入院时或发病初期应常规行超声检查，明确是否存在胆道系统结石。需要指出的是，该病例未详细问诊探寻患者胰腺炎的可能诱因或者病因，这不利于患者的进一步治疗和预防复发。当然该病例早期诊断并及时给予患者禁食禁水、抑制胰酶分泌、抑酸、护胃、抗感染及营养支持等多种治疗手段起到了较好的疗效，使患者转危为安。

急性胰腺炎病因众多，我国胆石症仍是急性胰腺炎的主要病因，其次为高甘油三酯血症及过度饮酒。其他较少见原因包括药物、经内镜逆行胰胆管造影（endoscopic retro-grade cholangiopancreatography，ERCP）术后、高钙血症、感染、遗传、自身免疫疾病和创伤等。对疾病病因的准确判断及早期控制有助于缓解病情，改善预后，并预防急性胰腺炎复发。病例 2 中，患者首发症状不仅有腹痛，还有恶心、呕吐，鉴别诊断中不能排除急性胃肠炎、消化性溃疡的可能。问诊应注重询问患者的不洁饮食史、共餐者是否有类似病史，既往疼痛规律，腹痛与进食的关系，呕吐物性质，大便性质，是否伴随发热等全身症状，以寻找患者病因，根据《中国急性胰腺炎诊治指南（2021）》，急性胰腺炎合并静脉乳糜状血或血甘油三酯>11.3mmol/L 可诊断为高甘油三酯血症性急性胰腺炎，需采用综合治疗手段以快速降低甘油三酯水平。患者入院查生化示 TG 28.95mmol/L，虽之后复查生化 TG 水平明显降低，但治疗过程中未明确体现包括禁食禁水 ≥24 小时后的饮食调节，使用降血脂药物及其他辅助降脂手段（小剂量低分子量肝素、胰岛素、血脂吸附和/或血浆置换）实现血脂的控制。目前指南推荐，应尽快将 TG 水平降至5.65mmol/L 以下。该病例及时明确患者诊断，并积极予以处理，使患者症状及相关指标迅速改善，并且针对患者在检查过程中新发现的其他问题，例如血糖升高等予以积极对症治疗，体现了个体化综合化治疗的理念。

【规范化诊疗流程】(图 2-8-3,图 2-8-4)

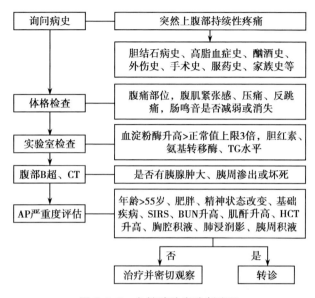

图 2-8-3　急性胰腺炎诊断流程

TG,甘油三酯;SIRS,全身炎症反应综合征;BUN,尿素氮;HCT,血细胞比容。

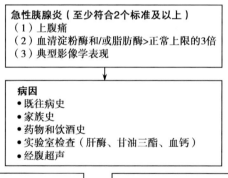

图 2-8-4　急性胰腺炎诊断流程(国际版)

ERCP,经内镜逆行胰胆管造影;ICU,重症监护病房。

【指南推荐】

1. 李非,曹锋. 中国急性胰腺炎诊治指南(2021)［J］. 中国实用外科杂志,2021,41(7):739-746.

2. 中华医学会,中华医学会杂志社,中华医学会消化病学分会,等. 急性胰腺炎基层诊疗指南(2019 年)［J］. 中华全科医师杂志,2019,18(9):819-826.

3. BOXHOORN L, VOERMANS R P, BOUWENSE S A, et al. Acute pancreatitis［J］. Lancet, 2020, 396(10252):726-734.

【综述】

急性胰腺炎非手术治疗新进展

急性胰腺炎(acute pancreatitis, AP)指因胰酶异常激活对胰腺自身及周围器官产生消化作用而引起以胰腺局部炎症反应为主要特征,甚至可导致器官功能障碍的急腹症[1]。急性胰腺炎全世界每年的发病率为(13~45)/10 万,其近年发病率呈上升趋势。中国近 20 年间发病率由 0.19% 上升至 0.71%[2],21% 的患者在第一次急性胰腺炎发作后复发,36% 急性胰腺炎复发后形成慢性胰腺炎[3],临床需高度重视。

同时,急性胰腺炎的治疗在过去 10 年中发生了很大变化,引入了多学科、个体化的治疗方法,包括对感染的胰腺和胰腺周围坏死进行微创的内镜、放射和外科干预疗法,以及重症监护措施的改进,降低了发病率和死亡率[4]。

急性胰腺炎的早期治疗是支持性治疗,主要包括密切监测生命体征、维持体液平衡、镇痛和营养支持。患者最好由一个多学科团队进行管理,该团队通常包括消化内科、肝胆外科、放射(介入)科医师和营养师。本文综合诊治指南及近期相关临床研究结果,对我国急性胰腺炎早期非手术治疗进展阐述如下。

1. 液体复苏 急性胰腺炎通常伴随全身免疫反应,可导致第三间隙液体外渗,可引起低血容量、低灌注、器官衰竭,最终导致死亡。充分的液体复苏对于纠正液体丢失、维持足够血容量、增加器官及微循环灌注和防止细菌扩散至关重要[5]。研究表明,病程早期,密切监测生命体征的同时予以积极的液体复苏可明显改善临床预后。然而,不恰当的液体复苏可能有害,严重可危及生命。虽然关于最佳液体输注速度的证据很少,但目前指南建议静脉液体治疗以 5~10ml/(kg·h) 的速度进行,并且维持心率低于 120 次/min,平均动脉压在 65~85mmHg,尿量超过 0.5~1.0ml/(kg·h)[6]。另有研究表明,与输注生理盐水相比,输注乳酸林格液发生全身炎症反应综合征的概率降低,并且与炎症相关的 CRP 浓度也降低,因此临床上更加推荐首选乳酸林格液[7-10]。同时,液体复苏期间,对于任何有肾衰竭、心力衰竭或肺水肿的患者都必须谨慎，避免循环超负荷引起呼吸困难。除常规检测尿量外，入院后 24 小时内每隔 8 小时检测一次血细胞比容和血尿素氮（BUN），也可作为血液稀释的指标。同时研究发现，在入院后的第一个 24 小时内，BUN 是最简单可行的复苏容量指标[5]，如果在液体复苏的情况下，BUN 持续上升，可考虑补充更多液体。相反，如果 BUN 在最初 24 小时内下降，则应减少液体的补充量。对于大多数患者，总输注量为 2 500~4 000ml 足以在最初的 24 小时内达到复苏目标，过度激进的液体疗法会增加并发症的发病率和死亡率。对持续存在低血压的急性胰腺炎患者，可在液体复苏过程中或之后给予去甲肾上腺素提升血压[1]。

2. 营养支持　适当的营养支持可维持肠道屏障功能，抑制细菌移位，并减少全身炎症反应综合征。基本原则是能经口进食就经口，能经胃就经胃，不特别强调空肠营养[11]。在轻度急性胰腺炎患者中，经口进食一般在入院 1 周内开始，并可从低脂饮食开始。多项研究表明，肠内营养可改善降低重症胰腺炎患者的发病率和死亡率。因此，建议重症或有发展为重症可能性的胰腺炎患者住院 72 小时内可开始通过管饲进行肠内营养[5]。同时，据一项多中心随机 Python 试验表明[12]，与按需营养支持相比，24 小时内早期肠内营养并不能降低感染率（25%/26%）或死亡率（11%/7%）。因此，更加推荐患者在 72 小时内一旦出现热量摄入不足，即可开始肠内营养。尽管通常认为，与鼻空肠管喂养相比，鼻胃管喂养会增加误吸的风险，但两项小型随机试验表明，鼻胃管喂养安全且耐受性良好。荟萃分析结果显示，鼻胃管有较好的安全性和可行性，相较于鼻空肠管，置入鼻胃管也更便捷[13]。与肠内喂养相比，不推荐常规使用肠外营养，研究表明其相关的并发症、手术和死亡风险均高于肠内营养[14]。但在实践过程中，需注意喂养耐受性的监测。如有胃潴留或者反流误吸风险，应考虑幽门后喂养。如经胃或幽门后喂养患者腹痛加重或胰酶升高，应及时切换为空肠喂养。同时，肠内营养需重视腹内压和胃肠功能的监测，需注意是否存在肠内营养禁忌证（如肠梗阻、未处理的肠瘘和肠道缺血坏死等）。对于肠内营养无法达到营养支持目标，要及时考虑补充肠外营养。特别是重症急性胰腺炎患者，这类患者病程长，在营养支持时需要尽可能维持总热卡和总蛋白的含量，以达到最大化的脏器保护，避免患者进入持续高代谢、免疫功能低下和营养不良的状态。

3. 疼痛管理　疼痛是急性胰腺炎的主要症状，缓解疼痛是临床重要的治疗目标。严重的急性胰腺炎通常推荐在入院 24 小时内接受充分的镇痛治疗：常将阿片类药物（如哌替啶）和非阿片类药物（如安乃近）联合使用。但各种镇痛药物用于治疗急性胰腺炎有效性和安全性的证据有限，目前针对急性胰腺炎镇痛治疗的共识和指南较少。研究发现，对于非气管插管患者，盐酸氢吗啡酮的镇痛效果优于吗啡和芬太尼[15]。对于需要长期大剂量阿片类药物治疗的重症急性胰腺炎和慢性胰腺炎、使用镇痛药物不能提供足够的镇痛效果或无法改善肠麻痹的患者，可考虑使用硬膜外镇痛。另有研究发现,ICU 内接受硬膜外镇痛治疗的急性胰腺炎患者,其 30 天内病死率更低[16]。目前推荐对急性胰腺炎患者按围手术期急性疼痛方式(全身给药与局部给药联合,患者自控镇痛与多模式镇痛联合)进行镇痛治疗[1]。

4. 预防性抗感染　急性胰腺炎急性期往往表现为体温升高,白细胞、中性粒细胞、超敏 C 反应蛋白和前降钙素原升高等感染性表现。胰腺和胰周坏死渗出是无菌性炎症,除外伴随胰腺外感染的情况,此时使用抗生素是预防性使用。目前急性胰腺炎的治疗中,是否应预防性使用抗菌药物一直存在争议[17]。研究结果显示,预防性使用抗菌药物不能降低胰周或胰腺感染的发生率,反而可能增加多重耐药菌及真菌感染机会[18]。对于无感染证据的急性胰腺炎,不推荐预防性使用抗菌药物;对于可疑或确诊的胰腺(胰周)或胰外感染(如胆道系统、肺部、泌尿系统、导管相关感染等)的患者,可经验性使用抗菌药物,并尽快进行体液培养,根据细菌培养和药物敏感试验结果调整抗菌药物。研究发现,接受肠道益生菌治疗的患者死亡率高于未接受肠道益生菌治疗的患者。因此,临床上是否应使用益生菌治疗急性胰腺炎还有待进一步研究。

5. 预防复发　研究发现,21% 的首发急性胰腺炎患者会发展为复发性急性胰腺炎,其特征为具有 2 次或 2 次以上的急性胰腺炎发作史,且两次发病间隔至少 3 个月[3,19]。病因治疗是预防急性胰腺炎反复发作的主要手段:胆囊切除术有助于预防胆源性胰腺炎反复发作;对高甘油三酯血症患者,若通过低脂饮食和减重后血脂控制仍不佳,需要口服降脂药物[20];戒酒是酒精性急性胰腺炎的重要治疗方式,即便是入院后短期戒酒,对预防酒精性急性胰腺炎复发亦有作用。对于轻度胆源性胰腺炎,强烈建议在住院期间进行胆囊切除术以防止疾病复发[10]。对于特发性急性胰腺炎反复发作的患者,应该考虑遗传咨询[10]。在大多数遗传性急性胰腺炎患者中,可发现编码胰蛋白酶-1 的 *PRSS1* 基因突变。

6. 小结　综上所述,随着新的临床证据不断出现,临床医师对急性胰腺炎的认识不断加深,国内外关于急性胰腺炎的循证性指南也相继进行了更新。关于急性胰腺炎的治疗,应做到准确评估、多学科合作、个体化治疗、早期支持与手术干预相结合,才能有效互补、降低病死率及改善患者预后。

(张吉翔　蒲　瑜　刘启胜　陈其奎)

参考文献

[1] 李非,曹锋. 中国急性胰腺炎诊治指南(2021)[J]. 中国实用外科杂志,2021,41(7):739-746.

[2] 中华医学会急诊分会,京津冀急诊急救联盟,北京医学会急诊分会,等. 急性胰腺炎急诊诊断及治疗专家共识[J]. 中华急诊医学杂志,2021,30(2):161-172.

［ 3 ］ PETROV M S,YADAV D. Global epidemiology and holistic prevention of pancreatitis［ J ］. Nat Rev Gastroenterol Hepatol,2019,16(3):175-184.

［ 4 ］ VAN BRUNSCHOT S,HOLLEMANS R A,BAKKER O J,et al. Minimally invasive and endoscopic versus open necrosectomy for necrotising pancreatitis:a pooled analysis of individual data for 1980 patients［ J ］. Gut,2018,67(4):697-706.

［ 5 ］ GOLDENBERG D E,GORDON S R,GARDNER T B. Management of acute pancreatitis［ J ］. Expert Rev Gastroenterol Hepatol,2014,8(6):687-694.

［ 6 ］ BUXBAUM J L,QUEZADA M,DA B,et al. Early Aggressive Hydration Hastens Clinical Improvement in Mild Acute Pancreatitis［ J ］. Am J Gastroenterol,2017,112(5):797-803.

［ 7 ］ DE-MADARIA E,HERRERA-MARANTE I,GONZÁLEZ-CAMACHO V,et al. Fluid resuscitation with lactated Ringer's solution vs normal saline in acute pancreatitis:A triple-blind,randomized,controlled trial［ J ］. United European Gastroenterol J,2018,6(1):63-72.

［ 8 ］ CHOOSAKUL S,HARINWAN K,CHIRAPONGSATHORN S,et al. Comparison of normal saline versus Lactated Ringer's solution for fluid resuscitation in patients with mild acute pancreatitis,A randomized controlled trial［ J ］. Pancreatology,2018,18(5):507-512.

［ 9 ］ IQBAL U,ANWAR H,SCRIBANI M. Ringer's lactate versus normal saline in acute pancreatitis:A systematic review and meta-analysis［ J ］. J Dig Dis,2018,19(6):335-341.

［ 10 ］ GARBER A,FRAKES C,ARORA Z,et al. Mechanisms and Management of Acute Pancreatitis［ J ］. Gastroenterol Res Pract,2018,2018:6218798.

［ 11 ］ 郭丰. 急性胰腺炎诊治方面的一些问题探讨［J］. 中华急诊医学杂志,2021,30(8):917-920.

［ 12 ］ BAKKER O J,VAN BRUNSCHOT S,VAN SANTVOORT H C,et al. Early versus on-demand nasoenteric tube feeding in acute pancreatitis［ J ］. N Engl J Med,2014,371(21):1983-1993.

［ 13 ］ ZHU Y,YIN H,ZHANG R,et al. Nasogastric Nutrition versus Nasojejunal Nutrition in Patients with Severe Acute Pancreatitis:A Meta-Analysis of Randomized Controlled Trials［ J ］. Gastroenterol Res Pract,2016,2016:6430632.

［ 14 ］ LI W,LIU J,ZHAO S,et al. Safety and efficacy of total parenteral nutrition versus total enteral nutrition for patients with severe acute pancreatitis:a meta-analysis［ J ］. J Int Med Res,2018,46(9):3948-3958.

［ 15 ］ STIGLIANO S,STERNBY H,DE MADARIA E,et al. Early management of acute pancreatitis:A review of the best evidence［ J ］. Dig Liver Dis,2017,49(6):585-594.

［ 16 ］ JABAUDON M,BELHADJ-TAHAR N,RIMMELÉ T,et al. Thoracic Epidural Analgesia and Mortality in Acute Pancreatitis:A Multicenter Propensity Analysis［ J ］. Crit Care Med,2018,46(3):e198-e205.

［ 17 ］ MOURAD M M,EVANS R,KALIDINDI V,et al. Prophylactic antibiotics in acute pancreatitis:endless debate［ J ］. Ann R Coll Surg Engl,2017,99(2):107-112.

［ 18 ］ REUKEN P A,ALBIG H,RÖDEL J,et al. Fungal Infections in Patients With Infected Pancreatic Necrosis and Pseudocysts:Risk Factors and Outcome［ J ］. Pancreas,2018,

47(1):92-98.

[19] GUDA N M,MUDDANA V,WHITCOMB D C,et al. Recurrent Acute Pancreatitis: International State-of-the-Science Conference With Recommendations [J]. Pancreas, 2018,47(6):653-666.

[20] YANG A L,MCNABB-BALTAR J. Hypertriglyceridemia and acute pancreatitis [J]. Pancreatology,2020,20(5):795-800.

第三部分

消化系统常见肿瘤

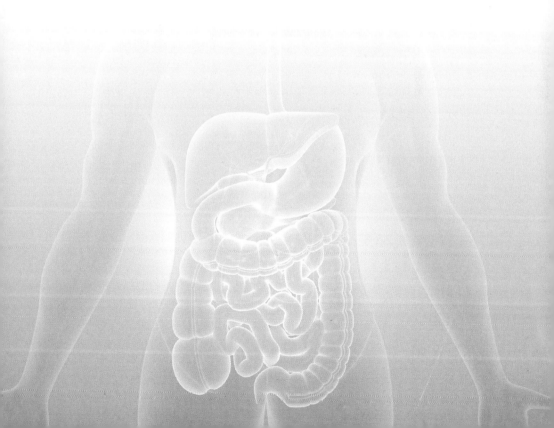

第一章

食管癌诊疗思维

【概述】

食管癌(esophageal cancer,EC)是常见的消化道肿瘤之一,起源于食管黏膜上皮组织。EC好发于食管下段,病理类型多为鳞状细胞癌;早期常表现为吞咽硬质食物时自觉梗噎感,或于胸骨后烧灼样痛及牵拉感,也可无明显症状;中晚期常出现进行性吞咽困难。随着胃镜的逐渐普及,食管癌的发现率也越来越高。早期食管癌经手术根治后预后一般较好,中晚期食管癌根据分期和治疗方式的不同,预后也不尽相同。

目前我国食管癌死亡率在消化道肿瘤中位居第二,其年发病率为(12~17)/10万,男性患病率远高于女性。

【典型病例】

 病例1

1. 患者男性,56岁,因"间断上腹胀2年余,烧心3个月"于2021年10月12日入院。

2. 现病史　患者诉2年前无明显诱因出现间断上腹胀,偶有反酸、嗳气,无腹痛,自行口服药物治疗(具体不详)后症状好转。3个月前饮酒后出现烧心、上腹胀,伴反酸、嗳气,无腹痛、胸闷胸痛、咳嗽咳痰、头昏乏力、畏寒发热等不适;院外予以艾普拉唑(10mg、1次/d、1片/次)口服治疗后症状好转,为进一步诊治来我院就诊。行胃镜检查,示食管黏膜病变(距门齿约30cm,可见黏膜片状糜烂,窄带成像技术)呈茶色改变,行碘染色发现病灶呈淡染区,取1块做病理检查,病变大小约1.5cm×1.0cm(图3-1-1);慢性萎缩性胃炎(C1)。(食管)活检为高级别鳞状上皮内瘤变,局灶疑有浸润。遂以"食管原位癌、慢性萎缩性胃炎"收入院。起病以来,患者精神可,食欲正常,睡眠尚可,大小便如常,体力、体重无明显下降。

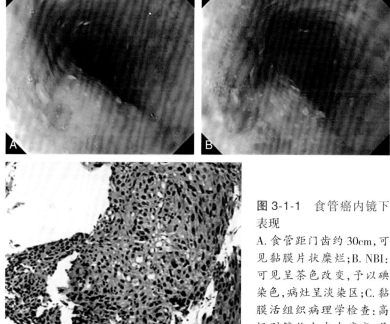

图 3-1-1 食管癌内镜下表现
A. 食管距门齿约 30cm,可见黏膜片状糜烂;B. NBI:可见呈茶色改变,予以碘染色,病灶呈淡染区;C. 黏膜活组织病理学检查:高级别鳞状上皮内瘤变,局灶疑有浸润。

3. 既往史 否认冠心病、高血压、糖尿病等慢性病病史,否认乙肝、结核等传染病病史,否认手术、外伤、输血史,否认食物、药物过敏史,否认烟酒史。

4. 体格检查 体温 36.3℃,脉搏 66 次/min(规则),呼吸 19 次/min(规则),血压 130/80mmHg。神志清楚,发育正常,营养良好,正常面容,体形适中,步入病房,自主体位,对答切题,查体合作。皮肤、黏膜无黄染,无肝掌,无蜘蛛痣。全身浅表淋巴结无肿大。巩膜无黄染,口唇红润。颈软,颈静脉无怒张,肝颈静脉回流征阴性,双侧甲状腺无肿大。双肺呼吸音清,未闻及干、湿啰音。心率 66 次/min,律齐,无病理性杂音。腹壁柔软,无压痛,无反跳痛,肝肋下未触及,肝区无叩击痛,脾肋下未触及,未触及腹部包块。双肾区无叩击痛,墨菲征(−),移动性浊音(−)。四肢活动自如,双下肢无水肿。生理反射存在,病理反射未引出。

5. 入院前检验检查 胃镜(2021-10-06):食管黏膜病变(距门齿约30cm,可见黏膜片状糜烂,窄带成像技术)呈茶色改变,行碘染色发现病灶呈淡染区,取1块做病理检查,病变大小约1.5cm×1.0cm(见图3-1-1);慢性萎缩性胃炎(C1)。^{13}C呼气试验(2021-10-06):Hp阴性。(食管)活检(2021-10-09):高级别鳞状上皮内瘤变,局灶疑浸润(见图3-1-1)。

6. 入院诊断　①食管原位癌;②慢性萎缩性胃炎。

7. 鉴别诊断

(1) 反流性食管炎:常有反酸、烧心症状,内镜下可表现为黏膜糜烂,严重时可见食管溃疡甚至食管狭窄。

(2) 食管良性增生性病变:内镜下可表现为息肉、平坦型或息肉样型增生性病变,近观可见病变表面腺管结构正常,超声内镜检查显示病变仅位于黏膜层,病理表现为腺瘤、炎性增生或增生性息肉,伴或不伴异型增生。

(3) 进展期食管癌:常伴吞咽梗阻症状,内镜下可表现为溃疡或隆起性肿瘤,常伴食管狭窄;食管气钡双重对比造影检查可见食管黏膜增粗、迂曲或中断,或小充盈缺损影、龛影,管壁僵硬,钡剂滞留。超声内镜检查显示病变已突破黏膜下层并浸润肌层,病理证实为癌性病变。

8. 入院后检验检查

(1) 心电图-十二通道心电图:窦性心动过缓,心电轴正常。

(2) 血常规:WBC 4.64×10^{9}个/L,NEU% 62.10%,MON# 0.21×10^{9}个/L,RBC 5.07×10^{12}个/L,HGB 165g/L,PLT 150×10^{9}个/L。

(3) 生化38项:ALT 14U/L,AST 20U/L,TBIL 18.7μmol/L,DBIL 2.8μmol/L,BUN 4.78mmol/L,肌酐61.0μmol/L,尿酸267.32μmol/L。

(4) 电解质、心肌酶谱、大便常规+隐血试验:未见明显异常。

(5) 肿瘤标志物:AFP 3.78ng/ml,CEA 3.98ng/ml,PSA 0.62ng/ml,CA125 9.90U/ml,CA153 8.60U/ml,CA19-9 16.20U/ml。

(6) 尿常规:黏液丝278.00/μl,尿胆原17.00μmol/L,微白蛋白0.15g/L。

(7) 胸部增强CT:食管未见明显占位征象,双肺多发纤维条索灶,右肺部分支气管牵拉、扩张;两肺微结节灶。双侧局限性胸膜增厚,左侧胸膜局部钙化。

(8) 腹部彩超:胆囊结石、胆囊壁间结石。

(9) 前列腺彩超:前列腺稍大、前列腺钙化灶。

9. 入院后治疗及转归　入院后完善术前准备,于2021年10月14日行气管插管全身麻醉下食管原位癌ESD;术中内镜示食管距门齿约30cm处可见3.0cm×2.5cm食管黏膜病变;ME+NBI示病灶呈B1型血管,可见乏血管区(avascular areas,AVAs)(见图3-1-1);治疗策略为使用Q260J内镜前置透明帽,Dual knife沿病变外标记,注射针黏膜下注射盐水+玻璃酸钠+亚甲蓝混合液,Dual knife沿标记外黏膜切开,并沿黏膜下逐步剥离,Dual knife边注射边剥离,直至完整剥离病灶,止血钳及 APC 充分止血,钛夹夹闭较深创面,随镜取出标本,留置胃管。病变大小约 3.0cm×4.8cm,离体标本予以碘染色,呈不着色及淡染区。术后予以加强抑酸、预防感染、营养等对症支持治疗,观察患者腹部体征、胃肠减压管引流液颜色及大便情况。患者术后无特殊不适,术后 3 天开始进食流食,病理检查示高级别鳞状上皮内瘤变累及腺体,范围为 2.0cm×1.2cm,切缘阴性(见图 3-1-1),术后 5 天予办理出院手续。建议患者 3 个月后复查胃镜。

10. 出院诊断 ①早期食管癌 ESD 术后(0-Ⅱc+Ⅱa);②慢性萎缩性胃炎;③双肺纤维灶;④胆囊结石;⑤前列腺增大;⑥前列腺钙化灶;⑦双肺微结节。

病例 2

1. 患者男性,70 岁,因"进行性吞咽困难伴胸骨后疼痛 1 个月"于 2021 年 3 月 21 日入院。

2. 现病史 患者诉 1 个月前无明显诱因出现进行性吞咽困难,伴胸骨后疼痛、恶心、活动后心慌胸闷,无呕血黑便、呛咳、腹痛腹胀、畏寒发热等不适。为进一步诊治来我院就诊,门诊以"吞咽困难:食管癌?"收入我科。起病以来,患者精神、食欲、睡眠差,大小便如常,体力下降,体重减轻约 5kg。

3. 既往史 高血压、2 型糖尿病病史(具体不详),平素血压、血糖控制良好,否认冠心病等其他特殊疾病史;否认乙肝、结核等传染病病史;否认手术、外伤、输血史;否认食物、药物过敏史;否认烟酒史。

4. 体格检查 体温 36.3℃,脉搏 87 次/min,呼吸 20 次/min,血压 130/80mmHg。神清,精神可,轮椅推入病房,查体合作,营养差,双侧瞳孔等大等圆。皮肤及巩膜无明显黄染,浅表淋巴结未触及肿大。双肺呼吸音清,未闻及干、湿啰音。心率 87 次/min,律齐,各瓣膜区未闻及病理性杂音。腹软,无压痛及反跳痛,肝、脾肋下未触及,墨菲征(−),移动性浊音(−),双肾叩击痛(−),双下肢未见水肿,生理反射存在,病理反射未引出。

5. 入院前检验检查 食管碘水造影(2021-03-22):食管下段贲门恶性肿瘤性病变,累及贲门周围胃底可能(图 3-1-2)。

6. 入院诊断 ①吞咽困难待查:食管癌?②高血压 1 级,极高危;③2 型糖尿病。

7. 鉴别诊断

(1) 食管贲门失弛缓症:由食管肌间神经丛等病变引起食管下段括约肌松弛障碍所致的疾病。临床表现为间歇性咽下困难、食物反流和下端胸骨后疼痛不适,病程较长,但多无进行性消瘦。气钡双重对比造影检查见贲门梗阻呈漏斗或鸟嘴状,边缘光滑,食管下段明显扩张,吸入亚硝酸异戊酯或口服、舌下含服硝酸异山梨酯(5~10mg)可使贲门松弛,钡剂随即通过。

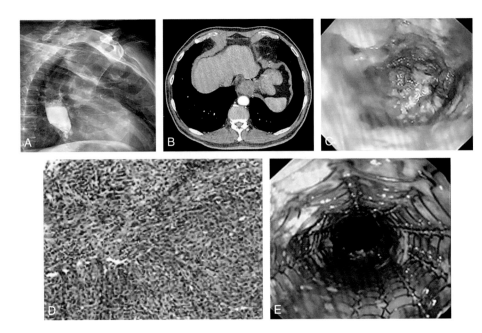

图 3-1-2　食管癌相关检查及治疗

A.食管碘水造影;B.胸部增强 CT:食管下段管壁增厚;C.电子内镜:食管下段新生物堵塞管腔;D.黏膜活组织病理学检查:食管新生物病理检查示组织中可见鳞状细胞癌(HE 染色);E.内镜下食管支架置入。

（2）胃食管反流病:表现为烧心、吞咽性疼痛或吞咽困难。内镜示黏膜炎症、糜烂或溃疡,但无肿瘤证据。

（3）食管良性狭窄:一般由腐蚀性或反流性食管炎所致,也可因长期留置胃管、食管手术或食管胃手术引起。气钡双重对比造影检查可见食管狭窄、黏膜消失、管壁僵硬,狭窄与正常食管段逐渐过渡,边缘整齐、无钡影残缺征。内镜可确诊。

（4）其他:与食管平滑肌瘤、食管裂孔疝、食管静脉曲张、纵隔肿瘤、食管周围淋巴结肿大、主动脉瘤外压食管造成的狭窄而产生的吞咽困难相鉴别,超声内镜检查有助于确诊。此外,注意与癔球症相鉴别,该疾病多见于女性,患者时有咽部球样异物感,进食时消失,常由精神因素诱发,无器质性食管病变。

8.入院后检验检查

（1）血常规、肝肾功能、凝血功能、肿瘤标志物、粪便常规、尿常规等(2021-03-22)未见明显异常。

（2）胸腹部增强 CT:①食管下段及胃底壁明显增厚,考虑为肿瘤性病变;②胆囊小结石;③双侧肾上腺增粗:增生? ④右肾微结石(见图 3-1-2)。

（3）胃镜:食管下段延续至贲门可见新生物环周占据管腔,病理检查示鳞状细胞癌(见图 3-1-2)。

9. 入院后治疗及转归 入院后予以营养支持治疗,行内镜下食管支架置入术(见图 3-1-2),术后患者吞咽困难明显缓解,术后 3 天可进流质、半流质饮食,症状明显改善后予办理出院手续。

10. 出院诊断 ①食管癌;②高血压 1 级,极高危;③2 型糖尿病;④胆囊结石;⑤右肾结石。

知识点一

诊断 EC 的"金标准"为内镜下发现病变,并及早取活检、行碘水染色或行超声内镜等检查确诊及分期。

知识点二

行内镜下治疗后的食管上皮内瘤变患者,应在切除后的第 3、6 及 12 个月行内镜检查及肿瘤标记物筛查;若无异常,则改为 1 年复查 1 次。

知识点三

在梗阻症状较严重时,行内镜检查虽然可缓解症状、帮助患者进食,但同时需要注意穿孔的风险。如果梗阻过于严重导致内镜检查无法进行,则可选择气钡双重对比造影或胸腹部增强 CT。

知识点四

若老年 EC 患者的身体条件已不允许行外科手术治疗及放化疗等时,可行姑息治疗来帮助患者缓解临床症状,但是需要警惕并积极处理由肿瘤侵犯所致的其他非消化道症状。

【专家点评】

食管癌是消化系统常见的肿瘤疾病之一,其死亡率在肿瘤疾病中排名第六。近年来,随着内镜的进一步普及和居民健康体检意识的提高,越来越多食管癌在初期即被发现。食管癌发现并得到干预的时机越早,患者预后越好。

在病例 1 中,患者并未出现特征性的食管癌早期相关症状,而是胃镜检查时意外发现食管黏膜病变,给予碘染色及活检后确诊为食管癌。在确诊 5 天后即给予内镜下治疗,从发现病变到术后出院仅 10 天,发现及时、处理迅速。但需要指出的是,《中国临床肿瘤学会食管癌诊疗指南 2020》中并未提及肿瘤标记物在预测方面的作用,只提到了在复查时需要检测相关指标,诊断及复查依然依赖胃镜及活检。此病例中,该患者的检验指标中多项肿瘤标记物水平轻微升高,但是种类繁杂,对于该患者疾病的发生、发展及预后的预测价值不高,因此在入院及诊断明确后是否需要对患者进行肿瘤标记物的筛查还有待商榷。同时,指南已明确指出,内镜下切除病灶后的患者需在出院后第 3、6、12 个月各复查一次胃镜,若无复发,则此后每年均需复查一次内镜和肿瘤标记物,在出院时应告知患者。同时应与患者解释相关指标轻微升高的原因和意义,消除患者的紧张情绪,从而提高患者的依从性。

病例 2 中患者的症状是十分典型的进展期食管癌症状:老年患者,进行性吞咽困难伴胸骨后疼痛,出现该症状即应高度警惕食管癌的可能。从该病例中也可看出食管癌进入进展期后发展十分迅速,出现症状 1 个月后即不能进食,营养摄入严重受阻,这也是食管癌死亡率高居不下的主要原因之一。部分患者在发现病变时已进展至中晚期,此时即使外科手术干预后给予辅助放化疗,疗效也难尽人意。由于梗阻严重的患者无法进行内镜检查或存在穿孔的风险,而碘水造影是指南中对于临床显性食管肿物造成梗阻严重患者的推荐诊断方法,该病例的特色是在入院后联合采用碘水造影、胸腹部增强 CT 及内镜检查三种方法来明确诊断,需要说明的是,现指南推荐的二线诊断手段为食管气钡双重对比造影,碘水造影现已不被推荐使用。另外比较特殊的是,该患者的处理方式为食管内支架放置,即姑息治疗。此外,该患者已经出现活动后心慌、胸闷的症状,但在本病例中未能体现出对此症状的关注,应探究是否为肿瘤侵犯周围神经所致,并进一步了解肿瘤是否发生远处转移,最终明确患者的 TNM 分期。当然,本病例中对于患者的诊断和处理是及时且有效的。

【规范化诊疗流程】(图 3-1-3,图 3-1-4)

【指南推荐】

1. 中国临床肿瘤学会指南工作委员会. 中国临床肿瘤学会食管癌诊疗指南 2020 [M]. 北京:人民卫生出版社,2020.

2. 中华人民共和国国家卫生健康委员会. 食管癌诊疗指南(2022 年版)[EB/OL]. (2022-04-03)[2022-10-20]. http://www.nhc.gov.cn/yzygj/s2911/202204/a0e67177df1f 439898683e1333957c74/files/da4d1b88634146a09fd63ccc5d728dc7.pdf.

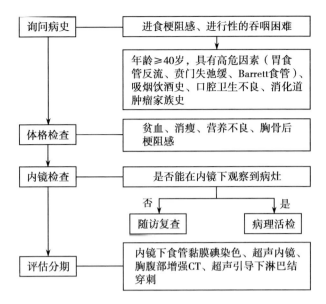

图 3-1-3　食管癌诊断流程

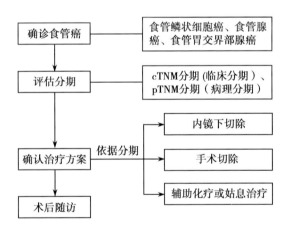

图 3-1-4　食管癌治疗流程

【综述】

细胞因子-趋化因子在食管癌靶向治疗中的研究进展

食管癌是一种十分常见的消化道肿瘤,2020 年全球的食管癌患者增加了 60.4 万人,同时又有 54.4 万人死于食管癌,分别排在第九位和第六位,食管癌已成为癌症第六大死因[1]。而我国更是食管癌高发大国,2015 年我国新增食管癌患者 24.6 万人,其中男性 17.7 万人,女性 6.9 万人,死亡患者为 18.8 万人,亟待重视[2]。过去认为,食管癌可有多种诱发因素,如长期烟酒史、胃食管反流、贲门失弛缓、Barrett食管及消化道肿瘤家族史等,最近研究表明食管癌可能也与病毒感染相关[3]。但食管癌的死亡率仍居高不下,5年生存率也只有15%~20%[4],说明对于食管癌的发生机制了解仍未透彻,缺乏预测食管癌患者发病及预后的有效方法。目前,针对细胞因子-趋化因子网络研发的药物在一些疾病中的应用已初见成效,但在食管癌治疗中的作用仍处在探索阶段,下面将对此方面的研究进展进行总结。

1. 食管癌和肿瘤微环境 癌细胞分泌细胞因子、趋化因子等对其周围的微环境产生影响。近期研究表明,TME在食管癌的进展和转移过程中起到重要作用,且已有研究证实食管癌细胞TME中含有大量的促炎细胞因子、趋化因子和生长因子[5-6],癌细胞通过分泌上述可溶性因子重新编码免疫细胞周围的微环境[7]。除此之外,基质细胞通过调节血管生成[8]、改变细胞外基质的组成和生理结构[9]来阻碍药物到达癌细胞的运输过程,从而促进肿瘤生长、转移以及对抗放化疗。食管癌的发病机制也与许多细胞因子和趋化因子水平失调相关,细胞因子在微环境中承担着刺激抗肿瘤免疫反应(IL-27、IL-23、IL-12和IL-2)、调节转录(IL-6、IL-8和IL-1β)和促进炎症反应(包括IL-1、IL-6和TNF-α)的重任。同时,与大多数肿瘤类似,食管癌的TME也具有免疫抑制功能,进展期的癌症中,各种促进癌症发展的细胞因子和趋化因子水平明显上升,而抑制肿瘤生长的因子却呈现低表达,有利于肿瘤的生长和侵袭。

2. 细胞因子-趋化因子在癌症发展中的作用 许多细胞因子和趋化因子的失调都与食管癌的发病机制显著相关。在肿瘤转移和新生血管生成中,细胞因子作为重要的标志物,在食管癌患者的预后中也有着较好的预测作用[10]。大多数细胞因子会促进癌细胞的增殖,但也有部分细胞因子参与刺激抗肿瘤免疫反应的过程,来发挥肿瘤抑制因子的作用,如IL-27、IL-23、IL-12和IL-2等,提示白介素家族除了提示预后之外,可能在缩小肿瘤、减轻症状方面也能发挥较好的作用。趋化因子及趋化因子受体在肿瘤的发生和发展过程中也起非常重要的作用,它们主要分为两个功能群,一个为稳态功能群(CXCL12、CXCL13、CCL14、CCL19、CCL20、CCL21、CCL25和CCL27等),主要产生于特定的组织;另一个为炎症功能群(CCL2、CCL3、CCL4、CCL5、CCL11、CXCL8和CXCL10等),其在炎症的刺激下产生。CXC族趋化因子在肿瘤的新生血管形成中起决定性作用。据报道,其中CX3CL1、CXCL12和CCL20的高表达与食管癌的发病机制相关[11],提示趋化因子能用来预测食管癌的发生及进展。

3. 细胞因子-趋化因子在食管癌靶向治疗中的应用前景 Durand等在1990年3月阐述了TME在改变放化疗反应方面的重要性。自此之后,大量研究证实了TME通过激活多种肿瘤相关信号通路来促进放化疗抵抗,对趋化因子、细胞因子和肿瘤之间关系的研究也日益增多。趋化因子中 CXCL12 和其受体 CXCR4 在肿瘤转移中研究较多,CXCL12 阳性患者的总体生存率和无症状存活率都要远低于阴性患者,而使用小分子抑制剂可降低 CXCL12 的影响(小鼠体内)[12]。另一项体外研究表明,IL-1β 可通过刺激人食管癌细胞系来提高其侵袭能力,而用抗 IL-1β 抗体阻断剂可有效降低癌细胞侵袭力;用 NF-κB 特异性抑制剂咖啡酸苯乙酯处理食管癌细胞系,也证明了 NF-κB 可有效抑制细胞迁移和侵袭。在细胞因子中,实验证实 IL-6 高表达会促进肿瘤细胞的远处转移,而使放化疗的效果大幅降低;而抑制 IL-6 高表达可使体外人食管癌细胞系的迁移和侵袭明显减少,该结果在小鼠模型中也同样得到证实[13];在人体试验中,研究者发现中和抗体可有效降低 IL-6 的水平,从而使食管癌的迁移和克隆能力显著下降。但令人遗憾的是,IL-6 抗体在食管癌靶向治疗中的潜力至今仍未被发掘,并无临床研究来证实和评估 IL-6 特异抗体在食管癌患者靶向治疗中的作用。

4. 小结 在食管癌的发生、发展和侵袭过程中,细胞因子以及趋化因子起到了重要作用,并与患者的预后息息相关。近年来,关于 PD-1 靶向治疗食管癌的研究逐年增多,同时趋化因子也受到了较多关注。本文概述了 TME、细胞因子-趋化因子网络与食管癌的密切联系,并总结出数种具有未来靶向治疗潜力的细胞因子。仍需注意的是,虽然体外试验或动物实验已经证实上述因子可降低肿瘤生长的速度,但是并未将肿瘤完全消除,也许外科手术与新的靶向治疗相结合会产生更好的效果;或者先将此方法应用于食管癌的姑息治疗中,以减轻患者的临床症状。细胞因子和趋化因子在食管癌中的作用机制尚未完全明了,仍需要进一步实验来证明其生物学意义,以便于未来药物靶点的选取。

(王 硕 贺建华 张 海 李景南)

参考文献

[1] SUNG H,FERLAY J,SIEGEL R L,et al. Global Cancer Statistics 2020:GLOBOCAN Estimates of Incidence and Mortality Worldwide for 36 Cancers in 185 Countries [J]. CA Cancer J Clin,2021,71(3):209-249.

[2] WU C,LI M,MENG H,et al. Analysis of status and countermeasures of cancer incidence and mortality in China [J]. Sci China Life Sci,2019,62(5):640-647.

[3] CHANG C,WORRELL S G. Viruses and esophageal cancer [J]. Dis Esophagus,2020, 33(12):doaa036.

[4] NAPIER K J,SCHEERER M,MISRA S. Esophageal cancer:A Review of epidemiology, pathogenesis,staging workup and treatment modalities [J]. World J Gastrointest Oncol, 2014,6(5):112-120.

[5] BLANK S,NIENHUSER H,DREIKHAUSEN L,et al. Inflammatory cytokines are associated with response and prognosis in patients with esophageal cancer [J]. Oncotarget,2017,

8(29):47518-47532.

[6] DIAKOWSKA D. Cytokines association with clinical and pathological changes in esophageal squamous cell carcinoma [J]. Dis Markers,2013,35(6):883-893.

[7] WANG F T,SUN W,ZHANG J T,et al. Cancer-associated fibroblast regulation of tumor neo-angiogenesis as a therapeutic target in cancer [J]. Oncol Lett,2019,17(3):3055-3065.

[8] PROVENZANO P P,CUEVAS C,CHANG A E,et al. Enzymatic targeting of the stroma ablates physical barriers to treatment of pancreatic ductal adenocarcinoma [J]. Cancer Cell, 2012,21(3):418-429.

[9] BIELENBERG D R,ZETTER B R. The Contribution of Angiogenesis to the Process of Metastasis [J]. Cancer J,2015,21(4):267-273.

[10] LI Z,QIAN J,LI J,et al. Clinical Significance of Serum Chemokines in Esophageal Cancer [J]. Med Sci Monit,2019,25:5850-5855.

[11] WANG X,CAO Y,ZHANG S,et al. Stem cell autocrine CXCL12/CXCR4 stimulates invasion and metastasis of esophageal cancer [J]. Oncotarget,2017,8(22):36149-36160.

[12] CHEN M F,CHEN P T,LU M S,et al. IL-6 expression predicts treatment response and outcome in squamous cell carcinoma of the esophagus [J]. Mol Cancer,2013,12:26.

[13] HONG Y,DING Z Y. PD-1 Inhibitors in the Advanced Esophageal Cancer [J]. Front Pharmacol,2019,10:1418.

第二章

胃癌诊疗思维

【概述】

胃癌（gastric cancer，GC）是指起源于胃黏膜上皮细胞的恶性肿瘤，占胃部恶性肿瘤 95% 以上，主要组织学类型是腺癌。早期胃癌多无明显临床表现，进展期胃癌最常见症状是消瘦和上腹痛，查体上腹部可扪及肿块。胃镜检查结合黏膜活检是胃癌目前最为可靠的诊断方式。胃癌预后与分期直接相关，大部分胃癌患者确诊时已处于中晚期，5 年生存率仅为 7%~34%。

近年来，全球范围内胃癌总体发病率有所降低，但仍为最常见的恶性肿瘤之一。2020 年胃癌全球发病率和死亡率分别位于癌症的第五位和第四位。

【典型病例】

 病例 1

1. 患者男性，74 岁，因"上腹部不适伴消瘦 4 个月余"于 2021 年 9 月 25 日入院。

2. 现病史　患者近 4 个月来无明显诱因出现上腹部不适，空腹及进食过多后明显，无腹痛、腹泻，无恶心、呕吐，无发热、寒战，无咳嗽、咳痰，无心慌、胸闷，无呕血、黑便等其他症状，未行特殊处理。今为求进一步诊治，特来我院门诊。胃镜检查示胃溃疡（取活检，性质待定）伴出血，以"胃溃疡伴出血"收入院。起病以来，患者精神、睡眠尚可，食欲欠佳，大小便如常，体力未见明显变化，体重 4 个月内下降 10kg。

3. 既往史 高血压病史 5 年,最高血压为 160/100mmHg,长期规律口服尼群地平(10mg、1 次/d、1 片/次),血压控制尚可。糖尿病病史 3 年,口服二甲双胍(0.5g、3 次/d、1 片/次),血糖控制尚可。2019 年于我院行腮腺良性肿瘤切除术。否认心脏病等其他慢性病病史;否认肝炎、结核等传染病病史;否认其他手术、外伤、输血史,否认食物、药物过敏史,否认烟酒史。

4. 体格检查 体温 36.3℃,脉搏 55 次/min,呼吸 18 次/min,血压 129/72mmHg。神清,精神可,步入病房,查体合作。颈软,双肺呼吸音清,未闻及干、湿啰音。心脏听诊未闻及杂音,律齐,各瓣膜未闻及杂音。全身皮肤、巩膜无黄染。腹部平软,无压痛及反跳痛,肝、脾肋下未及,肠鸣音正常。双下肢无水肿。生理反射存在,病理反射未引出。

5. 入院前检验检查 常规心电图(2021-09-24):①窦性心律伴频发房性期前收缩;②频发室性期前收缩;③电轴正常;④部分导联 ST-T 改变;⑤建议动态心电图。胃镜(2021-09-25):胃溃疡伴出血(图 3-2-1)。

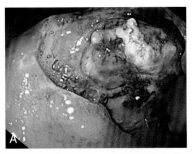

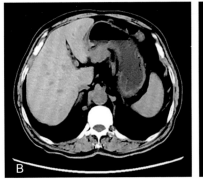 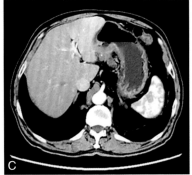

图 3-2-1 内镜、影像学检查及黏膜活组织病理学检查

A. 胃镜检查示胃窦腔变形,小弯至胃角可见一巨大溃疡,大小约 3.0cm×3.5cm,边缘不齐虫蚀样,溃疡面呈结节状,有污苔覆着及渗血,周边黏膜呈堤样结节状隆起,活检 8 块;B、C. 腹部 CT 平扫及增强扫描示胃窦部胃壁增厚,局部可见"火山口"样改变,增强扫描局部胃黏膜中断破坏,胃壁全层呈不均匀强化,胃小弯侧可见多发增大淋巴结影,增强扫描呈明显不均匀环形强化。

6. 入院诊断　①胃溃疡伴出血;②高血压 2 级,很高危组;③2 型糖尿病;④心律失常:频发性室性期前收缩,频发性房性期前收缩。

7. 鉴别诊断

(1) 食管癌:患者多表现为进食梗噎感及进行性吞咽困难,伴体重减轻,胃镜检查可鉴别。

(2) 上消化道溃疡:属于良性病变,患者有明显的上腹部不适,如疼痛、反酸、嗳气等,伴食欲减退和体重下降,胃镜检查可见明确的溃疡性改变,可通过病理与胃癌鉴别。

(3) 胃息肉:患者常伴上腹部隐痛、腹胀等上腹不适症状,但体重多无明显改变,胃镜下可见其表面光滑多有蒂,易于鉴别。

(4) 慢性胃炎:患者常伴上腹胀痛、恶心、呕吐、反酸、烧心等上腹不适症状,发病与情绪、劳累和受凉等因素相关,常反复、规律发作,但多无体重减轻,胃镜检查可明确鉴别慢性胃炎与胃癌。

8. 入院后检验检查

(1) 血型(样本:静脉血)(2021-09-25):Rh 血型示 Rh(D)阳性,ABO 血型示 A 型。

(2) 血常规(2021-09-25):HCT 35.8%,RBC 4.07×10^{12} 个/L,HGB 119.0g/L,MPV 8.80fl,大型血小板比例 18.3%。

(3) 血生化(2021-09-25):葡萄糖 3.31mmol/L,高密度脂蛋白(HDL)0.69mmol/L,TC/LDL 1.40。

(4) 肿瘤标志物:CA125 27.40U/ml,CA19-9 110.90U/ml,余正常。

(5) 肝功能:TP 62.5g/L,ALB 38.8g/L。

(6) 电解质、肾功能、胰腺生化、甲状腺功能三项、凝血功能、糖化血红蛋白、心肌梗死三项、炎症因子、NT-proBNP 均未见明显异常。

(7) 尿液分析+尿沉渣镜检+尿沉渣定量(住院)(样本:尿液)(2021-09-26):酮体 ± 0.5mg/dl。

(8) 术前五项(无 ALT)(样本:血清)(2021-09-26):未见异常。

(9) 胸腹部及盆腔 CT 平扫+增强扫描+三维重建(2021-09-27):①胃窦壁不规则增厚伴溃疡形成、胃小弯侧多发肿大淋巴结,考虑胃窦部肿瘤性病变居多,请结合内镜;②前列腺多发钙化灶;③双肺多发肺大疱,双肺多发纤维增殖灶;④主动脉及冠脉管壁钙化(见图 3-2-1)。

(10) 胃镜病理活检(2021-09-28):(胃窦)腺癌。

9. 入院后治疗及转归　住院期间予以护胃、抑酸、止血、营养等对症支持治疗,请普外科会诊,评估患者病情后建议转外科继续治疗。

10. 出院诊断　①胃癌伴出血;②轻度贫血;③高血压 2 级,很高危组;④2 型糖尿病;⑤心律失常:频发性房性期前收缩,频发性室性期前收缩。

 病例2

1. 患者男性,81岁,因"间断中上腹胀痛1个月,加重1天"于2021年9月23日入院。

2. **现病史** 患者近1个月无明显诱因出现中上腹胀痛,间断性,与进食无明显关系,伴大便干结,排便费力,无黏液脓血。初期自服通便药物(木香顺气丸)可缓解,后上述症状进行性加重,食欲差,尚可自主排气排便,自服通便药物后偶有稀便。2021年9月11日于我科住院,治疗好转后出院仍偶有上腹部隐痛、腹胀、排便困难,自行灌肠、口服木香顺气丸等通便治疗,灌肠后可解黄色稀便,伴自主排气。1天前自觉腹胀加重,自行灌肠后腹胀不缓解,遂再次于我院急诊就诊,急诊以"肠梗阻"收入我科。起病以来,患者精神、饮食、睡眠差,大便如上述,小便正常,体力、体重下降(具体不详)。

3. **既往史** 2017年及2021年3月因大量右侧胸腔积液于我院住院,行胸腔积液引流治疗,胸腔积液的病因未能明确。2017年曾行诊断性抗结核治疗1年。高血压病史10年,血压最高达160/100mmHg,现口服硝苯地平缓释片(30mg、1次/d、1片/次),血压控制尚可。否认糖尿病、心脏病等其他慢性病病史,否认肝炎等其他传染病病史,否认手术、外伤、输血史。否认食物、药物过敏。否认烟酒史。

4. **体格检查** 体温36.3℃,脉搏86次/min,呼吸22次/min,血压146/99mmHg。神清,皮肤、巩膜无黄染,浅表淋巴结未及肿大。双肺呼吸音清,未闻及干、湿啰音。心率86次/min,律齐,各瓣膜区未闻及病理性杂音。腹平软,中上腹轻度压痛,无反跳痛,肝、脾肋下未触及,墨菲征(-),无明显肾区叩击痛,肠鸣音减弱。双下肢无水肿。生理反射存在,病理反射未引出。

5. **入院前检验检查** 胸部CT(2021-07-10):①支气管炎;②双肺少量纤维条索影;③主动脉弓左缘小凸起并钙化,不除外穿透性溃疡;④右侧少量胸腔积液,部分包裹;右侧水平裂增厚,右侧胸膜增厚、粘连。急诊腹部X线片(2021-09-07):不完全性肠梗阻。上腹+下腹+盆腔CT平扫:①部分肠管扩张积液、积气,并多发气液平面,考虑为肠梗阻;②胃壁较厚,回盲部肠管壁增厚,并多发钙化,建议内镜检查;③肠系膜增厚模糊,左侧中腹部系膜淋巴结增大;④胰腺体尾部局部较密实,与胃壁分界不清,建议进一步检查除外病变可能;⑤左肾囊肿,截面大小约2.1cm×1.7cm;⑥少量腹水;⑦右侧胸腔积液,胸膜不均匀增厚粘连。腹部X线片(2021-09-10):①右侧胸腔包裹性积液;②原肠梗阻复查,对比前片,肠梗阻减轻。上腹+下腹增强CT(2021-09-12):①部分肠管扩张积液、积气,并多发气液平面,不除外肠梗阻;②胃体壁局部增厚,与胰腺体尾部分界不清,周围淋巴结增大、增多,考虑为胃癌可能性大,建议内镜检查(图3-2-2);③双肾囊肿;④少量腹水;

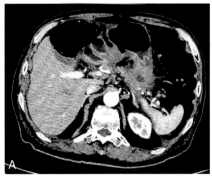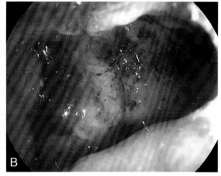

图 3-2-2 内镜、影像学检查及黏膜活组织病理学检查

A. CT 增强扫描:胃体壁局部增厚,与胰腺体尾部分界不清,周围淋巴结增大、增多,考虑为胃癌可能性大;B. 胃镜:胃体上段后壁见巨大溃疡,表面白苔,周边黏膜糜烂,活检 4 块。

⑤右侧胸腔积液,胸膜不均匀增厚、粘连。CEA、CA19-9、AFP 正常。胰腺生化正常。

6. 入院诊断 ①不全性肠梗阻;②胃癌? ③高血压 2 级,很高危组;④胸腔积液;⑤腹水;⑥左肾囊肿。

7. 鉴别诊断

(1) 慢性胃炎:患者常伴上腹胀痛、恶心、呕吐、反酸、烧心等上腹不适症状,发病与情绪、劳累和受凉等多因素相关,常反复、规律发作,但多无体重减轻,胃镜检查可明确鉴别慢性胃炎与胃癌。

(2) 胃淋巴瘤:临床上胃淋巴瘤与胃癌鉴别有一定困难,两者临床症状相似,均可表现为上腹不适和体重减轻等症状,主要通过病理检查鉴别。

(3) 上消化道溃疡:属于良性病变,患者有明显的上腹部不适,如疼痛、反酸、嗳气等,伴有食欲减退和体重下降,胃镜检查可见明确的溃疡性改变,可通过病理检查与胃癌鉴别。

(4) 胃息肉:患者常有上腹部隐痛、腹胀等上腹不适症状,但体重多无明显改变,胃镜下可见其表面光滑多有蒂,易于鉴别。

8. 入院后检验检查

(1) 血细胞分析+超敏 C 反应蛋白(2021-09-23):WBC 6.73×10^9 个/L,NEU% 79.5%,LYM% 12.1%,NEU# 5.35×10^9 个/L,LYM# 0.81×10^9 个/L,RBC 4.08×10^{12} 个/L,HGB 127g/L,PLT 262×10^9 个/L。

(2) 心肌梗死三项、肾功能、葡萄糖测定(酶法)、肝功能(2021-09-23):TBA 1.3μmol/L,ALP 69U/L,TBIL 12.7μmol/L,DBIL 6.0μmol/L,IBIL 6.7μmol/L,TP 60.4g/L,ALB 34.8g/L,ALT 10U/L,AST 16U/L,钾 4.40mmol/L,钠 133.9mmol/L,肌酐 67.0μmol/L。

(3) 凝血功能检测(2021-09-23):PT 14.3 秒,PTA 82.00%,INR 1.12,APTT 28.5 秒,纤维蛋白原 4.59g/L,TT 15.1 秒,D 二聚体 3.22mg/L。

(4) 胃镜(2021-09-27):胃体巨大溃疡性质待查,胃窦息肉(见图 3-2-2)。

(5) 肠镜:所见结肠未见明显异常。

(6) 病理活检:(胃体)腺癌。

9. 入院后治疗及转归 入院后给予禁食、预防感染、灌肠通便、补液等对症治疗,患者腹痛症状稍缓解,可自主排便、排气。全院多学科诊疗(MDT)表示患者老年男性,根据胃镜、病理检查及腹部增强 CT 结果,目前胃癌诊断明确,且累及胰腺及周围淋巴结,属于肿瘤晚期,不建议手术治疗,可尝试放疗,但肿瘤病灶大、侵犯范围广、放疗范围大,可能存在放疗后反应大、患者无法耐受等风险。肠梗阻考虑不除外肿瘤压迫小肠所致,可继续对症治疗。患者及家属知悉治疗方案后拒绝转肿瘤科行放疗,继续予以灌肠治疗,腹痛、腹胀缓解后患者及家属要求出院。

10. 出院诊断 ①胃腺癌Ⅳ期;②不全性肠梗阻;③高血压 2 级,很高危组;④胸腔积液;⑤腹水;⑥左肾囊肿;⑦胃窦息肉。

知识点一

胃镜检查联合黏膜活检是目前胃癌最为可靠的诊断方式,也是胃癌诊断的"金标准"。以下人群应重点检查以防漏诊:①年龄≥40 岁,既往无胃病史,却出现消化道症状或者溃疡腹痛规律改变者;②胃癌患者一级亲属;③有胃癌前情况者,如癌前疾病(慢性萎缩性胃炎、胃息肉、胃溃疡和残胃炎)和癌前病变(肠上皮化生和异型增生);④原因不明的消化道慢性失血者;⑤短期内体重下降明显者。

知识点二

胃癌可分为早期胃癌和进展期胃癌。早期胃癌是指病变仅局限于黏膜或黏膜下层者,不考虑淋巴结转移,多无明显症状,部分可伴饱胀、恶心等非特异性症状。进展期胃癌指病变深度超过黏膜下层者,以上腹痛和体重减轻为最常见症状。

知识点三

气钡双重对比造影诊断胃癌仍有一定价值,但无法明确溃疡的良恶性。

CT 检查,尤其是增强 CT 应为胃癌临床分期的首选影像学方法,但不推荐作为初诊的首选诊断方法。PET/CT 可辅助胃癌分期,有助于明确肿瘤转移情况,但不做常规推荐。

MRI 推荐对 CT 对比剂过敏或其他影像学方法怀疑转移者使用,增强 MRI 是胃癌肝转移首选或重要补充检查。

EUS 是 CT 检查的有益补充,有助于判断肿瘤侵犯深度以及区分早期和进展期胃癌。

实验室检查:缺铁性贫血系长期慢性失血所致,粪便隐血试验持续阳性有辅助诊断意义,肝功能异常提示肝转移可能。

知识点四

胃癌治疗应采取综合治疗的原则,应用 MDT,有计划、合理地应用内镜、手术、放化疗或生物靶向等疗法。早期胃癌无淋巴结转移可考虑内镜下治疗或手术治疗,术后无须放化疗;早期胃癌伴淋巴结转移或者处于局部进展期胃癌,采取以手术为主的综合治疗方法;复发或转移性胃癌则采取药物治疗为主的综合治疗方法,并在恰当时机给予姑息性手术、放疗等,同时积极给予最佳营养支持。

【专家点评】

胃癌是最常见的消化系统恶性肿瘤之一,近年来我国胃癌的总体发病率和死亡率虽呈下降趋势,但由于人口基数庞大和人口老龄化,胃癌的疾病负担依然很重。早期胃癌多无明显症状,当患者出现上腹疼痛、消瘦等症状,多提示已处于进展期。胃癌患者的预后与分期密切相关,早期胃癌 5 年生存率可达 90% 以上,而进展期胃癌仅 30% 左右,且生活质量也较差。

病例 1 中患者 74 岁,4 个月前出现上腹不适伴消瘦等症状,此时已有完善胃镜检查的必要性,但是患者未能及时就诊,一定程度上延误了诊治时机。胃癌诊治关键在于早发现、早诊断、早治疗,早期胃癌通过内镜或者手术治疗甚至能达到治愈目标。进展期胃癌,尤其是晚期胃癌,手术及药物治疗效果均不理想。内镜检查结合活检病理诊断是胃癌诊断的“金标准”。本病例为老年患者,上腹部不适伴体重减轻,及时给予胃镜及病理检查并收入院诊治,符合胃癌诊断的基本流程。入院后,完善实验室检查及胸腹部盆腔 CT 平扫+增强,有助于确定患者胃癌的临床病理分期,指导后续治疗。根据《胃癌诊疗规范(2018 年版)》,胃癌的病理报告应包括与患者治疗和预后相关的所有信息,如标本类型、肿瘤部位、大小和数目、大体分型、组织学类型及分级、淋巴结转移情况等,而本病例并未进行综合评估,胃癌分期也不明确。同时《胃癌诊疗规范(2018年版)》和《中华医学会胃癌临床诊疗指南(2021版)》也指出,手术治疗仍是胃癌的主要治疗手段,且是目前可能治愈胃癌的唯一方法。因此,本病例中患者以"胃溃疡伴出血"收入院后,医师除予以抑酸、止血、补液等对症支持治疗外,还积极请外科会诊,并与患者及家属商量后转外科继续治疗,这对于患者获得进一步的规范化治疗意义重大。

病例2中患者因腹痛、腹胀、排便困难就诊,首先行腹部X线和CT平扫显示肠梗阻和胃肠占位,住院后行腹部增强CT检查提示胃癌可能性大,非常有必要进行内镜检查,但是患者及家属商量后拒绝进一步行胃镜检查,很大程度上延误病情诊治。再次住院后行胃镜检查结合病理检查及腹部增强CT,确诊为胃(体)腺癌Ⅳ期。根据《中华医学会胃癌临床诊疗指南(2021版)》,胃癌治疗应采取综合治疗的原则,应用MDT模式(包括胃肠外科、消化内科、内镜中心、肿瘤内科、病理科等),有计划、合理地使用手术、内镜治疗或放化疗等手段,达到治疗目的。本病例特色在于应用全院MDT综合分析病情,制定最合理的治疗方案。需要指出的是,患者既往2017年和2021年曾有两次胸腔积液引流治疗经历,但胸腔积液的病因未明。目前CT检查依旧显示右侧有少量胸腔积液伴有胸膜粘连,是否考虑患者有发生胃癌肺转移的可能性? 此外,晚期胃癌虽然预后很差,治疗效果有限,但是目前药物治疗选择日渐多样(如生物靶向药物),如果能够接受相关基因检测,筛选出合适的药物,也可以很大程度上改善患者预后和提升生活质量。病例中患者及家属知悉治疗方案后拒绝转肿瘤科行放疗,医师也未进一步提供其他可能的治疗方案,处理方式存在一定的不足。当然本病例及时给予禁食、预防感染、通便、灌肠、补液等对症治疗,患者腹痛、腹胀症状缓解,改善了患者的生活质量。

【规范化诊疗流程】(图3-2-3~图3-2-5)

【指南推荐】

1. 国家卫生健康委员会. 胃癌诊疗规范(2018年版)[J]. 中华消化病与影像杂志(电子版),2019,9(3):118-144.

2. 中华医学会肿瘤学分会,中华医学会杂志社. 中华医学会胃癌临床诊疗指南(2021版)[J]. 中华医学杂志,2022,102(16):1169-1189.

3. 唐承薇,张澍田. 内科学:消化内科分册[M]. 北京:人民卫生出版社,2015.

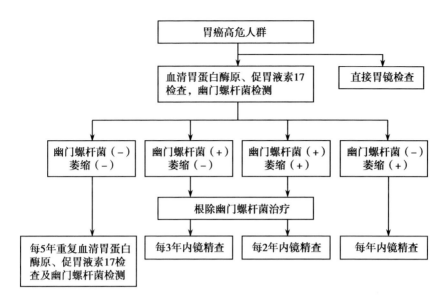

图 3-2-3 胃癌筛查方法

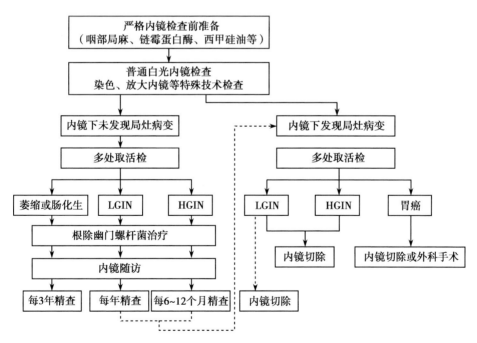

图 3-2-4 胃癌精查和随访流程

LGIN,低级别上皮内瘤变;HGIN,高级别上皮内瘤变。

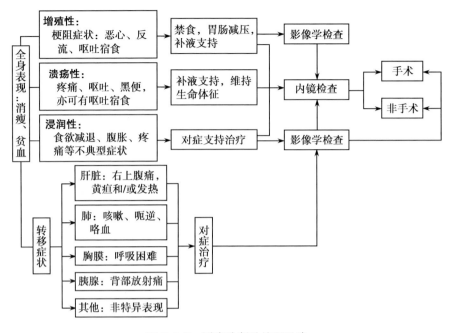

图 3-2-5 胃癌诊断及处理思路

【综述】

胃癌早期筛查的研究新进展

据世界卫生组织（WHO）统计,2020 年全球胃癌新增病例数预估超过 108 万例,死亡例数估计超过 76 万例,分别居于癌症的第五位和第四位[1]。中国是胃癌发病的高风险地区,全球大概有将近一半的胃癌新增和死亡病例,极大地威胁人民生命健康和阻碍社会发展[2]。早期胃癌通过内镜或手术治疗可达到治愈效果,然而由于其症状隐匿且缺乏特异性,我国目前诊断为胃癌的患者约 80% 确诊时已处于进展期,手术和放化疗均无明显疗效,患者预后极差[3-4]。同样作为胃癌高风险国家,韩国和日本早期胃癌的诊治率分别高达 50% 和 70%,远远高于中国,这主要得益于两国较为完善的胃癌筛查和预防体系。因此,开展胃癌的早期筛查、提高早期胃癌的检出率,对于改善患者预后、提升患者生活质量及缓解我国胃癌诊治的严峻形势具有重要意义[5]。现就胃癌筛查的主要人群、基本流程和最新筛查方法进行综述。

（一）胃癌早期筛查人群

2019 年我国胃癌的发病率为 43.1/10 万,其中男性和女性发病率分别为 62.3/10 万和 23.2/10 万,疾病负担较重[6]。为进一步助力 2017 年党的十九大提出的健康中国战略的实施,同年 12 月由国家消化系统疾病临床医学研究中心牵头并联合各专业委员会,在参照 2014 年制定的《中国早期胃癌筛查及内镜诊治共识意见》基础上,发布了更适于当下我国国情的《中国早期胃癌筛查流程专家共识意见(草案)》(简称共识意见)[7],共识意见明确界定了我国胃癌早期筛查的目标人群,即年龄≥40 岁,且满足下列几个条件中的一项,推荐进行胃癌的早期筛查:①处于胃癌高风险地区;②感染幽门螺杆菌(Hp);③既往胃息肉、胃溃疡、慢性萎缩性胃炎、异型增生和残胃炎等胃的癌前病变;④胃癌患者的一级亲属;⑤存在胃癌致病的其他危险因素,如不良的生活习惯(过度饮酒、吸烟、嗜高盐和腌制饮食等)。

(二)胃癌早期筛查流程

基于我国人口基数庞大、地域辽阔且差异明显,再加上区域经济发展和医疗资源分布不均衡、人民受教育程度和传统观念不一致等现实因素,直接在人群中实施大规模的胃镜检查显得不科学也不切实际。因此,需要制定符合我国国情的胃癌早期筛查流程[8]。首先利用某种高效、经济便捷且切实可行的检测方法在自然人群中筛查出胃癌高风险人群,然后依据科学的筛查评分体系,尽可能地缩小内镜精查范围。根据共识意见的推荐,首先通过流行病学调查确定胃癌早期筛查目标人群,然后通过胃蛋白酶原(PG)、促胃液素 17(G-17)以及血清 Hp 抗体等血清学检查和新型胃癌筛查评分系统(表 3-2-1)划分胃癌不同风险人群,最后基于此结果分别给予不同的内镜检查方案和随访意见。胃癌早期筛查推荐流程见图3-2-6。

表 3-2-1　新型胃癌筛查评分系统[7]

变量名称	分值	变量名称	分值
年龄/岁		Hp 抗体	
40~49	0	阴性	0
50~59	5	阳性	1
60~69	6	PGR	
>69	10	≥3.89	0
血清 G-17/(pmol·L^{-1})		<3.89	3
<1.50	0	总分	0~23
1.50~5.7	3		
>5.7	5		
性别			
女性	0		
男性	4		

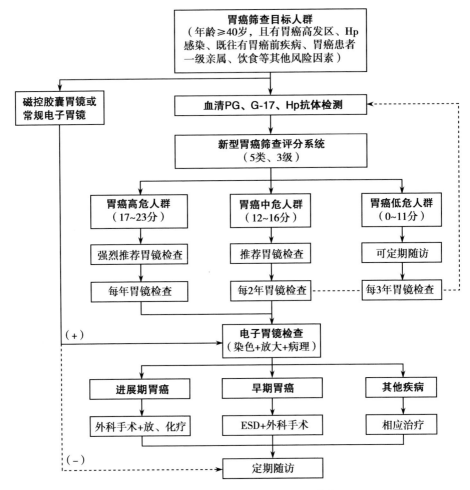

图 3-2-6 胃癌早期筛查推荐流程[7]

G-17,促胃液素 17;Hp,幽门螺杆菌;PGR,胃蛋白酶原比值(PGⅠ/PGⅡ)。

(三) 胃癌早期筛查方法

胃癌早期筛查方法主要有血清学筛查和内镜筛查,最终确诊胃癌需要病理结果。

1. 血清 PG 检测 血清 PG 检测是一种流行的非侵入性胃癌血清学筛查试验。PG 由两种类型组成,即 PGⅠ和 PGⅡ。PGⅠ浓度随着胃底腺黏膜的丧失而降低,而 PGⅡ保持不变。因此,低 PGⅠ浓度或低 PGⅠ/PGⅡ比值(PGR),或两者兼有,是提示萎缩性胃炎的良好指标。例如,PGⅠ浓度小于 70μg/L 且 PGR 小于 3.0 是日本用于识别萎缩性胃炎患者的常用临界值,也是指南推荐在无症状人群中筛检胃癌的临界值。然而,血清 PG 检测主要用于萎缩性胃炎相关的肠型胃癌,对于其他类型胃癌的诊断价值有限。

2. 血清 G-17 检测　G-17 已被提议用于识别胃萎缩患者,特别是萎缩性胃炎的程度。血清或血浆 G-17 浓度取决于胃内酸度和胃窦 G 细胞数量。因此,胃酸分泌过多或萎缩性胃窦炎患者的空腹 G-17 浓度较低。研究显示[9],血清 G-17 浓度升高提示胃癌发病风险增加。日本的一项研究表明,使用血清 G-17、PG 浓度及胃组织学检查有助于识别胃癌高危人群。具有低 PGR、高 G-17 浓度以及在胃小弯处存在肠化生的个体患胃癌的风险较高。

3. Hp 感染检测　Hp 感染已经被 WHO 列为胃癌的第 I 类致癌源,通过根除 Hp 往往可以降低肠型胃癌的风险[10]。胃癌的发生与发展主要是环境因素、遗传因素以及 Hp 感染共同作用的结果,因此 Hp 检测是胃癌早期筛查的必要方法之一,分为血清 Hp 抗体检测(HpAb)和尿素呼气试验(UBT)。

4. 血清肿瘤标志物检测　目前临床常见的血清肿瘤标志物有癌胚抗原(CEA)、CA125、CA19-9 等,但由于在早期胃癌中这些抗原的阳性率过低,不建议作为胃癌早期筛查的方法[11]。血清胃癌相关抗原(MG7-Ag)是我国学者独立发现的新型血清胃癌标志物,具有良好的临床应用前景,但目前仍需进行进一步的临床试验,以评估其在胃癌早期筛查中的价值。

5. 血清学筛查指标组合　日本研究人员提出将血清或血浆 PG 水平与 HpAb 血清学检测相结合,称为"ABC"方法[12]。根据检测结果,将筛查人群分为四组,A 组[Hp(−)PG(−)]、B 组[Hp(+)PG(−)]、C 组[Hp(+)PG(+)]和 D 组[Hp(−)PG(+)],四组胃癌的发病风险依次增加。

6. 内镜筛查　内镜检查是确诊胃癌前状态和早期胃癌最重要的方式,目前已成为韩国和日本首选的胃癌早期筛查方式[13]。然而,由于内镜检查非常依赖设备和内镜医师资质,同时费用较昂贵,且为侵入性检查、有一定的不适感,患者接受度不高,很难直接在自然人群中开展大规模的内镜筛查[14]。普通白光内镜可满足胃癌筛查需要,而在此基础上,内镜医师根据临床经验和不同设备的情况,利用化学染色内镜、电子染色内镜、放大内镜、激光共聚焦显微内镜和荧光内镜等特殊内镜技术,可以极大提高早期胃癌的检出率,同时有助于提供更进一步的组织病理学信息。

(四) 小结

虽然我国胃癌的发病率和死亡率总体呈下降趋势,但由于人口基数庞大和老龄化等,胃癌疾病负担依旧相当严峻。因此,在自然人群中开展胃癌早期筛查,对于降低胃癌患者死亡率、改善患者预后、缓解胃癌诊治严峻形势具有重要意义。我国尚无全国性统一的胃癌早期筛查政策[15],共识意见提出的筛查流程:在流行病学基础上确定胃癌早期筛查目标人群,然后根据血清学结果和新型胃癌筛查评分系统划分不同风险人群,最后给予胃镜精筛,这是比较符合我国国情的胃癌早期筛查策略。但仍需要在不断实践的基础上,进一步优化。

(何鹏展　高　山　陈文习　李景南)

参考文献

［1］SUNG H,FERLAY J,SIEGEL R L,et al. Global Cancer Statistics 2020:GLOBOCAN Estimates of Incidence and Mortality Worldwide for 36 Cancers in 185 Countries［J］. CA Cancer J Clin,2021,71(3):209-249.

［2］QIU H,CAO S,XU R. Cancer incidence,mortality,and burden in China:a time-trend analysis and comparison with the United States and United Kingdom based on the global epidemiological data released in 2020［J］. Cancer Commun(Lond),2021,41(10): 1037-1048.

［3］CHEN W,ZHENG R,BAADE P D,et al. Cancer statistics in China,2015［J］. CA Cancer J Clin,2016,66(2):115-132.

［4］JIN X,LIU Z,YANG D,et al. Recent Progress and Future Perspectives of Immunotherapy in Advanced Gastric Cancer［J］. Front Immunol,2022,13:948647.

［5］FAN X,QIN X,ZHANG Y,et al. Screening for gastric cancer in China:Advances,challenges and visions［J］. Chin J Cancer Res,2021,33(2):168-180.

［6］曹毛毛,李贺,孙殿钦,等. 2000—2019 年中国胃癌流行病学趋势分析[J]. 中华消化外科杂志,2021,20(1):102-109.

［7］国家消化系疾病临床医学研究中心,中华医学会消化内镜学分会,中华医学会健康管理学分会,等. 中国早期胃癌筛查流程专家共识意见(草案,2017 年,上海)［J］. 中华消化杂志,2018,38(2):87-92.

［8］左婷婷,郑荣寿,曾红梅,等. 中国胃癌流行病学现状[J]. 中国肿瘤临床,2017,44(1):52-58.

［9］朱春平,赵建业,申晓军,等. 血清胃泌素-17 联合胃蛋白酶原检测对胃癌诊断价值的多中心临床研究[J]. 中华消化内镜杂志,2017,34(1):19-23.

［10］中华医学会消化病学分会幽门螺杆菌和消化性溃疡学组,全国幽门螺杆菌研究协作组,刘文忠,等. 第五次全国幽门螺杆菌感染处理共识报告[J]. 中华内科杂志,2017,56(7):532-545.

［11］TU H,SUN L,DONG X,et al. A Serological Biopsy Using Five Stomach-Specific Circulating Biomarkers for Gastric Cancer Risk Assessment:A Multi-Phase Study［J］. Am J Gastroenterol,2017,112(5):704-715.

［12］CHINDA D,SHIMOYAMA T,MIKAMI T,et al. Serum pepsinogen levels indicate the requirement of upper gastrointestinal endoscopy among Group A subjects of ABC classification:a multicenter study［J］. J Gastroenterol,2018,53(8):924-931.

［13］SUMIYAMA K. Past and current trends in endoscopic diagnosis for early stage gastric cancer in Japan［J］. Gastric Cancer,2017,20(Suppl 1):20-27.

［14］CHEN R,LIU Y,SONG G,et al. Effectiveness of one-time endoscopic screening programme in prevention of upper gastrointestinal cancer in China:a multicentre population-based cohort study [J]. Gut, 2021, 70 (2): 251-260.

[15] CAI Q, ZHU C, YUAN Y, et al. Development and validation of a prediction rule for estimating gastric cancer risk in the Chinese high-risk population: a nationwide multicentre study [J]. Gut, 2019, 68 (9): 1576-1587.

第三章

结直肠癌诊疗思维

【概述】

结直肠癌(colorectal cancer,CRC)是指起源于结直肠黏膜上皮细胞的恶性肿瘤。早期 CRC 患者可无明显症状或仅有大便隐血阳性,随着病情发展,可逐渐出现排便习惯改变、大便性状改变、腹痛、腹部肿块、肠梗阻相关症状以及全身症状包括贫血、消瘦、乏力、低热等,由于上述症状较为隐匿、易被忽视,故多数患者在确诊时已为中晚期。筛查是预防和早期诊断 CRC 的重要手段,多学科诊疗(MDT)模式是提高 CRC 诊疗水平的主要措施。

近年来,我国 CRC 的发病率和死亡率均保持上升趋势,2020 年我国 CRC 在所有癌症中发病率位居第二,死亡率位居第五。

【典型病例】

 病例 1

1. 患者男性,61 岁,因"大便性状改变伴腹胀 1 个月余"于 2021 年 8 月 3 日入院。

2. **现病史** 患者近 1 个月来无明显诱因出现大便形状变细,量少,期间解暗红色血便 2 次,量不多,伴腹胀,偶感头昏,无乏力,无心慌、胸闷,无腹痛,无呕血,无畏寒、发热,无意识障碍及大小便失禁,来我院门诊就诊,查大便隐血阳性,门诊以"大便性状改变:结肠肿瘤?"收入我科。起病以来,患者精神、食欲、睡眠正常,大便如上述,小便如常,体力、体重稍下降。

3. **既往史** 平素健康状况良好。有浅表性胃炎、胃息肉病史。否认高血压、糖尿病、冠心病等慢性病病史,否认病毒性肝炎、结核等传染病病史。否认手术、外伤、输血史,否认食物、药物过敏史,否认烟酒史。

4. **体格检查** 体温 36.5℃,脉搏 76 次/min(规则),呼吸 16 次/min(规则),血压 110/70mmHg。精神可,步入病房,查体合作,营养良好,双侧瞳孔等大等圆,皮肤及巩膜无明显黄染,浅表淋巴结未及肿大,双肺呼吸音清,未闻及明显干、湿啰音。心率 76 次/min,律齐,各瓣膜区未闻及明显病理性杂音。全腹柔软,左下腹有压痛,无反跳痛,未触及腹部包块。肝肋下未触及,胆囊肋下未触及,墨菲征(−),脾肋下未触及。双肾体检未发现异常,移动性浊音(−),双肾叩击痛(−),双下肢未见水肿,生理反射存在,病理反射未引出。

5. **入院前检验检查** 大便隐血阳性。

6. **入院诊断** 大便性状改变:结肠肿瘤?

7. **鉴别诊断**

(1) 溃疡性结肠炎:常有腹泻、腹痛、黏液脓血便等症状,患者也可出现发热、营养不良等,常伴有肠外表现,可采取结肠镜检查进行鉴别,患者结肠若出现肿块、结节样增生、表面充血糜烂或深溃疡形成等,则需取部分肿块组织进行病理检查,以明确诊断结果。

(2) 克罗恩病:最常发生于青年期,病变多见于末端回肠和邻近结肠,但从口腔到肛门各段消化道均可受累,呈节段性或跳跃式分布。腹痛为其最常见表现,多位于右下腹和脐周,间断发作,伴腹泻,可有血便。结肠镜检查发现非连续病变、纵行溃疡和卵石样外观,为克罗恩病特征性表现。

(3) 肠结核:好发部位为回盲部,也可累及结直肠。临床常见症状有腹痛、腹部肿块、腹泻与便秘交替出现,这在结肠癌患者中亦常见。同时伴有不同热型的长期发热、盗汗、倦怠、消瘦以及贫血等全身症状。组织活检见肠壁或肠淋巴结干酪样坏死,病理检查中找到抗酸染色阳性杆菌,PPD(结核菌素试验)强阳性,结核分枝杆菌感染 T 细胞斑点试验(T-SPOT.TB)检测结核分枝杆菌感染后 T 细胞分泌的特异性 γ 干扰素等,均有助于判断是否存在结核分枝杆菌感染。

(4) 血吸虫病:血吸虫肠道病变好发于直肠、乙状结肠以及降结肠,虫卵沉积于肠黏膜使局部充血水肿、坏死,坏死黏膜脱落后即形成浅表溃疡,出现腹痛、腹泻以及便血等症状,急性炎症改变消退后出现的结缔组织增生使肠壁增厚甚至出现肠腔狭窄,反复重度感染而导致黏膜增厚明显者形成血吸虫性肉芽肿易与 CRC 混淆,对肿块切片进行病理检查有利于诊断。

(5) 功能性便秘:即缺乏器质性病因,又除外肠易激综合征的慢性便秘。临床表现包括粪便坚硬、排便困难、便不尽感以及便次减少等,通常配合直肠指诊可作出诊断,必要时可进行胃肠道气钡双重对比造影和/或结肠镜检查以明确诊断。

8. 入院后检验检查

(1) 血常规、C反应蛋白、肝肾功能、电解质、凝血功能、输血前病原学检查、胃肠道肿瘤标志物均正常。

(2) 肠镜:乙状结肠新生物,癌?(图3-3-1),取组织送检。肠镜病理示(乙状结肠)中分化管状腺癌。

(3) 胸及全腹增强CT:①双肺多发微结节,建议随诊复查;②左肺下叶多发肺大疱;③冠状动脉、主动脉及双侧髂动脉钙化;④甲状腺右侧叶低密度影,建议超声检查;⑤肝右叶钙化灶;⑥乙状结肠增厚伴周围多发淋巴结,考虑为肿瘤性病变;⑦右肾小囊肿(图3-3-1)。

(4) 盆腔增强MRI:①乙状结肠近端管壁增厚(长约50mm),考虑为恶性肿瘤(T_2N_2Mx 期);②骶2椎体高度骶管囊肿(图3-3-1)。

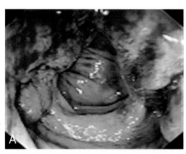
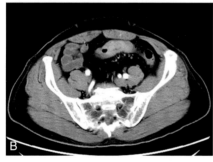
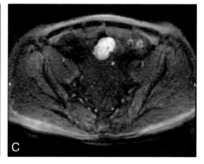

图 3-3-1 内镜及影像学检查

A. 肠镜:乙状结肠见菜花样新生物,环管腔生长,诊断为乙状结肠新生物,癌? B. 腹部增强CT:乙状结肠肠壁增厚,增强呈明显强化,周围见多发淋巴结影,考虑为肿瘤性病变。C. 盆腔增强MRI:乙状结肠近端管壁增厚,DWI扩散受限;浆膜层毛糙,肠周见多发小淋巴结,较大者短径约5mm,考虑为恶性肿瘤(T_2N_2Mx 期)。

9. 入院后治疗及转归 完善术前检查后,在全身麻醉下行腹腔镜下乙状结肠切除术+淋巴结清扫术,术后给予抗感染、补液、营养支持等对症治疗。患者术后一般情况可,逐步恢复排气排便,逐步进食,无特殊不适,现患者进半流食,大小便自解,无腹痛腹胀,伤口愈合良好,无红肿渗出。病理结果示(乙状结肠)中分化管状腺癌。肿瘤穿透固有肌层侵犯浆膜下层。病理分期为pT$_3$,淋巴管血管侵犯(-),神经侵犯(-),检查淋巴结示肠周淋巴结(18枚)未见癌转移。环周切缘(−),吻合口上、下切缘(−),免疫组化染色示肿瘤细胞 MLH1(+)、MSH2(+)、MSH6(+)、PMS2(+)。患者病情好转,予办理出院手续。建议 2 周后肿瘤内科化疗。

10. 出院诊断　①乙状结肠恶性肿瘤($pT_3N_0M_0$);②肺结节;③肺大疱;④右肾囊肿。

 病例 2

1. 患者女性,55 岁,因"大便习惯改变约 2 个月"于 2021 年 9 月 15 日入院。

2. 现病史　患者近 2 个月来无明显诱因出现大便习惯改变,表现为排便困难、大便次数增多,大便 10 余次/d,每次量很少,大便有时干燥,有时呈颗粒状,有时为稀便,时有鲜血便,无黑便、黏液便,伴下腹部胀痛,大便后可缓解,无反酸、烧心、恶心、呕吐,无吞咽困难,无低热、盗汗,无胸闷、胸痛、心悸,无咳嗽、咳痰、咯血,无头痛、头晕。现为求进一步诊治,门诊以"大便习惯改变"收治我科。起病以来,患者精神及食欲可,大便如上述,小便如常,体重较前未发生明显改变。

3. 既往史　否认冠心病、高血压、糖尿病等慢性病病史,否认病毒性肝炎、结核等传染病病史,否认手术、外伤、输血史,否认食物、药物过敏史,否认烟酒史。

4. 体格检查　体温 36.5℃,脉搏 68 次/min,呼吸 16 次/min,血压 136/72mmHg。神清,精神可,步入病房,查体合作,营养良好,双侧瞳孔等大等圆,皮肤及巩膜无明显黄染,浅表淋巴结未及肿大,双肺呼吸音清,未闻及明显干、湿啰音。心率 68 次/min,律齐,各瓣膜区未闻及明显病理性杂音。腹软,无压痛、反跳痛,肝、脾肋下未及,全腹部未触及包块,墨菲征(−),移动性浊音(−),双肾叩击痛(−),肛诊可触及一个质硬肿块,表面不平,活动性(−),指套无血,双下肢未见水肿,生理反射存在,病理反射阴性。

5. 入院前检验检查　新型冠状病毒核酸检测(2021-09-15):阴性。

6. 入院诊断　大便习惯改变、便血待查:结直肠癌?

7. 鉴别诊断

(1) 阿米巴肠病:多有腹痛、腹泻、里急后重、粪便呈"果酱样"、味腥臭,急性感染期的阿米巴肠炎,行乙状结肠镜检查时有典型的口小底大"烧瓶样",溃疡较表浅,基底有棕黄色坏死组织,慢性期溃疡可深入肌层,甚至穿透浆膜层,与邻近组织粘连,伴肠黏膜上皮增生,溃疡基底肉芽组织增生及周围纤维组织增生,致肠壁增厚、肠腔狭窄,结缔组织增生明显而呈瘤样增生者易误诊为肿瘤,需进行肠镜检查及组织活检以明确肿块性质。

(2) 肠结核:好发部位在回盲部,也可累及结直肠。临床常见症状有腹痛、腹部肿块、腹泻与便秘交替出现,这在结肠癌患者中亦较多见。同时伴有不同热型的长期发热、盗汗、倦怠、消瘦、贫血等全身症状。组织活检见肠壁或肠淋巴结干酪样坏死,病理检查中找到抗酸染色阳性杆菌,PPD(结核菌素试验)强阳性,结核分枝杆菌感染 T 细胞斑点试验(T-SPOT.TB)检测结核分枝杆菌感染后 T 细胞分泌的特异性 γ 干扰素等,都有助于判断是否存在结核分枝杆菌感染。

(3) 克罗恩病:最常发生于青年期,病变多见于末端回肠和邻近结肠,但从口腔到肛门各段消化道均可受累,呈节段性或跳跃式分布。腹痛为其最常见表现,多位于右下腹和脐周,间断发作,伴腹泻,可有血便。结肠镜检查发现非连续病变、纵行溃疡和卵石样外观,为克罗恩病特征性表现。

(4) 溃疡性结肠炎:常有腹泻、腹痛、黏液脓血便等症状,患者也可出现发热、营养不良等,常伴有肠外表现,可采取结肠镜检查进行鉴别,患者结肠若出现肿块、结节样增生、表面充血糜烂、深溃疡形成等,则需取部分肿块组织进行病理检查,以明确诊断结果。

(5) 结直肠其他疾病:血吸虫病、慢性细菌性痢疾、结直肠息肉及其他肿瘤、痔等。

8. 入院后检验检查

(1) 血常规:WBC 7.7×10^9 个/L,NEU% 87%,LYM% 10.00%,NEU# 6.5×10^9 个/L,LYM# 0.7×10^9 个/L,HGB 123g/L,PLT 155×10^9 个/L。

(2) 肿瘤标志物:CEA 16.50ng/ml,AFP、CA19-9、CA125 未见异常。

(3) 大便常规+潜血:阳性,未见霉菌、夏科-莱登结晶、肝吸虫卵、钩虫卵、蛔虫卵、绦虫卵。

(4) 肝肾功能、电解质、血胰酶、甲状腺功能未见异常。

(5) CT 颅脑平扫+胸部平扫+全腹部平扫+盆腔平扫:①支气管炎;②部分直肠管壁增厚,建议结合临床及其他检查。

(6) 肠镜:直肠进镜至距肛门约 7cm 处可见一个巨大不规则溃疡,边界不清,结节状新生物,表面糜烂、溃疡,覆污秽物,触之易出血,取组织 4 块送检,并肠腔变形狭窄,镜身无法继续通过(图 3-3-2)。病理检查示(直肠)黏膜腺上皮高级别上皮内瘤变,不排除癌,活检组织过少,所见局限,请综合临床考虑。

(7) 胃镜:慢性非萎缩性胃炎,胃体息肉。

(8) CT 全腹部+盆腔增强扫描:①肝囊肿;②双肾多发囊肿;③直肠壁增厚,增强扫描可见明显强化,其周脂肪间隙模糊,内可见钙化;④子宫占位性病变,考虑为肌瘤(图 3-3-2)。

9. 入院后治疗及转归　患者于 2021 年 9 月 27 日在全身麻醉下行腹腔镜直肠癌根治术+末端回肠造口术,术中腹腔探查:腹腔未见腹水,盆腔、大网膜、小肠及肠系膜、腹膜、肝脏未见结节,直肠肿块大小约 4.0cm×3.5cm,肿瘤下缘距肛门约 6cm,质硬,侵及浆膜。病理检查示(直肠)中分化腺癌;肿瘤穿透固有肌层,并累及浆膜。病理分期为 pT_{4a},脉管侵犯(−),神经侵犯(−),癌结节(+),检查淋巴结转移情况示切片上 2/12 枚淋巴结查见癌转移(分组说明:肠旁淋巴结 2/12 枚癌

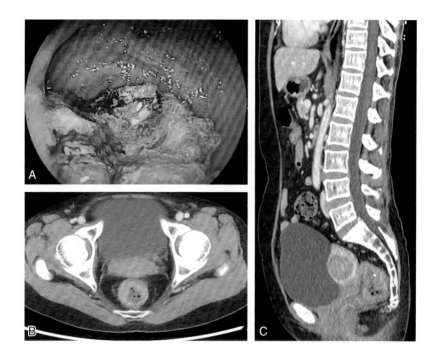

图 3-3-2　内镜及影像学检查

A. 肠镜:进镜至距肛门约 7cm 处见一个巨大不规则溃疡,边界不清,结节状新生物,表面糜烂、溃疡,覆污秽物,触之易出血,肠腔变形狭窄,镜身无法通过;

B、C. 增强 CT:动脉期直肠壁增厚,可见明显强化,直肠周围脂肪间隙模糊。

转移),切缘情况示近肿切缘(−)、远肿切缘(−)。免疫组化示 CK7(−),CK20(+),Villin(+),CDX2(−),SATB2(+),MLH1(+),PMS2(+),MSH2(+),MSH6(+),ECFR(−),VEGF(−),P53(野生型),Ki-67 约 70%。手术顺利,术后予禁食禁水、胃肠减压、抗感染、护胃、肠外营养支持、切口换药等治疗。2021 年 10 月 2 日予流质饮食,10 月 4 日恢复至半流质饮食,10 月 9 日复查 CT 全腹部+盆腔平扫示直肠及右侧腹壁呈术后改变。2021 年 10 月 12 日患者无明显不适症状,查体未见明显阳性体征,予办理出院手续。

10. 出院诊断　①直肠恶性肿瘤($pT_4N_1M_0$);②回肠造口状态。

知识点一

早期结直肠癌可无明显症状,常仅见大便隐血阳性,病情发展到一定程度可出现下列症状:①排便习惯改变(大便次数增多、减少等);②大便性状改变(便血、便细、黏液便、腹泻、便秘等);③腹痛或腹部不适;④腹部肿块;⑤肠梗阻相关症状;⑥全身症状(贫血、消瘦、乏力、低热等)。

知识点二

结直肠癌体格检查：

（1）一般状况评价，全身浅表淋巴结特别是腹股沟及锁骨上淋巴结情况。

（2）腹部体格检查：检查有无肠型、肠蠕动波，腹部是否可触及肿块，肝、脾是否肿大；腹部叩诊及听诊判断有无移动性浊音及肠鸣音异常。

（3）直肠指检：对疑似结直肠癌者必须常规行直肠指检。记录直肠肿瘤方位、大小、形状、质地、占肠壁周径的范围、基底部活动度、下缘距肛缘距离、肿瘤向肠外浸润状况、与周围器官的关系、有无盆底种植等，同时观察有无指套染血。

（4）三合诊：对于女性直肠癌且怀疑肿瘤侵犯阴道壁的患者，推荐行三合诊，了解肿块与阴道后壁关系。

知识点三

结直肠癌基于粪便的筛查方法包括粪便免疫化学测试（FIT）和多靶点粪便检测。相较于愈创木脂化学法粪隐血试验（gFOBT），FIT 敏感性和特异性更好，且不受消化道出血和饮食影响。目前 FIT 在结直肠癌早期筛查中应用最为广泛，筛查周期推荐为 1 年 1 次。多靶点粪便检测通过粪便 DNA 检测技术结合 FIT 检测粪便中肠道肿瘤脱落细胞特异性标志物，提高了结直肠癌进展期腺瘤的筛查敏感性和特异性，但检测费用较昂贵，推荐应用于无症状人群结直肠肿瘤的早期筛查，筛查周期为 3 年 1 次或 1 年 1 次。粪便筛查阳性者应进一步行肠镜检查，发现异常者应取组织活检以明确诊断。

知识点四

结直肠癌若能早期发现、早期诊断，则有利于根治。治疗原则是以手术为主的综合治疗，要使疗效进一步提升，则需依赖多学科综合治疗。目前临床上选用的手术方式包括外科治疗以及内镜下治疗，对于早期患者，外科手术是常用的治疗手段，目前外科手术方式包括经腹根治术和局部切除术等。同时也能通过对内镜下发现的包括粗糙、苍白、红斑或血管网消失等异常黏膜征象进行黏膜染色放大或 NBI、共聚焦内镜以及超声肠镜等特殊内镜检查，确定病变部位、大小、范围以及浸润深度，进而采用最合适的治疗手段，对于无淋巴及血行转移的早期结直肠癌可考虑行内镜下治疗，常用的内镜下治疗方式包括内镜下黏膜切除术（endoscopic mucosal resection，EMR）、内镜下分片黏膜切除术（endoscopic piecemeal mucosal resection，EPMR）以及内镜黏膜下剥离术（endoscopic submucosal dissection，ESD）等。

【专家点评】

结直肠癌的发病率和病死率逐年升高,严重威胁患者生命健康。目前结直肠癌的治疗方式主要为手术、放化疗以及靶向治疗等。

病例 1 中患者仅出现相关症状 1 个月余,病理检查却发现肿瘤已浸润至浆膜层(pT_3),提示结肠癌常在病情进展至一定程度才会出现相关症状,因此早期筛查是实现早诊早治的关键,且本病例在检查胃肠道肿瘤标志物时并未提示异常,表明其对结肠癌的筛查价值有限。病理活检报告是结肠癌治疗方式选择的依据,本病例在术前进行了病理活检以明确诊断,同时结合增强 CT、增强 MRI 等影像学检查对肿瘤进行了分期以完善诊断,为治疗方式的选择提供了充分依据。但该患者并未详细记录家族史,规范性存在不足。综合来看,该病例检查相对全面,治疗方式也相对合理,目前也取得了一定疗效,但诊疗的规范性仍需进一步提高。

病例 2 中患者在活检组织过少、所见局限的情况下并未进一步行 MRI 检查明确分期而直接选择行腹腔镜手术治疗,其规范性不足。首先,作为直肠癌术前分期诊断的重要组成部分,MRI 评价直肠系膜筋膜状态(尤其是低位直肠癌)的价值高于 CT。此外,《中国结直肠癌诊疗规范(2020 年版)》推荐 T_{3-4} 期直肠癌患者行术前新辅助化疗,直接手术可能会增加术后复发风险,本病例中患者在并未明确肿瘤分期的情况下直接采用了腹腔镜手术的治疗方式,术后也并未交代患者行进一步辅助放化疗。但总的来说,该病例对患者进行了较为及时的治疗,并且目前取得了一定疗效。

【规范化诊疗流程】(图 3-3-3~图 3-3-6)

【指南推荐】

1. 国家癌症中心中国结直肠癌筛查与早诊早治指南制定专家组 . 中国结直肠癌筛查与早诊早治指南(2020,北京)［J］. 中国肿瘤,2021,30(1):1-28.

2. 中华人民共和国国家卫生健康委员会 . 中国结直肠癌诊疗规范(2020 年版)［J］. 中华外科杂志,2020,58(8):561-585.

【综述】

结直肠癌诊疗新进展

2020 年,结直肠癌(colorectal cancer,CRC)已成为全球第三高发的恶性肿瘤,

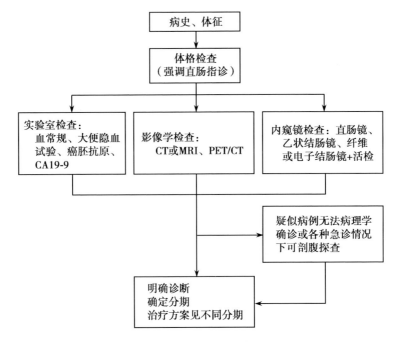

图 3-3-3 结直肠癌诊疗流程

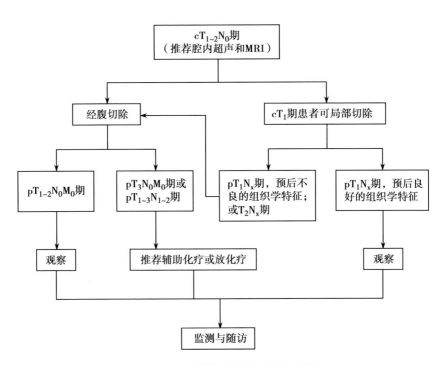

图 3-3-4 不同分期结直肠癌诊疗流程 1

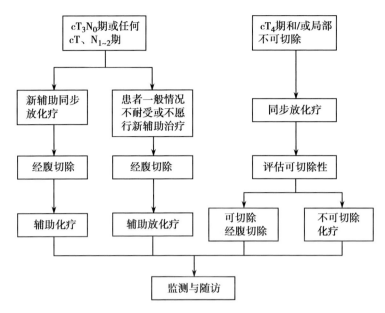

图 3-3-5　不同分期结直肠癌诊疗流程 2

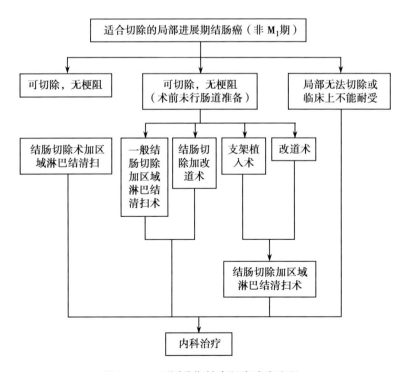

图 3-3-6　不同分期结直肠癌诊疗流程 3

同时也是全球癌症相关死亡的第二大原因。在科学与医疗技术快速发展的推动下,CRC现阶段的诊疗进展显著,及时、合理、准确的诊疗是改善CRC预后的关键。结直肠癌诊疗过程可能涉及手术、化疗、放疗、影像学评估、病理学评估、内镜等诊疗手段[1]。因此,了解CRC的最新诊疗进展,对其早诊早治具有重要意义。本文就CRC诊断及治疗的研究进展进行综述,以供临床参考。

(一) 筛查与诊断方法

1. 粪便检测 近年来,粪便DNA、RNA检测凭借操作便捷、无创无痛、敏感性高等优势,成为新兴的CRC非侵入性筛查方法,在CRC筛查中具有广阔的应用前景。

(1) 粪便DNA检测:CRC的发生、发展伴随着大量癌基因和抑癌基因的突变。CRC患者结直肠黏膜表面细胞脱落至肠腔内的比例高于正常人,且脱落的肿瘤细胞较正常结直肠黏膜上皮细胞存在生存优势。因此,通过检测粪便样本中肠道脱落肿瘤细胞中的DNA异常甲基化水平、DNA突变情况以及潜隐血红蛋白含量,即可达到初步筛查结直肠癌的目的。目前常用的粪便DNA检测方法有DNA甲基化、单靶点以及多靶点检测[2]。

(2) 粪便微小RNA(miRNA)检测:miRNA是一类由18~25个核苷酸组成的内源性非编码RNA,通过调控转录后水平的基因表达,介导各种肿瘤生物学机制。现有的粪便miRNA检测方法主要包括定量实时逆转录PCR、基于Taqman的微阵列、深度测序技术以及高通量测序技术[3]。作为一种重复性、稳定性与效价比均具备一定优势的筛查方法,粪便miRNA检测具有可期的应用前景。

2. 影像学检查 术前通过影像学检查对CRC进行准确定位及分期诊断,对治疗方案的制定和预后情况的评估至关重要[4]。影像学检查包括CT、CT虚拟结肠镜、MRI、MRI结肠镜、结直肠超声以及PET/CT等。CT评价直肠系膜筋膜状态的价值有限(尤其对于低位直肠癌患者),因此推荐MRI作为直肠癌常规检查项目,用于术前分期的诊断和新辅助治疗效果的评价。CT虚拟结肠镜即CT结肠成像技术,主要原理为使用计算机断层扫描(CT)生成结肠的二维和三维图像,相较于传统光学结肠镜,具有侵入性小、安全性高、检查时间短以及不存在麻醉风险等优势[5]。相较于CT虚拟结肠镜,MRI结肠镜不存在辐射暴露等问题。然而,无论是CT虚拟结肠镜还是MRI结肠镜,仍具有一定局限性,包括对肠道准备以及检查者技术的更高要求[6]。直肠腔内超声则有利于早期直肠癌(T_2期及以下)的分期诊断。以上影像学检查对CRC的诊断和术前评估具有十分重要的价值,应结合患者具体情况进行合理选择。

3. 内镜检查 肠镜是CRC筛查及诊断的常用手段,活组织病理学检查是CRC确诊的"金标准",但依从性差为很多国家在使用肠镜对CRC进行筛查及早期诊断时存在的共性问题,主要是因为其侵入性,且受自身条件限制对CRC的早期诊断效能有限。因此,在保证诊断准确性的同时提升其接受度、降低风险,是当前 CRC 内镜检查的主要研究方向。结肠胶囊内镜作为一种非侵入性的内镜检查技术,2006 年被首次用于结肠检查[6],第二代结肠胶囊内镜(CCE-2)已被欧洲消化内镜学会和 FDA 推荐作为一般风险人群 CRC 的筛查手段[7]。目前胶囊内镜凭借舒适、方便等优势,逐渐在 CRC 的筛查中占据一席之地。

(二)治疗方法

1. 外科手术　外科手术是目前临床上 CRC 的主要治疗方式,也是治愈 CRC 的唯一手段。随着肿瘤外科手术的发展,越来越多的手术方式开始应用于 CRC 的治疗。自 Jacobs 首次报道腹腔镜结直肠癌切除术,治疗结直肠癌的手术方式已逐渐微创化、个性化[8]。近年来,经肛全直肠系膜切除和腹腔镜等微创技术以及联合脏器切除、侧方淋巴结清扫等个体化手术技术的进步显著降低了 CRC 手术相关病死率[9]。虽然常规腹腔镜手术在术后恢复方面较传统根治术已有明显优势,但仍存在切口并发症相关风险。经自然腔道取标本手术(natural orifice specimen extraction surgery,NOSES)一定程度上解决了这一问题,其将经自然腔道内镜手术的理念与常规腹腔镜手术结合,具有操作平台广、学习曲线短、安全性好、适应证严以及利于推广等优势[10]。但也有学者认为 NOSES 增加了腹腔内感染和肿瘤细胞植入的风险,研究显示,术前排除不完全性肠梗阻、严格肠道准备、预防性使用抗生素以及合理放置引流管有助于降低 NOSES 腹腔内感染风险,合理使用切口保护套、无菌标本袋以及术中避免过度牵引挤压有助于降低肿瘤细胞植入风险[11]。

2. 内镜治疗　早期 CRC(early colorectal cancer,ECC)是指浸润深度局限于黏膜及黏膜下层的恶性肿瘤,无论是否伴有淋巴结转移。外科手术切除是 ECC 以往的标准治疗方式,近年来,内镜治疗凭借其微创、并发症少、术后恢复快、费用低、住院时间短等优势成为当前 ECC 治疗新趋势。《中国结直肠癌诊疗规范(2020 年版)》推荐早期结肠癌 $cT_1N_0M_0$ 采用内镜下切除,侵入黏膜下层的浅浸润癌(SM1)可考虑内镜下切除[1]。内镜黏膜下剥离术(endoscopic submucosal dissection,ESD)与内镜下黏膜切除术(endoscopic mucosal resection,EMR)是常用的两种内镜手术,均能通过黏膜下注射将黏膜层与黏膜下层分离,剥离或切除病变黏膜,达到治疗早期 CRC 的效果。

3. 靶向治疗　近年来,在肿瘤分子生物学的飞速发展下,越来越多的癌症相关基因被发现,各类作用于相应基因的靶向药物也应运而生。靶向治疗可针对性地作用于相应的基因位点,阻断肿瘤细胞的信号转导通路,抑制其增殖和转移。相较于手术、放化疗等传统治疗手段,靶向治疗根据发病部位、肿瘤基因状态不同筛选适合的患者,体现了精准治疗的理念,更加安全、有效。靶向治疗结合传统化疗已被推荐作为 CRC 的一线治疗方案,根据肿瘤的临床及分子特征,通常在表皮生长因子受体(EGFR)和血管内皮生长因子(VEGF)中选择,对应较常用的单抗分别为西妥昔单抗(cetuximab)与贝伐珠单抗(bevacizumab)[12]。

4. 新辅助治疗 新辅助治疗是指针对可手术切除肿瘤患者的术前治疗,目前以放疗为基础,可联合化疗药物,近期有研究显示新辅助免疫治疗有望在未来得到广泛应用[13]。随着综合治疗理念的推广及多学科治疗模式的发展,新辅助治疗在直肠癌、局部进展期结肠癌以及可切除的转移性复发性结直肠癌中应用广泛。在术前同步放化疗的基础上,将部分或全部术后全身性化疗前移至新辅助化疗或间歇期化疗,则形成了全程新辅助治疗(total neoadjuvant therapy,TNT)模式雏形,包括类TNT模式和TNT模式,提高了进展期直肠癌患者的病理完全缓解率及保肛率,是功能严重受损甚至面临器官丧失的低位直肠癌患者的良好治疗选择[14]。

(三)小结

CRC发病率高、危害性大,其精确诊断与合理治疗是决定患者预后的关键,也是当前临床工作者的关注热点。近年来CRC诊疗相关新进展不断,为CRC的早期诊疗提供了更多可能。便捷、无创的粪便DNA及RNA检测,侵入性小且敏感性高的新型影像学、内镜检查手段,优化了结直肠癌的筛查及早期诊断,外科手术微创化、内镜手术规范化、治疗精准化个体化则是当前CRC治疗的主要趋势。相信未来还会出现更多高质量的诊疗手段,帮助提高CRC的治疗效果,为更多患者带来切实益处。

(曾愫琦　胡亚华　吴继雄　董卫国)

参考文献

[1] 中华人民共和国国家卫生健康委员会.中国结直肠癌诊疗规范(2020年版)[J].中华外科杂志,2020,58(8):561-585.

[2] 冷晓旭,房静远.粪便标志物DNA和RNA筛查结直肠癌特性分析[J].中华医学杂志,2020,100(42):3373-3376.

[3] RASHID H,HOSSAIN B,SIDDIQUA T,et al. Fecal MicroRNAs as Potential Biomarkers for Screening and Diagnosis of Intestinal Diseases [J]. Front Mol Biosci,2020,7:181.

[4] DEKKER E,TANIS P J,VLEUGELS J L A,et al. Colorectal cancer [J]. Lancet,2019,394(10207):1467-1480.

[5] CHAN S C H,LIANG J Q. Advances in tests for colorectal cancer screening and diagnosis [J]. Expert Rev Mol Diagn,2022,22(4):449-460.

[6] CORTEGOSO VALDIVIA P,SKONIECZNA-ŻYDECKA K,ELOSUA A,et al. Indications, Detection,Completion and Retention Rates of Capsule Endoscopy in Two Decades of Use:A Systematic Review and Meta-Analysis [J]. Diagnostics(Basel),2022,12(5):1105.

[7] PASHA S F. Applications of Colon Capsule Endoscopy [J]. Curr Gastroenterol Rep,2018,20(5):22.

[8] HAKMI H,AMODU L,PETRONE P,et al. Improved Morbidity,Mortality,and Cost with Minimally Invasive Colon Resection Compared to Open Surgery [J]. JSLS,2022,26(2):

e2021.00092.

［9］杨盈,孟文建,王自强.结直肠癌的综合治疗［J］.中华消化外科杂志,2022,21(6):753-765.

［10］汤庆超,王锡山.浅谈应用达芬奇机器人手术平台开展直肠癌NOSES手术的优越性和局限性［J］.中华结直肠疾病电子杂志,2021,10(4):343-350.

［11］WANG S,TANG J,SUN W,et al. The natural orifice specimen extraction surgery compared with conventional laparoscopy for colorectal cancer:A meta-analysis of efficacy and long-term oncological outcomes［J］. Int J Surg,2022,97:106196.

［12］ANDREI P,BATTUELLO P,GRASSO G,et al. Integrated approaches for precision oncology in colorectal cancer:The more you know,the better［J］. Semin Cancer Biol,2022,84:199-213.

［13］武爱文,李英杰.结直肠癌新辅助免疫治疗的应用现状以及争议和挑战［J］.中华胃肠外科杂志,2022,25(3):185-192.

［14］刘爽,姜婷,陈功,等.局部进展期直肠癌治疗模式新进展［J］.实用肿瘤杂志,2021,36(1):10-17.

第四章

胃肠道间质瘤诊疗思维

【概述】

胃肠道间质瘤(gastrointestinal stromal tumor,GIST)是胃肠道最常见的间叶组织源性肿瘤,起源于 Cajal 细胞或其前体细胞。GIST 可发生于消化道的任何部位,其临床症状无特异性,与发生的部位、大小及生长方式相关。所有 GIST 均有恶性倾向,且 10%~30% 为恶性肿瘤。GIST 的治疗以手术联合或不联合药物为主,内镜逐渐成为部分 GIST 的常规治疗手段,GIST 术后有复发倾向,应根据 GIST 术后危险度分级制定治疗后随访策略。

胃肠道原发肿瘤中仅有 1% 为 GIST,年发病率约为 1.5/10 万。

【典型病例】

 病例 1

1. 患者男性,34 岁,因"间断上腹隐痛半年"于 2021 年 2 月 28 日入院。

2. 现病史　患者诉半年前无明显诱因开始出现上腹部疼痛,呈间断性隐痛,疼痛与进食、活动及体位无明显相关,无反酸、烧心,无恶心、呕吐、黑便等不适,于当地医院行胃镜检查提示"糜烂性胃炎、胃底体交界处黏膜隆起病变",予以抑酸、护胃等对症治疗后腹痛缓解。今为求进一步诊治来我院,门诊以"胃底体交界处黏膜隆起病变"收入院。起病以来,患者精神、睡眠及食欲尚可,大小便如常,体力、体重无明显变化。

3. 既往史　否认冠心病、高血压、糖尿病等慢性病病史,否认乙肝、结核等传染病病史,否认手术、外伤、输血史,否认食物、药物过敏史,否认烟酒史。

4. 体格检查　体温 36.7℃,脉搏 74 次/min,呼吸 17 次/min,血压 123/71mmHg。神清,精神可,步入病房,查体合作,营养良好,双侧瞳孔等大等圆,皮肤及巩膜无明显黄染,浅表淋巴结未及肿大,双肺呼吸音清,未闻及明显干、湿啰音。心率 74 次/min,律齐,各瓣膜区未闻及明显病理性杂音。腹软,无明显压痛及反跳痛,肝、脾肋下未及,墨菲征(−),移动性浊音(−),双肾叩击痛(−),双下肢未见水肿,生理反射存在,病理反射未引出。

5. 入院前检验检查　胃镜:糜烂性胃炎、胃底体交界处黏膜隆起病变。

6. 入院诊断　胃底体交界处黏膜隆起病变。

7. 鉴别诊断

(1) 消化性溃疡并出血:该病为引起上消化道出血的常见病因,一般多伴有腹痛,上腹痛为主要症状,疼痛常有典型的节律性,溃疡活动时上腹部可有局限性轻压痛,缓解期无明显体征;胃镜检查可协助鉴别诊断。

(2) 胃癌并出血:多见于老年患者,一般伴或不伴腹痛,多有食欲减退、消瘦的消耗性症状,内镜下肿瘤表面凹凸不平,有污秽苔,腔内型间质瘤可能破坏黏膜层,且胃间质瘤可能同时合并胃癌,如内镜鉴别困难,可通过活检病理及免疫组化鉴别。

(3) 胃平滑肌瘤/肉瘤:胃间质瘤大多 CD117 和 CD34 弥漫性阳性表达,SMA 不表达或局灶性表达;而胃平滑肌瘤/肉瘤 CD117 和 CD34 阴性表达,SMA 弥漫性阳性表达。

(4) 胃神经鞘瘤:胃间质瘤中只有少部分病例中有 S-100 表达,而胃肠道神经鞘瘤 S-100 弥漫性阳性表达,CD117 和 CD34 阴性表达。

(5) 胃自主神经瘤:CD117、CD34、S-100、SMA 和 Desmin 均阴性表达,电镜下可见神经分泌颗粒。

8. 入院后检验检查

(1) 血常规、肝肾功能、电解质、术前病原学检查、凝血功能及心电图(2021-02-28):未见特殊异常。

(2) 无痛胃镜检查:胃体上部小弯侧可见一处大小约 1.0cm×0.8cm 的隆起,表面光滑,有黏膜桥形成,质硬,可滑动(图 3-4-1)。

(3) 无痛超声胃镜检查:胃体上部小弯侧可见一类圆形低回声区,内部回声欠均匀,起源于固有肌层,向腔内、外生长,以腔外为主,多普勒显示病灶内未见明显丰富血流信号,弹性成像以蓝色、绿色为主,截面大小约 0.9cm×0.6cm(图 3-4-1)。

9. 入院后治疗及转归　完善相关术前准备,于 2021 年 3 月 1 日行胃体隆起 ESD(见图 3-4-1),术后予以抑酸、止血、抗感染及胃管引流等对症处理。术后病理

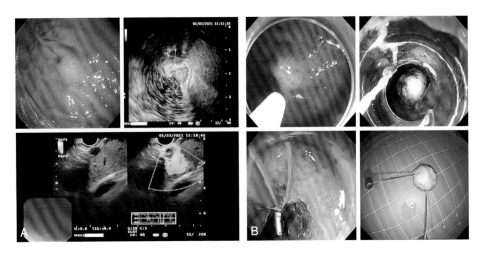

图 3-4-1 胃镜检查及治疗

A. 胃镜所见:胃体上部小弯侧可见一处大小约 1.0cm×0.8cm 的隆起,表面光滑,有黏膜桥形成,质硬,可滑动。超声胃镜所见:胃体上部小弯侧可见一类圆形低回声区,内部回声欠均匀,起源于固有肌层,向腔内、外生长,以腔外为主,多普勒显示病灶内未见明显丰富血流信号,弹性成像以蓝色、绿色为主,截面大小约 0.9cm×0.6cm。诊断为胃体黏膜下肿瘤(固有肌层低回声,间质瘤?)。B. 在全身麻醉气管插管下行胃体隆起 ESD,内镜前端置透明帽,术中在胃体上部小弯侧可见一处大小约 0.9cm×0.6cm 的黏膜下隆起,用一次性高频电极在病灶外缘标记,用一次性注射针注射含亚甲蓝的生理盐水抬高病灶基底部,再用一次性高频电极沿标记外缘切开黏膜,继续剥离病灶至病灶暴露,使用套扎器吸引病灶至完全突入腔内并套扎,再用一次性圈套器圈套病灶基底部行高频电凝电切治疗,术中与术后用一次性止血钳、氩气刀处理创面。予以尼龙绳+金属夹 9 枚行荷包缝合,将病灶取出送病理检查。

检查回报:①ESD 手术部位:胃体;②ESD 标本大小:大小为 1.0cm×1.0cm×0.5cm;③病理取材:每隔 0.2cm 依次切开全取,分别标记 1~4 号;④主要病变:胃肠道间质肿瘤,未见核分裂象,肿瘤直径为 1cm,危险度分级为极低;⑤病变范围:1~4 号切片;⑥水平切缘(−);⑦垂直切缘(−);⑧免疫组化结果:CD117(+),CD34(+),Desmin(−),DOG-1(+),Ki-67(低增殖),S-100(−),SDHB(+),SMA(−)。患者未诉特殊不适,体格检查示神清,精神可,双肺呼吸音清,未闻及明显干、湿啰音;腹软,无压痛、反跳痛,肝、脾肋下未及,墨菲征(−),移动性浊音(−),双肾叩击痛(−),双下肢未见水肿,生理反射存在,病理反射未引出,予办理出院手续。

10. 出院诊断 胃底体交界处间质瘤 ESD 术后。

🩺 病例 2

1. 患者男性,47 岁,因"黑便 3 天"于 2020 年 9 月 13 日入院。

2. 现病史 患者 3 天前无明显诱因出现解稀糊状黑便,约 1 次/d,具体量不详,伴乏力,稍感上腹胀,无腹痛、恶心、呕吐,无发热、咳嗽、咳痰,无心慌、胸闷、胸痛、头晕等不适,未予特殊处理,今患者来我院门诊就诊,行胃镜检查提示胃底隆起伴溃疡,门诊以"消化道出血"收入院。起病以来,患者精神及饮食欠佳,大便如前述,小便如常,体重较前无明显改变。

3. **既往史** 否认冠心病、高血压、糖尿病等慢性病病史,否认乙肝、结核等传染病病史,否认手术、外伤、输血史,否认食物、药物过敏史,否认烟酒史。

4. **体格检查** 体温 36.4℃,脉搏 87 次/min,呼吸 20 次/min,血压 116/75mmHg。神志清楚,精神欠佳,步入病房,查体合作。营养良好,轻度贫血貌,双侧瞳孔等大等圆,全身皮肤、巩膜未见明显黄染,浅表淋巴结未及明显肿大;双肺呼吸音清晰,未见明显干、湿啰音。心率 87 次/min,律齐,各瓣膜区未闻及明显异常杂音。腹软,上腹部轻压痛,无反跳痛,麦氏点无压痛,肝、脾肋下未及,墨菲征(-),移动性浊音(-),肠鸣音正常。双下肢无水肿。四肢肌力、肌张力正常,生理反射存在,病理反射未引出。

5. **入院前检验检查** 胃镜(2020-9-13):胃底隆起伴溃疡性质待定,胃底可见一个直径约 20mm 的隆起,表面见深溃疡面被覆白苔(图 3-4-2)。

6. **入院诊断** 胃间质瘤并出血?

7. **鉴别诊断**

(1)消化性溃疡并出血:该病为引起上消化道出血的常见病因,一般多伴有腹痛,上腹痛为主要症状,疼痛常有典型的节律性,溃疡活动时上腹部可有局限性轻压痛,缓解期无明显体征;胃镜检查可协助鉴别诊断。

(2)胃癌并出血:多见于老年患者,一般伴或不伴腹痛,多有食欲减退、消瘦的消耗性症状,内镜下肿瘤表面凹凸不平,有污秽苔,腔内型间质瘤可能破坏黏膜层,且胃间质瘤可能同时合并胃癌,如内镜鉴别困难,可通过活检病理及免疫组化鉴别。

(3)胃平滑肌瘤/肉瘤:胃间质瘤大多 CD117 和 CD34 弥漫性阳性表达,SMA 不表达或局灶性表达;而胃平滑肌瘤/肉瘤 CD117 和 CD34 阴性表达,SMA 弥漫性阳性表达。

(4)胃神经鞘瘤:胃间质瘤中只有少部分病例中有 S-100 表达,而胃肠道神经鞘瘤 S-100 弥漫性阳性表达,CD117 和 CD34 阴性表达。

(5)胃自主神经瘤:CD117、CD34、S-100、SMA 和 Desmin 均阴性表达,电镜下可见神经分泌颗粒。

8. **入院后检验检查**

(1)血常规(2020-09-13):RBC 2.93×10^{12} 个/L,HGB 94.00g/L,HCT 28.7%,PLT 及 WBC 正常。

(2)大便常规:隐血(胶体金法)阳性(+)。

(3)肝功能、肾功能、电解质、凝血功能、糖类抗原 19-9、甲胎蛋白、癌胚抗原及心电图未见异常。

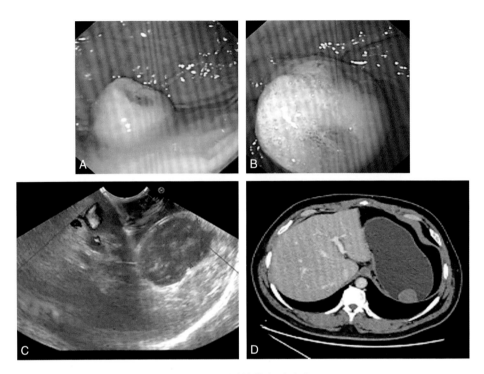

图 3-4-2 胃镜检查及治疗

A、B. 胃镜:胃底可见一个直径约 20mm 的隆起,表面见深溃疡面被覆白苔;C. 超声内镜:胃底固有肌层不均质低回声病变(间质瘤?),超声内镜扫查隆起处,可见管壁层次结构清晰,病变似起源于固有肌层的不均质低回声光团,其内可见高回声斑,所见最大切面大小约 21.6mm×31.8mm,弹性成像质地偏硬;D. 胃增强 CT:胃底部结节灶,考虑肿瘤性病变的可能(间质瘤? 神经鞘瘤? 其他?),胃充盈良好,胃底部见结节状软组织密度影凸向腔内,大小约 34mm×28mm,强化较均匀,增强扫描三期 CT 值分别约 47HU、47HU、59HU,边界清晰。

(4)超声内镜:胃底固有肌层不均质低回声病变(间质瘤?),超声内镜扫查隆起处,可见管壁层次结构清晰,病变似起源于固有肌层的不均质低回声光团,其内可见高回声斑,所见最大切面大小约 21.6mm×31.8mm,弹性成像质地偏硬(见图 3-4-2)。

(5)胸腹部 CT:胸部 CT 平扫未见明显异常;左肾小囊肿可能;左肾小结石。

(6)胃增强 CT:胃底部结节灶,考虑肿瘤性病变的可能(间质瘤? 神经鞘瘤? 其他?),胃充盈良好,胃底部见结节状软组织密度影凸向腔内,大小约 34mm×28mm,强化较均匀,增强扫描三期 CT 值分别约 47HU、47HU、59HU,边界清晰;左肾小囊肿(见图 3-4-2)。

9. 入院后治疗及转归 入院后行抑酸、补液及对症治疗;GIST 需根据肿瘤部位、大小、是否局限、有无转移,综合评判决定治疗方式,患者间质瘤位于胃底,且直径<5cm,行腹腔镜下胃底肿瘤切除术,术后病理示胃底胃肠间质瘤,肿瘤最大径约 3.4cm,核分裂象<5 个/50HPF,改良的 NIH 危险度分级为低危;免疫组化示 CD34、CD117、DOG 阳性,Desmin、SMA、S-100 均阴性,Ki-67 阳性率约 5%。患者大便转黄,未诉其他不适,查体未见明显阳性体征,予办理出院手续。患者改良 NIH 危险度分级为低危,嘱患者每半年复查 CT 或 MRI,持续 5 年。

10. 出院诊断　①胃间质瘤并出血;②轻度贫血;③肾囊肿;④肾结石。

知识点一

　　GIST 的确诊主要依靠病理检查,结合以下几项通常可确诊:①病理组织形态学:由梭形细胞、上皮样细胞、偶或多形性细胞排列成束状或弥漫状图像;②免疫组织化学:CD117、DOG1 及 CD34 阳性;③分子生物学检测:*c-kit* 及 *PDGFRα* 基因等。

知识点二

　　对于大多数可完整切除的 GIST,术前不推荐进行常规活检。如果需要进行术前药物治疗,应行活检。需注意,不适当的活检可能引起肿瘤破溃、出血,增加肿瘤播散的危险性,应慎重。EUS-FNA 通过胃肠腔细针穿刺获取标本,减少肿瘤针道转移和破裂的风险,可作为 GIST 首选的活检方式。

知识点三

　　GIST 的影像学评估包括 CT、MRI 及 PET/CT 等。CT 是 GIST 治疗前评估的常规影像学检查方法,在 GIST 的定位、生长方式评估以及确定有无复发转移上具有重要价值。术前均应完善 CT 检查。

知识点四

　　GIST 的治疗方式包括内镜治疗、手术治疗以及药物治疗。内镜开始作为一部分 GIST 的常规治疗手段:①内镜黏膜下剥离术(ESD)主要适用于直径≥2cm 且<5cm,术前 EUS 或 CT 评估向腔内生长的 GIST;②内镜下全层切除术(EFTR)主要适用于术前 EUS 和 CT 评估起源于固有肌层,并向浆膜外生长及 ESD 术中发现瘤体与浆膜层紧密粘连而无法分离的 GIST;③经黏膜下隧道内镜肿瘤切除术(STER)主要适用于食管(距咽部 3~5cm 外)、贲门、胃大弯等易建立隧道部位的 GIST。

【专家点评】

胃肠道间质瘤（GIST）是胃肠道最常见的间叶组织源性肿瘤，可发生于消化道的任何部位，其临床症状无特异性，与发生的部位、大小及生长方式相关。所有GIST均有恶性倾向，且10%~30%为恶性肿瘤。因此，GIST的早期诊断、治疗和规律随访尤为重要。

病例1患者就诊时并无特异性临床表现，而是根据内镜及超声内镜的探查结果发现。根据《中国胃肠间质瘤内镜下诊治专家共识（2020，北京）》，ESD主要适用于直径≥2cm且<5cm，术前EUS或CT评估向腔内生长的GIST，本病例选择行内镜下胃体隆起ESD，治疗方式符合指南推荐。本病例早期诊断并给予患者抑酸、补液及对症治疗，及时确认手术方式，手术成功切除病灶。需要指出的是，在手术前应完善胸腹部CT平扫以及胃肠道增强CT，从而对患者整体病情进行系统、全面的评估，出院医嘱中也应指出督促患者按时复查，动态监测。

病例2中患者以黑便为首发表现，伴有乏力、腹胀等不适，同时患者伴有轻度贫血，而诊断过程中不仅根据内镜及超声内镜的探查结果来进行确诊，同时还结合了胸腹部CT平扫以及胃肠道增强CT结果，对患者整体病情进行了系统、全面的评估。本病例选择腹腔镜下胃底肿瘤切除术，术后病理检查结果符合GIST诊断。另外，诊治过程也较为完善，本病例早期诊断并给予患者抑酸、补液及对症治疗，及时确认手术方式，手术成功切除病灶，值得肯定。但本病例中患者出院时嘱定期复查CT或MRI，未建议定期复查胃镜，而相较于CT或MRI，胃镜更易于发现较小的黏膜下隆起，应为消化道GIST的首选复查方法。

【规范化诊疗流程】(图3-4-3)

【指南推荐】

1. 中华医学会消化内镜学分会消化内镜隧道技术协作组，中国医师协会内镜医师分会，北京医学会消化内镜学分会. 中国胃肠间质瘤内镜下诊治专家共识(2020，北京)［J］.中华消化内镜杂志，2021，38(7):505-514.

2. 中国临床肿瘤学会胃肠间质瘤专家委员会. 中国胃肠间质瘤诊断治疗共识(2017年版)［J］.肿瘤综合治疗电子杂志，2018，4(1):31-43.

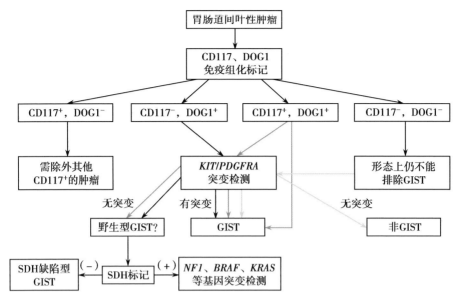

图 3-4-3　胃肠道间叶性肿瘤病理诊断规范化流程

【综述】

胃肠道间质瘤的药物治疗研究进展

胃肠道间质瘤（gastrointestinal stromal tumor,GIST）是胃肠道最常见的间叶源性肿瘤,被认为起源于 Cajal 细胞或其前体细胞。GIST 占胃肠道原发肿瘤的 1%,年发病率约为 1.5/10 万[1],其主要发生部位为胃(约 60%)和小肠(约 30%),其余发生在十二指肠、结直肠和食管等部位[2]。GIST 早期临床症状无特异性,常表现为消化道出血、腹部可触及肿块及腹部不适或疼痛等[3],GIST 进展速度较快且对化疗、放疗不敏感,目前治疗以内镜治疗及外科手术切除为主,但其术后转移率及复发率高[4]。分子靶向药物对预防 GIST 患者的复发和转移起关键作用,而免疫疗法是一种精准、快速、安全及高效的新兴诊疗方法。本文将对国内外胃肠道间质瘤的相关药物治疗研究进展进行综述。

(一)胃肠道间质瘤的组织病理特征

GIST 常起源于胃肠道未定向分化的间质细胞,通常表现为界限清晰的浆膜下或黏膜下肿瘤,一般无包膜。组织学上由梭形细胞(约 70%)、上皮样细胞(约 20%)或混合细胞(约 10%)排列成束状或弥漫状分布[5]。研究表明,在免疫表型上,约 90% 的病例中存在酪氨酸激酶受体 *c-kit* 基因蛋白产物 KIT(80%)以及血小板源生长因子受体 α(platelet-derived growth factor receptor α,PDGFRα)基因的突变(10%),另外 10%~15% 的患者并不存在这两种基因的突变,称为野生型 GIST,

主要发生于青年及儿童[6]。

(二)胃肠道间质瘤的分子靶向药物治疗

目前,GIST 的治疗以综合治疗为主。NCCN 指南建议,对于出现症状或超声内镜高危因素的小 GIST 应尽早行消化内镜切除[7],其中对于直径≤5cm、腔内性、无邻近器官侵犯和转移、包膜完整的固有肌层肿瘤的切除可选择内镜黏膜下剥离术。位于胃大弯侧和胃底、体部前壁直径≤5cm 及空回肠的病灶可以考虑腹腔镜手术治疗[8]。而对于胃部直径≥5cm 或已出现恶性表现、导致急腹症的肿瘤,可慎重考虑手术治疗,手术方式以开放性手术为主。但据文献报道,约 50% 的 GIST 患者术后出现腹腔内的复发或转移[6],而这类患者对传统的放、化疗效果并不明显,因此,分子靶向药物的应用为转移性 GIST 的治疗提供了新的治疗模式,延长了患者总体生存时间。

蛋白酪氨酸激酶介导的信号转导途径是目前抗肿瘤的药物有效靶点,作用于该途径的酪氨酸激酶抑制剂(TKI)可抑制多种信号转导途径,诱导肿瘤细胞凋亡,阻断新血管形成,从而抑制肿瘤细胞增殖[9]。据《中国胃肠间质瘤诊断治疗共识(2017 年版)》提示,甲磺酸伊马替尼是治疗 GIST 的一线靶向药物[8],伊马替尼是一种有效的选择性酪氨酸激酶小分子抑制剂,选择性抑制 KIT 的活性,竞争性抑制 KIT 的 ATP 结合位点,从而中断细胞下游信号通路并诱导细胞凋亡,在 GIST 晚期患者以及复发性或转移性 GIST 患者中具有良好的疗效。一项开放性多中心临床研究比较了不同浓度伊马替尼治疗复发转移性 GIST 患者的疗效,进而确定了伊马替尼 400mg/d 的标准治疗剂量[10]。

对于增大伊马替尼剂量后不耐受或仍进展的 GIST 患者,舒尼替尼是唯一被批准的二线靶向药物,舒尼替尼是一种能抑制 KIT、PDGFRα 的活性以及阻断血管内皮生长因子受体(VEGFR)和 FMS 样酪氨酸激酶 3 受体(FLT3)的多靶点治疗药物[11],研究表明其能有效地结合多种与肿瘤增殖、转移和血管生成有关的受体酪氨酸激酶,从而抑制肿瘤的生长,使晚期 GIST 患者获益[12]。而对一线和二线靶向药物均耐药的 GIST 患者,则可使用如瑞戈非尼、氟马替尼或帕唑帕尼等靶向药物[13-14]。

分子靶向药物治疗转移性 GIST 已获得明确的疗效并能改善患者的预后,但由于 c-kit 或 PDGFRα 基因多位点突变或二次突变导致该药物易产生耐药性,随着患者服药时间的推移,其疗效逐渐降低,故寻找一种高效的针对 GIST 原发与继发耐药的治疗方法迫在眉睫。

(三)胃肠道间质瘤的免疫疗法

肿瘤的免疫治疗是通过增强患者机体原有的抗肿瘤免疫反应,依靠自身的免疫功能精准、快速、安全及高效地预防肿瘤的发生、减缓其进展以及改善其预后的新兴诊疗方法[15]。研究发现,GIST 中存在大量肿瘤浸润性免疫细胞和具有免疫抑制作用的微环境,最常见的为肿瘤相关巨噬细胞和 CD3$^+$ T 淋巴细胞[16]。由于伊马替尼的作用部分依赖于免疫系统,适当的伴随免疫治疗可能会进一步改善伊马替尼治疗的胃肠道间质瘤患者的预后[17]。

目前,国内外有关胃肠道间质瘤免疫疗法的主要观点为免疫检查点抑制剂、基于细胞因子的免疫治疗、抗 KIT 抗体、嵌合抗原受体 T 细胞免疫治疗(chimeric antigen receptor T cell immunotherapy,CAR-T 疗法)以及其他新兴的免疫疗法[16]。

1. 免疫检查点抑制剂　研究发现,参与 GIST 的发生及进展的重要分子包括 CTL 相关蛋白 4、程序性细胞死亡蛋白 1(programmed cell death,PD1)及其配体(PDL1)、T 细胞免疫球蛋白黏蛋白 3(T cell immunoglobulin and mucin domain-containing protein 3,TIM3)及其配体等。伊马替尼通过降低肿瘤细胞免疫抑制酶(IDO)的表达,激活 CD8$^+$ T 细胞,诱导肿瘤内调节性 T 细胞(Treg)凋亡。同时联合细胞毒性 T 淋巴细胞相关抗原 4(CTLA-4)治疗,能增强伊马替尼对小鼠胃肠道间质瘤的疗效。因此,联合免疫治疗可能进一步改善使用伊马替尼等靶向药物治疗的人类癌症的预后[17]。PD1/PDL1 通路是免疫反应的关键抑制剂,但在 KIT 和 IDO 抑制的情况下,可通过增加 CD8$^+$ T 细胞效应功能来增强伊马替尼的抗肿瘤作用[18-19]。Komita 等研究了 19 例 GIST 患者,发现 TIM3 在 75% 的 GIST 细胞中表达,而其中 68.4% 的 GIST 组织中存在半乳凝素-9(galetin-9)的表达,表明 TIM3/galetin-9 之间的相互作用参与免疫检查点机制,TIM3/galetin-9 通路的激活在 GIST 的发生、进展以及远处转移中具有重要的作用[20]。

2. 基于细胞因子的免疫治疗　细胞因子主要是由免疫细胞经刺激而合成、分泌的一类具有广泛生物学活性的小分子蛋白,它通过结合相应的受体可调节先天性免疫、适应性免疫、细胞生长以及损伤组织修复。一项 Ⅲ/Ⅳ 期临床试验中,将 IFN-α 联合甲磺酸伊马替尼治疗 8 例 GIST 患者,研究发现患者均获得了良好的疗效,同时在治疗后,患者体内 IFN-γ 的合成和分泌明显增多[21]。分子靶向治疗联合免疫治疗是安全、有效的,在 GIST 的治疗中显示出很高的临床疗效。

3. 抗 KIT 抗体　针对 KIT 制备的单克隆抗体可下调 *c-kit* 基因的表达,继而增强药物作用,研究发现,抗 KIT 单克隆抗体 SR1 在体外实验中能抑制人 GIST 细胞系的生长[22],而在异种移植的小鼠模型中研究表明,用 SR1 处理后可降低细胞表面 KIT 的表达,增强巨噬细胞的吞噬功能,进而增强机体抗肿瘤免疫能力,促进肿瘤细胞死亡[23]。抗 KIT 抗体可能参与了 GIST 的发生、发展、恶变以及远处转移的整个过程,而且它的抑制作用与甲磺酸伊马替尼的耐药性密切相关,使用靶向 KIT 的单克隆抗体治疗可能是治疗 GIST 的一种替代或补充方法。

4. CAR-T 疗法　CAR-T 疗法是一种治疗肿瘤的新型精准靶向疗法。Katz 等成功制备了能够产生 IFN-γ 以及可裂解 GIST 细胞的抗 KIT CAR-T 细胞。在 GIST 小鼠模型中,用抗 KIT CAR-T 细胞治疗可显著降低 GIST 肿瘤细胞的生长速率[24]。CAR-T 疗法有望成为 GIST 免疫靶向治疗有前途的策略。

(四) 小结

多学科协作的综合治疗对 GIST 患者尤为重要,完整手术切除治疗联合分子靶向药物的运用能得到较好的疗效。然而,分子靶向药物耐药性的发生是一项巨大的挑战,其耐药机制仍有待进一步探索,加快新药的研发是刻不容缓的任务,相信在不久的将来能有更精湛的医疗技术及新型靶向药物用以改善 GIST 患者的预后。

(李 娇 刘颖慧 汤绍迁 于红刚)

参考文献

[1] STAMMLER R,ANGLICHEAU D,LANDI B,et al. Gastrointestinal tumors in transplantation: Two case reports and review of literature [J]. World J Gastroenterol,2022,28(34): 5076-5085.

[2] BEGUM F A,RAHMAN M A,RABBI H,et al. Primary Jejunal Gastrointestinal Stromal Tumor:Diagnosis Delay of 3 Years but Successful Management in Early Stage(Ⅱ)by Surgery and Adjuvant Therapy [J]. Gastrointest Tumors,2019,6(1-2):36-42.

[3] HUSS S,KÜNSTLINGER H,WARDELMANN E,et al. A subset of gastrointestinal stromal tumors previously regarded as wild-type tumors carries somatic activating mutations in KIT exon 8(p.D419del) [J]. Mod Pathol,2013,26(7):1004-1012.

[4] TIROTTA F,FUMAGALLI E,COLOMBO C,et al. Management of complicated tumor response to tyrosine-kinase inhibitors in gastrointestinal stromal tumors [J]. J Surg Oncol, 2019,120(2):256-261.

[5] SCHAEFER I M,MARIÑO-ENRÍQUEZ A,FLETCHER J A. What is New in Gastrointestinal Stromal Tumor? [J]. Adv Anat Pathol,2017,24(5):259-267.

[6] NISHIDA T. Asian consensus guidelines for gastrointestinal stromal tumor:What is the same and what is different from global guidelines [J]. Transl Gastroenterol Hepatol,2018,3:11.

[7] DEMETRI G D,VON MEHREN M,ANTONESCU C R,et al. NCCN Task Force report: update on the management of patients with gastrointestinal stromal tumors [J]. J Natl Compr Canc Netw,2010,8 Suppl 2:S1-S41.

[8] LI J,YE Y,WANG J,et al. Chinese consensus guidelines for diagnosis and management of gastrointestinal stromal tumor [J]. Chin J Cancer Res,2017,29(4):281-293.

[9] HUANG L,JIANG S,SHI Y. Tyrosine kinase inhibitors for solid tumors in the past 20 years(2001-2020) [J]. J Hematol Oncol,2020,13(1):143.

[10] SUTTON T L,WALKER B S,BILLINGSLEY K G,et al. Imatinib-resistant gastrointestinal stromal tumors in the era of second- and third-line tyrosine kinase inhibitors:Does surgical resection have a role? [J]. Surgery,2021,170(5):1481-1486.

[11] SERRANO C,GEORGE S. Gastrointestinal Stromal Tumor:Challenges and Opportunities for a New Decade [J]. Clin Cancer Res,2020,26(19):5078-5085.

［12］NEMUNAITIS J,BAUER S,BLAY J Y,et al. Intrigue：Phase Ⅲ study of ripretinib versus sunitinib in advanced gastrointestinal stromal tumor after imatinib ［J］. Future Oncol, 2020,16(1)：4251-4264.

［13］ESMO/European Sarcoma Network Working Group. Gastrointestinal stromal tumors：ESMO Clinical Practice Guidelines for diagnosis,treatment and follow-up ［J］. Ann Oncol,2012, 23 Suppl 7：vii49-vii55.

［14］NISHIDA T,BLAY J Y,HIROTA S,et al. The standard diagnosis,treatment,and follow-up of gastrointestinal stromal tumors based on guidelines ［J］. Gastric Cancer,2016,19 (1)： 3-14.

［15］ARSHAD J,COSTA P A,BARRETO-COELHO P,et al. Immunotherapy Strategies for Gastrointestinal Stromal Tumor ［J］. Cancers(Basel),2021,13(14)：3525.

［16］TAN Y,GARCIA-BUITRAGO M T,TRENT J C,et al. The immune system and gastrointestinal stromal tumor：a wealth of opportunities ［J］. Curr Opin Oncol,2015, 27(4)：338-342.

［17］BALACHANDRAN V P,CAVNAR M J,ZENG S,et al. Imatinib potentiates anti-tumor T cell responses in gastrointestinal stromal tumor through the inhibition of Ido ［J］. Nat Med, 2011,17(9)：1094-1100.

［18］BERTUCCI F,FINETTI P,MAMESSIER E,et al. PDL1 expression is an independent prognostic factor in localized GIST ［J］. Oncoimmunology,2015,4(5)：e1002729.

［19］SEIFERT A M,ZENG S,ZHANG J Q,et al. PD-1/PD-L1 blockade enhances T cell activity and antitumor efficacy of imatinib in gastrointestinal stromal tumors ［J］. Clin Cancer Res, 2017,23(2)：454-465.

［20］KOMITA H,KOIDO S,HAYASHI K,et al. Expression of immune checkpoint molecules of T cell immunoglobulin and mucin protein 3/galectin-9 for NK cell suppression in human gastrointestinal stromal tumors ［J］. Oncol Rep,2015,34(4)：2099-2105.

［21］CHEN L L,CHEN X,CHOI H,et al. Exploiting antitumor immunity to overcome relapse and improve remission duration ［J］. Cancer Immunol Immunother,2012,61(7)：1113-1124.

［22］EDRIS B,WILLINGHAM S B,WEISKOPF K,et al. Anti-KIT monoclonal antibody inhibits imatinib-resistant gastrointestinal stromal tumor growth ［J］. Proc Natl Acad Sci U S A, 2013,110(9)：3501-3506.

［23］EDRIS B,WILLINGHAM S,WEISKOPF K,et al. Use of a KIT-specific monoclonal antibody to bypass imatinib resistance in gastrointestinal stromal tumors ［J］. Oncoimmunology, 2013,2(6)：e24452.

［24］BANERJEE S,YOON H,YEBRA M,et al. Anti-KIT DNA Aptamer for Targeted Labeling of Gastrointestinal Stromal Tumor ［J］. Mol Cancer Ther,2020,19(5)：1173-1182.

第五章

胃肠胰神经内分泌肿瘤诊疗思维

【概述】

胃肠胰神经内分泌肿瘤（gastroenteropancreatic neuroendocrine neoplasm, GEP-NEN）是原发于胃、小肠、结肠、直肠和胰腺等部位神经内分泌细胞、神经内分泌标记物阳性且能产生多肽激素的肿瘤，常分为胰腺神经内分泌肿瘤（pancreatic NEN, P-NEN）和胃肠道神经内分泌肿瘤（gastrointestinal NEN, GI-NEN）。根据分化程度，NEN 可分为分化良好的神经内分泌瘤（neuroendocrine tumor, NET）和分化较差的神经内分泌癌（neuroendocrine carcinoma, NEC）。GEP-NEN 可分为无功能性肿瘤和有功能性肿瘤，大部分为无功能性肿瘤，临床症状无特异性，与发生的部位、大小及生长方式相关；有功能性 GEP-NEN 能够产生 5-羟色胺代谢产物或多肽激素，如胰高血糖素、胰岛素、胃泌素或促肾上腺皮质激素等，引起血管运动障碍、胃肠症状、心脏和肺部病变等，称为类癌综合征（carcinoid syndrome），临床上出现典型症状者少见。

【典型病例】

 病例 1

1. 患者男性，53 岁，因"间断中下腹胀痛伴大便不成形 1 年"于 2020 年 6 月 19 日入院。

2. 现病史　患者于 1 年前无明显诱因出现中下腹胀痛，间断性，肛门排气后症状可缓解,伴大便不规律,为黄色软便,大便偏细,不伴黑便、血便等,偶有恶心,无呕吐、反酸、烧心等症状,于当地医院行肠镜检查提示直肠隆起(考虑黏膜下来源),现为求进一步诊治来我院就诊,门诊以"直肠黏膜下肿物"收入院。起病以来,患者精神、睡眠、食欲可,大便如上述,小便如常,体重、体力未见明显改变。

3. 既往史 否认冠心病、高血压、糖尿病等慢性病病史,否认乙肝、结核传染病病史,否认手术、外伤、输血史,否认食物、药物过敏史,否认烟酒史。

4. 体格检查 体温 36.4℃,脉搏 68 次/min,呼吸 19 次/min,血压 120/74mmHg。神清,步入病房,查体合作,营养良好;双侧瞳孔等大等圆,皮肤及巩膜无明显黄染,浅表淋巴结未及肿大。双肺呼吸音清,未闻及明显干、湿啰音。心率 68 次/min,律齐,各瓣膜区未闻及明显病理性杂音。腹软,无压痛及反跳痛,肝、脾肋下未及,移动性浊音(−),双肾叩击痛(−)。双下肢未见水肿。生理反射存在,病理反射未引出。

5. 入院前检验检查 肠镜(2020-06-16):直肠距肛门约 5cm 处见一隆起,表面略发黄,可见血管扩张(图 3-5-1)。心电图(2020-06-19):窦性心动过缓。

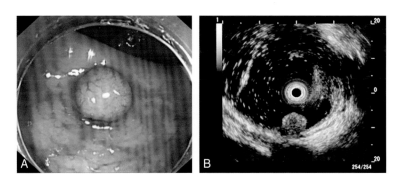

图 3-5-1 内镜检查结果

A. 肠镜:直肠距肛缘 5cm 处见一半球形隆起,表面光滑,略发黄,可见扩张血管网;B. 超声内镜:以 15MHz 小探头扫查隆起处,见起源于黏膜下层的低回声光团,所见切面大小约 4.34mm×4.17mm。

6. 入院诊断 直肠隆起:直肠神经内分泌瘤?

7. 鉴别诊断

(1) 直肠癌:直肠癌可引起肠梗阻症状,可出现乏力、体重下降等全身症状,直肠指诊可触及质硬肿块,指套可染血。

(2) 间质瘤:胃底体较常见,也可见于十二指肠、小肠、结肠和食管等处,内镜下表现为黏膜下肿物,超声内镜表现为来源于第四层低回声或中等偏低回声。

(3) 平滑肌瘤:多见于食管、贲门,内镜下为黏膜下肿物表现,超声内镜表现为来源于第二层或第四层极低回声病灶,边界清。

（4）淋巴管瘤：较少见，可见于食管、直肠等部位，超声内镜下表现为来源于第三层无回声病灶，内部无血流信号。

8. 入院后检验检查

（1）血常规、尿常规、大便常规、肝肾功能、电解质、血糖、凝血功能均正常。

（2）腹部 CT（2020-06-20）：肝 S8 段脂肪瘤可能，下腹部未见明显异常。

（3）超声内镜（2020-06-22）：距肛门 5cm 处见一隆起，表面略发黄，以 15MHz 小探头扫查隆起处，见起源于黏膜下层的低回声光团，所见切面大小约 4.34mm× 4.17mm（见图 3-5-1）。

9. 入院后治疗及转归　入院后于 2020 年 6 月 22 日行直肠隆起 ESD 完整剥离病变，止血钳处理创面可见小血管后以钛夹封闭创面。术后禁饮食并补液治疗，48 小时后开放饮食。2020 年 6 月 28 日术后病理示（直肠距肛门 5cm）神经内分泌瘤（NET，G1）（肿瘤细胞核分裂象<2 个/10HPF），切缘未见肿瘤细胞浸润。免疫组化示 CD56 及 Syn 阳性，PCK 部分阳性，CDX2、CK20、CgA 均阴性，Ki-67<2%。

10. 出院诊断　直肠神经内分泌瘤（G1 级）。

 病例 2

1. 患者女性，48 岁，因"腹胀、腹痛、嗳气 5 个月余"于 2021 年 10 月 19 日入院。

2. 现病史　患者于 5 个月前无明显诱因出现腹胀、腹痛，疼痛位于剑突下，为隐痛不适，伴有嗳气、反酸，进食酸菜后加重，无明显烧心，无恶心、呕吐，无腹泻、便秘、便血，无心悸、胸闷、胸痛等症状，服用中药及西药（具体不详）治疗后嗳气好转。2021 年 10 月 6 日于外院行胃肠镜检查示"慢性浅表性胃炎、直肠息肉钳除术"，术后病理检查提示"（直肠活检）高分化神经内分泌肿瘤（NET，G1），基底切缘可见肿瘤"。今为求进一步诊治，遂来我院门诊就诊，门诊以"直肠肿物"收入我科。起病以来，患者精神、睡眠、食欲可，大小便如常，体重、体力未见明显改变。

3. 既往史　2020 年有糜烂性胃窦炎、声带息肉、慢性咽喉炎病史，口服药物治疗后好转；2009 年有剖宫产手术史；否认高血压、糖尿病、冠心病等慢性病病史；否认肝炎、结核等传染病病史；否认外伤、输血史；否认药物及食物过敏史；预防接种史不详。

4. 体格检查　体温 36.5℃，脉搏 80 次/min，呼吸 18 次/min，血压 98/57mmHg。神清，精神可，双肺呼吸音清，未闻及干、湿啰音。律齐，未闻及明显杂音。腹软，未见肠型及蠕动波，无压痛及反跳痛，肝、脾肋下未及，移动性浊音（－），双下肢无水肿。

5. 入院前检验检查　胃肠镜检查（2021-10-06）：直肠可见 0.1cm 息肉，内镜诊断为慢性浅表性胃炎、直肠息肉钳除术,术后病理检查提示(直肠活检)高分化神经内分泌肿瘤(NET,G1),基底切缘可见肿瘤。免疫组化:Ki-67(1%+),Syn、CD56、PCK、CGA(微灶+),SOX10(肿瘤–)。

6. 入院诊断　①直肠肿物:高分化神经内分泌肿瘤;②慢性浅表性胃炎。

7. 鉴别诊断

(1) 直肠癌:直肠癌可引起肠梗阻症状,可出现乏力、体重下降等全身症状,直肠指诊可触及质硬肿块,指套可染血。

(2) 痔疮:痔疮可分为内痔、外痔、混合痔三种,内痔主要症状为便血,前期肿物脱出可自行回纳,后期严重时,肿物卡在肛门口不能收回,形成嵌顿痔。外痔主要症状为肛门坠胀疼痛,有异物感。

(3) 直肠脂肪瘤:质软,表面黏膜光滑,通过肠镜黏膜下隆起、触感等多可诊断。直肠腔内超声或腹部CT有助于确立诊断。

8. 入院后检验检查

(1) 血常规+hsCRP+SAA:HCT 34.80%。

(2) 术前生化38项:TBA 10.27μmol/L,糖化白蛋白/白蛋白8.69,游离脂肪酸0.05mmol/L,阴离子间隙11.04mmol/L,ApoA1/ApoB 1.82。

(3) 凝血功能+AT3:APTT 31.70秒。

(4) 血型(ABO+Rh+抗筛):ABO血型示A型,Rh血型示Rh(D)阳性。

(5) 术前病原学检查(乙肝、梅毒、丙肝、艾滋病):抗乙型肝炎病毒表面抗体9.900IU/L。

(6) AFP、CEA、尿液分析(不含沉渣)、大便常规(不含隐血试验,不含寄生虫镜检)均未见明显异常。

(7) 心电图-十二通道心电图:①窦性心律;②心电轴正常;③部分导联ST段压低,请结合临床;④逆钟向转位。

(8) 超声-心脏彩色超声心动图+心功能+室壁运动未见明显异常。

(9) CT胸及全腹部平扫+增强(含造影剂):①左肺上叶舌段小结节灶,建议复查;②肝右叶包膜下钙化灶,肝内多发囊肿,考虑为肝脏镰旁假病灶。

(10) MRI-盆腔平扫:①直肠中下段后壁局部增厚,建议MRI增强扫描;②宫颈黏膜增厚,请结合临床。

(11) 超声肠镜:直肠黏膜肌层低回声病灶(图3-5-2)。

(12) 行直肠隆起ESD(2021-10-22)(图3-5-2)。术后病理:①ESD手术部位:直肠;②ESD标本大小:2.2cm×1.2cm×0.1cm;③病理取材:从一侧到另一侧每隔0.2cm依次切开全取,分别标记1~6号;④主要病变:神经内分泌瘤(NET,G2),镜下肿瘤最大径约0.4cm;⑤病变范围:3~4号片;⑥水平切缘及垂直切缘阴性;⑦免疫组化结果:CD56(+),CgA(–),Ki-67(+,约6%),P53(+,野生型),PCK(+),RB(+,

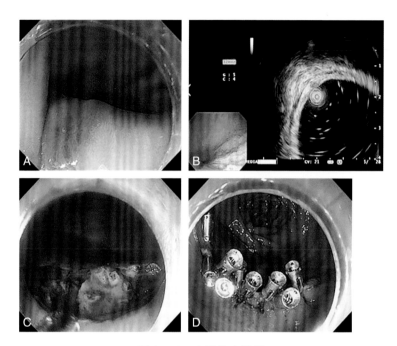

图 3-5-2 内镜检查结果
A. 内镜所见:直肠距肛门口约 5cm 处可见一个糜烂灶,周边黏膜粗糙,边界不清。B. 超声所见:直肠病灶处可见一低回声区,位于黏膜肌层,部分黏膜下层显示欠清,截面大小约 0.2cm×0.3cm,诊断为直肠黏膜肌层低回声病灶。C、D. 手术记录:在全身麻醉气管插管下行直肠隆起 ESD。距肛门口约 6cm 处可见一个大小约 0.8cm×1.5cm 的隆起性病变,表面见活检瘢痕充血。内镜前端置透明帽,一次性注射针黏膜下注含有玻璃酸钠的亚甲蓝稀释液,一次性黏膜切开刀(FLUSH 刀)沿病变外缘环形切开黏膜,逐步剥离,完整大块剥离病灶,术中与术后用一次性热活检钳及氩气处理创面,和谐夹 9 枚封闭创面,病灶取出送全层病理检查。

未缺失),SSTR2(+),Syn(+),TTF-1(−)。

9. 入院后治疗及转归 入院后予以禁食禁水、肠道准备后行超声肠镜检查,2021 年 10 月 22 日全身麻醉气管插管下行直肠隆起 ESD,术后予以抑酸、止血、补液等对症支持治疗,术后病理检查提示为神经内分泌瘤(NET,G2),水平切缘及垂直切缘阴性。患者术后第 5 天未诉发热、呕吐、呕血、腹痛、便血等不适,查体未见明显阳性体征,予办理出院手续。

10. 出院诊断 ①直肠肿物 ESD 术后(神经内分泌瘤);②左肺结节;③肝囊肿。

知识点一

GEP-NEN 分为无功能性和有功能性肿瘤,大部分为无功能性肿瘤,患者可多年无明显症状。其症状包括腹痛、腹胀、反酸、烧心、排便习惯改变、粪便性状改变、消化道出血、呼吸道症状、低血糖相关症状、皮肤潮红、心血管症状、神经内分泌肿瘤危象和其他表现等。

知识点二

2019 年世界卫生组织 GEP-NEN 分级标准中包括 NET 和 NEC。其中 NET 分为 G1~G3 级,G1 级指肿瘤分化良好,核分裂象计数<2 个/(2mm^2)、Ki-67 指数<3%;G2 级指肿瘤分化良好,核分裂象计数为 2~20 个/(2mm^2)、Ki-67 指数为 3%~20%;G3 级指肿瘤分化良好、核分裂象计数>20 个/(2mm^2)、Ki-67 指数>20%。NEC 包括大细胞神经内分泌癌、小细胞神经内分泌癌、混合性神经内分泌-非神经内分泌肿瘤,大细胞神经内分泌癌和小细胞神经内分泌癌肿瘤细胞分化差,核分裂象计数>20 个/(2mm^2)、Ki-67 指数>20%;混合性神经内分泌-非神经内分泌肿瘤分化差或良好,核分裂象计数不一、Ki-67 指数不一。

知识点三

NEN 的治疗包括内镜治疗、手术治疗、一般内科药物治疗(生长抑素及其类似物如奥曲肽、化学治疗、分子靶向治疗)、核素治疗等。其中,无区域淋巴结和远处转移且局限于黏膜和黏膜下层的病变(TNM-T$_1$ 期、G1 级、1 型和 2 型胃 NET、病灶最大径≤1cm)可行内镜下治疗。

知识点四

NEN 的预后取决于原发肿瘤的部位、转移的范围和程度,以及手术治疗的效果。高分化 NET 患者生存期可较长,低分化 NEC 患者预后较差。NEN 患者的随访应包括症状观察、血液标志物检测和影像学检查等。

【专家点评】

神经内分泌肿瘤(NEN)是起源于分布全身神经内分泌细胞的少见肿瘤,其发病率不断升高,其中 2/3 为 GEP-NEN。欧美白种人 GEP-NEN 好发部位依次为小肠、直肠、胰腺和胃,中国人好发部位依次为胰腺、直肠和胃,小肠部位少见。GEP-NEN 因具有高度异质性而为临床治疗带来挑战。在临床表现上,GEP-NEN 可分为有功能性肿瘤和无功能性肿瘤,大部分结直肠 NEN 为无功能性肿瘤,仅表现为排便习惯改变、粪便性状改变、肛周坠胀感、腹痛、腹部包块等。

病例 1 诊断过程中,根据腹部不适及大便习惯改变的临床表现、肠镜下病变、腹部 CT、超声内镜以及病理检查结果综合判断,对肿瘤的局部情况如大小、浸润深度及全身情况如有无远处转移等进行了综合评估。本例患者为直径<1cm G1 级直肠早期 NET,除了腹部不适及大便性状改变外,没有其他症状。本病例入院后完善腹部 CT 示下腹部无明显异常,在患者无造影剂禁忌证的情况下,应考虑行腹部增强 CT 检查。同时本病例患者心电图示窦性心动过缓,可完善相关检查以明确有无类癌心脏病,诊治流程的规范性上有待进一步提高。整体而言,本例患者通过内镜下 ESD 治疗可以早期完全切除局部肿瘤,术后病理检查示切缘阴性,无局部浸润及远处转移,预后较好,符合规范。

病例 2 中患者因腹痛、腹胀、嗳气等症状入院,无明显便血、腹泻、排便习惯改变等预警症状。内镜治疗消化道 NET 的适应证包括无区域淋巴结和远处转移,且局限于黏膜和黏膜下层的病变,适合内镜治疗 NET 的部位包括胃、十二指肠非壶腹和直肠。本病例病变部位为直肠,完善盆腔 MRI、胸及全腹部 CT 平扫+增强扫描以及肠道超声未见远处转移征象等,术后水平切缘、垂直切缘均为阴性,通过内镜下完全切除可改善预后。根据分化程度,NEN 可分为分化良好的 NET 和分化较差的 NEC。直肠 NEN 的预后较好,5 年生存率为 75.2%~88.3%。本例患者为 NET G2 级,Ki-67 指数为 6%(大于 5%),因而需向患者积极宣教,告知患者每 3 个月随访 1 次,随访应包括症状观察、血液标志物检测和影像学检查。整体而言,本病例对患者整体病情评估及诊治过程较为规范。

【规范化诊疗流程】(图 3-5-3,图 3-5-4)

【指南推荐】

1. 中华医学会消化病学分会胃肠激素与神经内分泌肿瘤学组 . 胃肠胰神经内分泌肿瘤诊治专家共识(2020·广州)[J]. 中华消化杂志,2021,41(2):76-87.

2. 吴文铭,陈洁,白春梅,等 . 中国胰腺神经内分泌肿瘤诊疗指南(2020)[J]. 中华外科杂志,2021,59(6):401-421.

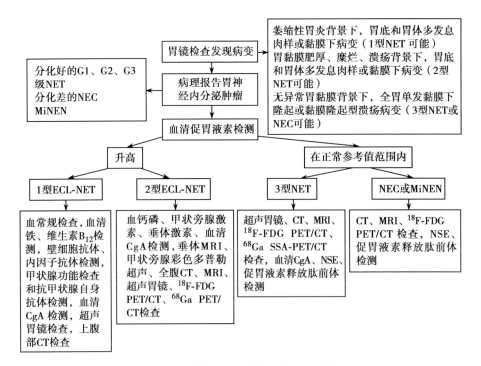

图 3-5-3 胃神经内分泌肿瘤临床诊疗流程

NET,神经内分泌瘤;NEC,神经内分泌癌;MiNEN,混合性神经内分泌-非神经内分泌
肿瘤;ECL,肠嗜铬样细胞;Cg,嗜铬粒蛋白;CT,计算机断层扫描;MRI,磁共振成像;
^{18}F-FDG,^{18}F-氟代脱氧葡萄糖;PET/CT,正电子发射计算机体层显像;SSA,生长抑素类似
物;NSE,神经元特异性烯醇化酶。

【综述】

胃肠胰神经内分泌肿瘤治疗的研究进展

　　神经内分泌肿瘤(neuroendocrine neoplasm,NEN)是一种源于神经内分泌系
统分泌细胞的异质性肿瘤,可累及全身多个器官,其中以累及消化道为主。胃肠
胰神经内分泌肿瘤(gastroenteropancreatic NEN,GEP-NEN)主要指胃肠道神经内
分泌肿瘤(gastrointestinal neuroendocrine neoplasm,GI-NEN)和胰腺神经内分泌肿
瘤(pancreatic neuroendocrine neoplasm,P-NEN),包括功能性肿瘤和非功能性肿瘤,
大多数 NEN 细胞表达嗜铬粒蛋白(chromogranin,Cg)A 和突触素。根据分化程度,
NEN 可分为分化良好的神经内分泌瘤(neuroendocrine tumor,NET)和分化较差的
神经内分泌癌(neuroendocrine carcinoma,NEC)。NEN 治疗方式主要包括内镜治疗、
手术治疗、药物治疗、核素治疗以及其他治疗等。本文将对 GEP-NEN 治疗方式的
研究进展作一综述。

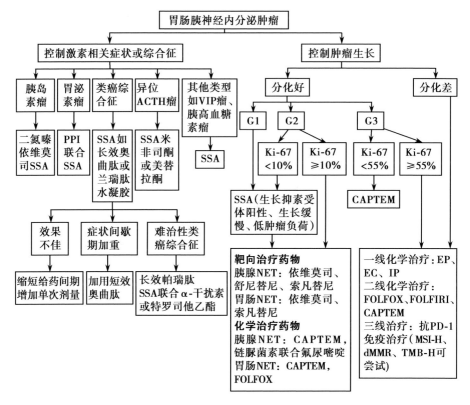

图 3-5-4　胃肠胰神经内分泌肿瘤内科药物治疗选择策略

ACTH,促肾上腺皮质激素;VIP,血管活性肠肽;SSA,生长抑素类似物;PPI,质子泵抑制剂;CAPTEM,替莫唑胺联合卡培他滨;NET,神经内分泌瘤;FOLFOX,奥沙利铂+亚叶酸钙+氟尿嘧啶;EP,依托泊苷+顺铂;EC,依托泊苷+卡铂;IP,伊利替康+顺铂;FOLFIRI,伊利替康+亚叶酸钙+氟尿嘧啶;PD-1,程序性死亡蛋白-1;MSI-H,高度微卫星不稳定性;dMMR,错配修复缺陷;TMB-H,高肿瘤突变负荷。

(一) 内镜治疗

对于分化良好、G1 级、无淋巴结及远处转移的 NET 可行内镜下治疗。

1. 胃十二指肠 NET 的内镜治疗　局限在胃黏膜下层的 1 型或 2 型胃 NET 直径小于 1cm 时可行内镜监测,直径大小为 1~2cm 时则建议内镜下切除。术前应行 EUS 评估肿瘤浸润深度,对于浸润深度达肌层或者切缘阳性的患者,则考虑外科手术。对于直径<1cm、非壶腹周围区域、无功能性、局限于黏膜下层、G1 级十二指肠 NET,建议内镜下切除[1]。对于无症状、无功能性、直径<2cm、无主胰管或胆管扩张的 P-NET,建议密切监测,每 6~12 个月进行随访。

2. 直肠 NET 的内镜治疗　直肠 NET 不宜采取标准的息肉切除术或内镜下黏膜切除术(endoscopic mucosal resection,EMR),若患者发生淋巴结转移风险低,可以采取局部治疗[2]。直肠 NET 可采用改良内镜下黏膜切除术(modified endoscopic mucosal resection,m-EMR)和内镜黏膜下剥离术(endoscopic submucosal dissection,ESD),应结合内镜下肿瘤形态和内镜切除标本的组织病理形态分级综合考虑[3]。对于直径<1.5cm、局限于黏膜下层、G1 级、不伴淋巴脉管侵袭、无内镜下不典型表现的直肠 NET,可行内镜下治疗(<1cm 行内镜切除,<1.5cm 伴黏膜下侵袭可行经肛内镜下微创治疗)。

直径小于 2cm、局限于黏膜或黏膜下层的 GEP-NET,传统 EMR 完全切除的可能性较小;而直径大于 2cm,但无淋巴结转移或侵及黏膜肌层的低级别病变,在密切随访的情况下也可考虑行 EMR 治疗,内镜下切除不完全而对肿瘤残余边缘进行烧灼的患者与疾病预后及复发没有关系[4]。直肠 NET 建议内镜随访,一项研究显示在内镜切缘阳性而未进行进一步内镜下处理的患者,平均随访时间为 57.8 个月时未发现局部复发[5],说明小的局限性直肠 NET 的复发风险很低。

目前不推荐小肠和结肠 NET 行内镜下治疗,推荐手术切除+淋巴结清扫。内镜下治疗 GEP-NET 主要用于胃、十二指肠、直肠等部位且局限于黏膜或黏膜下层不伴淋巴结或血管侵袭的患者,主要治疗方式包括 m-EMR 和 ESD。

(二) 外科治疗

外科治疗是 GEP-NEN 的重要治疗方式之一,其主要用于肿瘤直径较大以及无法行内镜治疗的患者。

1. 胃、十二指肠及小肠 NEN 的外科治疗　局部 G3 级胃肠道 NEN,尤其是 Ki-67<55% 的患者可以考虑行根治性手术[6]。直径>2cm 的 1 型和 2 型胃 NEN 推荐根治性胃切除+淋巴结清扫。尽管十二直肠 NEN 大小与淋巴结转移和生存率无关,但肿瘤分级和血管侵袭是患者总体生存率和疾病无病生存期的强预测因子,内镜切除的十二指肠 NEN 若存在血管侵袭,则应行标准的外科切除手术[7]。十二指肠壶腹周围区域、直径>2cm 伴淋巴结转移、T$_2$ 期肿瘤及内镜切除后切缘阳性,建议外科手术切除+淋巴结清扫。小肠 NEN 首选手术切除,手术范围应包括完整切除原发肿瘤、区域淋巴结、肠系膜纤维化,而分化差的或分化良好的高级别(Ki-67>20%)特别是伴有远处转移的小肠 NEN 则应接受系统性治疗[8]。

2. 胰腺 NEN 的外科治疗　P-NEN 的外科治疗需要考虑肿瘤的部位、大小、性质、是否有淋巴管、血管侵犯及远处转移等,并结合患者个体情况[9]。功能性 P-NEN 且症状控制不佳的患者建议行手术治疗,胰岛素瘤可行肿瘤局部切除或剜除术。直径>2cm 的 P-NEN 发生淋巴结转移的风险明显增加,应采取标准的胰腺切除术+区域淋巴结切除术。伴有远处转移的 P-NEN,若患者存在肿瘤相关并发症如出血、消化道梗阻且保守治疗无效时,可采取姑息性手术治疗策略[10]。

3. 结直肠 NEN 的外科治疗　对于直径<1cm、位于中远段阑尾、阑尾系膜浸润<3mm、G1 级、不伴淋巴脉管侵袭的阑尾 NEN,可行阑尾切除术[11]。直径>2cm

的结直肠 NEN 建议外科切除+淋巴结清扫。另外,若患者肿瘤直径>2cm、分级为 G3 级、分期为 T_3 或 T_4 期、伴淋巴结转移,均建议外科切除。存在局限性肝转移或其他部位转移的患者,应将原发灶和转移病变同时切除,肿瘤体积大或者有激素产生的有症状患者可以考虑非治愈性的减瘤手术,如果患者考虑长期使用 SSA,在行手术治疗的同时可以行预防性胆囊切除术[12]。治疗不可切除的结直肠 NEN 伴肝转移患者时,在符合米兰标准的情况下,可以考虑肝移植治疗[13]。

(三) 药物治疗

GEP-NEN 的主要治疗药物包括生长抑素类似物(somatostatin analogue,SSA)、质子泵抑制剂、化学治疗以及靶向治疗药物等。

1. 类癌综合征的治疗(SSA 及其他药物) SSA 可通过结合 SSTR 发挥抗肿瘤增殖和促凋亡作用,是控制类癌综合征或舒血管肠肽瘤、胰高血糖素瘤等功能性 P-NEN 最主要的一线用药。目前,临床上最常用于 GEP-NEN 治疗的 SSA 包括长效奥曲肽和兰瑞肽水凝胶。尽管大部分 GEP-NEN 为无功能性肿瘤,但部分有功能性肿瘤可表现出类癌综合征,其常见表现包括腹痛、腹泻、阵发性皮肤潮红、呼吸困难等[14],可使用长效 SSA 如奥曲肽、兰瑞肽等来治疗类癌综合征。对于不可切除的转移性中肠 NEN,SSA 不仅可以改善类癌综合征患者的腹泻等症状,还可以抑制肿瘤生长,由于其不良反应相对较小,SSA 常作为系统治疗的一线方案。而其他药物如特罗沙司他乙酯,可考虑用于腹泻控制不佳的难治性类癌综合征患者。当胰腺非功能性 NEN 的直径<2cm 时,可以采取保守策略,推荐每年进行影像学检查。而进展性 P-NEN 生长抑素受体显像(somatostatin receptor imaging,SRI) 阳性时,SSA 如兰瑞肽和奥曲肽都可作为一线治疗药物来延缓疾病进展[15]。二氮嗪可以抑制肿瘤细胞分泌胰岛素,因此也可用于治疗胰岛素瘤,质子泵抑制剂可用于治疗胃泌素瘤,存在难治性 Zollinger-Ellison 综合征时可考虑使用 SSA[16]。α 干扰素联合 SSA 也可长期控制进展性 NEN 的进展。

2. 化学治疗 细胞毒性化疗方案目前在分化良好的 P-NET 和低分化 NEC 治疗中发挥着重要作用,其治疗药物主要包括烷化剂如链脲菌素、达卡巴嗪、替莫唑胺,抗代谢药物如氟尿嘧啶、卡培他滨,拓扑异构酶抑制剂如依托泊苷以及铂类药物等[17]。目前推荐卡铂/顺铂联合依托泊苷(EP/EC)方案用于 P-NEN 辅助治疗。对于临床侵袭性 G3 级 P-NEN,可以考虑卡培他滨联合替莫唑胺作为一线治疗方案[15]。

氟尿嘧啶联合奥沙利铂在进展期 GEP-NEN,特别是 G3 级 NEN 是一种合理、有效且能够很好耐受的治疗方案,获益与患者的耐受性、接受治疗的周期数、肿瘤的组织病理类型相关[18]。

3. 靶向治疗 分子靶向治疗是利用肿瘤细胞与正常细胞之间的分子生物学差异,通过封闭受体、抑制血管生成、阻断信号传导等机制作用于肿瘤细胞特定靶点,进而抑制肿瘤生长及转移。分子靶向药物选择性高,抗肿瘤活性强,已成为肿瘤治疗新的发展方向。目前常用于 GEP-NEN 的分子靶向药物包括依维莫司或舒尼替尼。依维莫司是最常见的 mTOR 受体抑制剂,舒尼替尼是临床常用的酪氨酸激酶抑制剂。目前这两类靶向药物主要应用于 G1 级和 G2 级进展期 GEP-NEN 的治疗,可作为 SSA 治疗失败后的二线治疗,或化学治疗、放射性核素治疗失败后的三线治疗。靶向治疗药物(依维莫司或舒尼替尼)可用于分化良好和中等分化的 P-NEN,依维莫司也可用于治疗非胰腺 NEN[19]。转移性胰岛素瘤症状难以控制时,可以考虑使用依维莫司[16]。依维莫司和舒尼替尼推荐用于中分化/分化良好的不可切除肿瘤或者胰腺起源的成人转移性 NEN,分化良好的(1 级或 2 级)非功能性不可切除或转移性胃肠道 NEN 推荐使用依维莫司。GI-NEN 患者 SSA 或细胞毒性化学治疗失败时,依维莫司可以作为一种二线治疗方案,在不能使用 SSA 和化学治疗时也可作为一线治疗方案,而对于存在肺功能不全、没有控制的感染、代谢紊乱的情况,则不建议使用依维莫司。另外,多靶点抑制剂阿昔替尼、卡博替尼、法米替尼、乐伐替尼、尼达尼布、帕唑帕尼、索拉非尼、索凡替尼等也是 NEN 治疗的新的药物[20]。

(四) 核素治疗

GEP-NEN 为 G3 级和 Ki-67 表达在 21%~55% 的 NEC 患者,在 SRI 吸收增加的情况下,建议使用放射性核素肽受体介导治疗(peptide receptor radionuclide therapy, PRRT);Ki-67 表达大于 55% 的 NEC 患者,在初始化疗有反应且 SRI 高吸收的情况下,可以选择性使用核素治疗,^{18}F-氟代脱氧葡萄糖(^{18}F-fluorodeoxyglucose, ^{18}F-FDG)正电子发射计算机体层显像(positron emission tomography/computed tomography,PET/CT)和 SRI 对于患者选择及随访提供了依据。G1/G2 级、Ki-67 <10% 的患者,可以采用 SSA 及 PRRT 等,在已经进行化疗的情况下,PRRT 可以作为一种优先选择于靶向治疗的二线方案[21]。目前推荐 PRRT 用于手术或使用 SSA 后的一种二线或三线治疗方案。

(五) 其他治疗

对于伴发不可切除肝转移的 NEN,可以选择微波、冷冻、射频消融或经导管化疗栓塞治疗[22]。在缺乏肝脏介入治疗方案的情况下,对于高级别或难治性 G3 级有功能性 NEN,可以考虑使用体外放射治疗。

(六) 小结

GEP-NEN 的治疗方式包括药物治疗(SSA 如奥曲肽和兰瑞肽,化学治疗药物如铂类等,靶向治疗药物如依维莫司)、内镜治疗、手术治疗、核素治疗以及其他治疗等。这些治疗方式在改善患者症状和控制肿瘤生长等方面发挥着重要作用,在具体选择治疗方案时,需综合考虑 NEN 部位、分级分期、肿瘤大小、是否功能性、是否有淋巴脉管侵袭等,为患者制定最适治疗方案。

(向建康　廖 斐　邹传鑫　于红刚)

参考文献

［1］PANZUTO F, MASSIRONI S, PARTELLI S, et al. Gastro-entero-pancreatic neuroendocrine neoplasia: The rules for non-operative management ［J］. Surg Oncol, 2020, 35: 141-148.

［2］DE MESTIER L, LORENZO D, FINE C, et al. Endoscopic, transanal, laparoscopic, and transabdominal management of rectal neuroendocrine tumors ［J］. Best Pract Res Clin Endocrinol Metab, 2019, 33 (5): 101293.

［3］WANG X Y, CHAI N L, LINGHU E Q, et al. The outcomes of modified endoscopic mucosal resection and endoscopic submucosal dissection for the treatment of rectal neuroendocrine tumors and the value of endoscopic morphology classification in endoscopic resection ［J］. BMC Gastroenterol, 2020, 20 (1): 200.

［4］SIVANDZADEH G R, EJTEHADI F, SHOAEE S, et al. Endoscopic mucosal resection: still a reliable therapeutic option for gastrointestinal neuroendocrine tumors ［J］. BMC Gastroenterol, 2021, 21 (1): 238.

［5］CHUNG H G, GOH M J, KIM E R, et al. Recurrence pattern and surveillance strategy for rectal neuroendocrine tumors after endoscopic resection ［J］. J Gastroenterol Hepatol, 2021, 36 (4): 968-973.

［6］MEROLA E, RINKE A, PARTELLI S, et al. Surgery with Radical Intent: Is There an Indication for G3 Neuroendocrine Neoplasms? ［J］. Ann Surg Oncol, 2020, 27 (5): 1348-1355.

［7］NIEßEN A, BERGMANN F, HINZ U, et al. Surgical resection for duodenal neuroendocrine neoplasia: Outcome, prognostic factors and risk of metastases ［J］. Eur J Surg Oncol, 2020, 46 (6): 1088-1096.

［8］HOWE J R, CARDONA K, FRAKER D L, et al. The Surgical Management of Small Bowel Neuroendocrine Tumors ［J］. Pancreas, 2017, 46 (6): 715-731.

［9］刘丹希, 孙备. 胰腺神经内分泌肿瘤外科治疗策略 [J]. 中华内分泌外科杂志, 2020, 14 (3): 177-180.

［10］吴文铭, 陈洁, 白春梅, 等. 中国胰腺神经内分泌肿瘤诊疗指南 (2020) ［J］. 中华外科杂志, 2021, 59 (6): 401-421.

［11］ANDREASI V, PARTELLI S, MUFFATTI F, et al. Update on gastroenteropancreatic neuroendocrine tumors ［J］. Dig Liver Dis, 2021, 53 (2): 171-182.

［12］SHAH M H, GOLDNER W S, HALFDANARSON T R, et al. NCCN Guidelines Insights: Neuroendocrine and Adrenal Tumors, Version 2.2018 ［J］. J Natl Compr Canc Netw, 2018, 16 (6): 693-702.

［13］HIBI T, RELA M, EASON J D, et al. Liver Transplantation for Colorectal and Neuroendocrine Liver Metastases and Hepatoblastoma. Working Group Report From the ILTS Transplant Oncology Consensus Conference ［J］. Transplantation, 2020, 104 (6): 1131-1135.

［14］中华医学会消化病学分会胃肠激素与神经内分泌肿瘤学组. 胃肠胰神经内分泌肿瘤诊治专家共识 (2020·广州) ［J］. 中华消化杂志, 2021, 41 (2): 76-87.

[15] HALFDANARSON T R,STROSBERG J R,TANG L,et al. The North American Neuroendocrine Tumor Society Consensus Guidelines for Surveillance and Medical Management of Pancreatic Neuroendocrine Tumors [J]. Pancreas,2020,49(7):863-881.

[16] PAVEL M,ÖBERG K,FALCONI M,et al. Gastroenteropancreatic neuroendocrine neoplasms:ESMO Clinical Practice Guidelines for diagnosis,treatment and follow-up [J]. Ann Oncol,2020,31(7):844-860.

[17] CIVES M,PELLE' E,QUARESMINI D,et al. The Role of Cytotoxic Chemotherapy in Well-Differentiated Gastroenteropancreatic and Lung Neuroendocrine Tumors [J]. Curr Treat Options Oncol,2019,20(9):72.

[18] MEROLA E,DAL BUONO A,DENECKE T,et al. Efficacy and Toxicity of 5-Fluorouracil-Oxaliplatin in Gastroenteropancreatic Neuroendocrine Neoplasms [J]. Pancreas,2020, 49(7):912-917.

[19] SINGH S,SIVAJOHANATHAN D,ASMIS T,et al. Systemic Therapy in Incurable Gastroenteropancreatic Neuroendocrine Tumours:A Clinical Practice Guideline [J]. Curr Oncol,2017,24(4):249-255.

[20] POBŁOCKI J,JASIŃSKA A,SYRENICZ A,et al. The Neuroendocrine Neoplasms of the Digestive Tract:Diagnosis,Treatment and Nutrition [J]. Nutrients,2020,12(5):1437.

[21] KRUG S,DAMM M,GARBE J,et al. Finding the Appropriate Therapeutic Strategy in Patients with Neuroendocrine Tumors of the Pancreas:Guideline Recommendations Meet the Clinical Reality [J]. J Clin Med,2021,10(14):3023.

[22] ITO T,MASUI T,KOMOTO I,et al. JNETS clinical practice guidelines for gastroenteropancreatic neuroendocrine neoplasms:diagnosis,treatment,and follow-up:a synopsis[J]. J Gastroenterol,2021,56(11):1033-1044.

第六章

胆道恶性肿瘤诊疗思维

【概述】

胆道恶性肿瘤（biliary tract carcinoma，BTC）包括胆囊癌（gallbladder cancer，GBC）和胆管癌（cholangiocarcinoma，CCA），约占所有消化系统肿瘤的 3%，其中CCA 又分为肝内胆管癌和肝外胆管癌。胆管系统恶性肿瘤绝大多数为腺癌，起病隐匿，早期缺乏特异的症状和体征，恶性程度高，容易复发转移，预后极差，5 年生存率<5%。

BTC 全球发病率呈现上升趋势，其中亚洲国家最为常见。

【典型病例】

 病例 1

1. 患者女性，88 岁，因"上腹隐痛 10 余天"于 2020 年 8 月 27 日入院。

2. 现病史　患者 10 余天前无明显诱因出现上腹隐痛，伴食欲减退、乏力、精神欠佳，进食后呕吐，呕吐物为胃内容物，未行特殊处理，无明显反酸、烧心、腹胀等不适。近 2 天症状加重，皮肤、巩膜黄染，小便色深，呈酱油色。为求进一步治疗，于我院急诊就诊，经检查提示"梗阻性黄疸"，急诊以"腹痛、梗阻性黄疸"收治入科。起病以来，患者精神差，食欲差，睡眠一般，小便如上，大便如常，体力、体重下降，具体不详。

3. 既往史　20 余年前行子宫部分切除术，8 年前膀胱癌手术治疗，否认高血压、糖尿病、心脏病等其他特殊病史,否认肝炎、结核等传染病病史,否认其他手术、外伤、输血史,否认食物、药物过敏史。有肿瘤家族史。

4. 体格检查 体温 37.1℃,脉搏 77 次/min,呼吸 23 次/min,血压 117/64mmHg。神清,精神差,平车推入病房,全身皮肤、巩膜黄染,浅表淋巴结未及肿大。双肺呼吸音清晰,未闻及干、湿啰音。律齐,未闻及杂音。腹软,无压痛及反跳痛,肝、脾肋下未触及。双下肢无水肿,生理反射存在,病理反射未引出。

5. 入院前检验检查

(1) 肝功能 15 项(急)(2020-08-27):ALT 121.00U/L,AST 108.00U/L,GGT 776.00U/L,TBA 20.98μmol/L,甘胆酸 24.12mg/L,PA 65.64mg/L,TP 59.60g/L,ALB 33.60g/L,TBIL 144.36μmol/L,DBIL 105.80μmol/L,亮氨酸氨肽酶 181.00U/L,胆碱酯酶 4635.00U/L,谷胱甘肽还原酶 127.00U/L。

(2) 血常规:WBC 13.91×10⁹ 个/L,NEU% 91.20%,LYM% 4.00%,EOS% 0.00%,NEU# 12.68×10⁹ 个/L,LYM# 0.55×10⁹ 个/L,MON# 0.66×10⁹ 个/L,EOS# 0.00×10⁹ 个/L,HGB 109.00g/L,HCT 31.30%,MCV 81.50fl。

(3) 胰腺炎生化(血 AMY、LIPA):正常。

(4) 上下腹部 CT 平扫:①胆总管下端占位伴结石、胆系扩张,建议结合增强;②肝右叶胆管内结石,胆囊多发结石;③胰腺内钙化灶;④左肾内多发囊肿可能,建议腹部增强扫描。

(5) 胸部 CT 平扫:①右肺上叶前段容积缩小伴结节样高密度灶,提示陈旧性改变,请临床结合病史;②支气管疾病、两肺肺大疱,两肺下叶坠积性改变,双侧胸膜增厚;③主动脉壁钙化。

6. 入院诊断 ①梗阻性黄疸:胆总管占位? ②呕吐待查;③胆囊多发结石;④肾多发囊肿;⑤肺大疱,肺部感染;⑥膀胱癌术后;⑦子宫部分切除术后。

7. 鉴别诊断 梗阻性黄疸需鉴别引起胆道梗阻的病因,常见的病因包括胆总管结石、胆管癌、胰头癌、壶腹周围癌等。本例患者以黄疸入院,伴乏力、食欲减退、呕吐,腹部 CT 提示胆总管下端、胰头区占位,考虑肿瘤性病变可能性大,但仍需病理活组织检查明确诊断。

8. 入院后检验检查

(1) 血常规+hsCRP+SAA(2020-08-28):WBC 16.42×10⁹ 个/L,NEU% 90.70%,HGB 95.00g/L。

(2) 降钙素原定量(细菌感染):降钙素原 2.100ng/ml。

(3) 术前生化 38 项:ALT 83.00U/L,AST 75.00U/L,GGT 604.00U/L,ALB 28.20g/L,TBIL 155.00μmol/L,DBIL 122.50μmol/L,钾 2.81mmol/L,总胆固醇 7.10mmol/L。

(4) 心肌梗死三项、AFP、CEA 均未见明显异常。

(5) 心电图:①窦性心律,房性期前收缩;②心电轴正常;③完全性右束支传导阻滞;④建议动态心电图检查。

(6) 心脏彩超:升主动脉增宽,左心房大。

(7) 胸及全腹 CT 平扫+增强(图 3-6-1):①胆总管下端、胰头区占位,考虑为肿瘤性病变,以上水平胆总管、肝内外胆管扩张,胰管扩张;②胆总管结石,胆囊结石可能;③肝内稍低密度结节,性质待定,转移瘤待排,请结合 MRI 增强检查考虑;④双肾多发囊肿,脾内钙化灶;⑤右肺上叶钙化灶、纤维灶;⑥主动脉壁钙化,甲状腺右侧叶低密度结节。

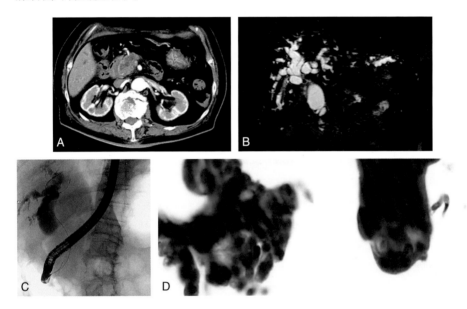

图 3-6-1　影像学及内镜检查

A. 全腹 CT 平扫+增强:①胆总管下端、胰头区占位,考虑为肿瘤性病变,以上水平胆总管、肝内外胆管扩张,胰管扩张;②胆总管结石,胆囊结石可能;③肝内稍低密度结节,性质待定,转移瘤待排,请结合 MRI 增强检查考虑;④双肾多发囊肿,脾内钙化灶;⑤右肺上叶钙化灶、纤维灶;⑥主动脉壁钙化,甲状腺右侧叶低密度结节。B. MRI-肝胆脾平扫+MRCP:①胰头区异常信号,胰腺萎缩,胰管明显扩张,建议 MRI 增强扫描;②胆总管下端结石,下端截断并胆系明显扩张,建议 MRI 增强扫描;③肝脏及双肾囊肿可能,建议增强扫描。C. ERCP 术中所见:胆总管上段扩张,胆总管结石,壶腹部肿瘤? 行胆总管下段狭窄 ERC+ERBD(支架置入术前和术后)。D. 胆道刷检液基细胞学镜下见:腺癌细胞。

(8) MRI-肝胆脾平扫+MRCP(图 3-6-1):①胰头区异常信号,胰腺萎缩,胰管明显扩张,建议 MRI 增强扫描;②胆总管下端结石,下端截断并胆系明显扩张,建议 MRI 增强扫描;③肝脏及双肾囊肿可能,建议增强扫描。

9. 入院后治疗及转归　2020 年 8 月 31 日行无痛 ERCP(见图 3-6-1),术中诊断为胆总管上段扩张、胆总管结石、壶腹部肿瘤? 胆总管下段狭窄。行 ERC+

ERBD,术后予以抑酸、抗感染、补液、补钾等治疗,患者术后恢复尚可,进食后间断呕吐。胆道刷检液基细胞学(图 3-6-1)镜下见腺癌细胞。与患者家属沟通病情,告知目前胆管癌诊断明确,可行手术治疗或放化疗,患者及家属表示理解,经商量后要求出院。

10. 出院诊断　①胆管癌;②梗阻性黄疸;③胆总管结石;④低蛋白血症;⑤单纯性肾囊肿;⑥胆囊结石;⑦主动脉钙化;⑧甲状腺结节;⑨肺部感染;⑩肺大疱;⑪膀胱术后;⑫子宫术后;⑬低钾血症;⑭高胆固醇血症;⑮轻度贫血。

病例 2

1. 患者女性,71 岁,因"腹胀、黄疸伴皮肤瘙痒半个月"于 2021 年 5 月 4 日入院。

2. 现病史　患者于半个月前无明显诱因出现腹胀,上腹部为主,餐后加重,伴厌油、恶心,自行服用胃药(不详)治疗无效。逐渐出现食欲减退、全身皮肤及巩膜黄染、皮肤瘙痒,伴浓茶样小便,大便颜色变浅。期间无畏寒、发热、咳嗽、心悸、胸闷、反酸、嗳气、腹泻、便秘、尿频、尿痛等其他不适症状。当地医院查腹部 CT 提示肝门区团片灶,考虑肿瘤性病变的可能,继发肝内胆管扩张。查肝功能示 ALT 219.2U/L,AST 134.4U/L,TBIL 210.46μmol/L,DBIL 182.30μmol/L,IBIL 28.2μmol/L。患者为系统诊治来我院就诊,门诊以"肝占位性病变"收入我科。起病以来,患者精神、睡眠尚可,饮食、小便和大便如上述,体力稍下降,体重下降 5kg。

3. 既往史　否认高血压、心脏病、糖尿病病史,否认脑血管病病史,否认疟疾、肝炎、结核史,否认精神疾病史。有青霉素过敏史。否认输血史,手术外伤史:10年前因摔倒致左腕关节骨折,行内固定手术。

4. 体格检查　体温 36.6℃,脉搏 75 次/min,呼吸 18 次/min,血压 125/83mmHg。神志清楚,精神可,皮肤及巩膜黄染,全身浅表淋巴结无肿大。两肺呼吸音清,未闻及干、湿啰音。律齐,心音正常,心脏各瓣膜听诊区未闻及杂音。腹部平坦,全腹柔软,腹部无压痛、反跳痛,肝、脾肋下未触及肿大。生理反射存在,病理反射未引出,双下肢无水肿。

5. 入院前检验检查　腹部 CT(2021-05-03):肝门区团片灶,考虑肿瘤性病变的可能,继发肝内胆管扩张。肝功能:ALT 219.2U/L,AST 134.4U/L,TBIL 210.46μmol/L,DBIL 182.30μmol/L,IBIL 28.2μmol/L。肝胆胰脾彩超:肝内实质性肿块。

6. 入院诊断　①肝占位性病变;②黄疸原因待查:梗阻性? 肝细胞损伤性?

7. 鉴别诊断

(1) 肝占位性病变的鉴别:肿瘤样病变、脓肿、寄生虫病和囊肿等均可表现为肝内局灶性病变,对周围组织挤压,形成占位性病变,超声、CT、MRI 检查可显示肝内外占位性病变的大小、数目、形态及其内部结构,但最终需活组织病理检查确诊。

(2) 黄疸的鉴别:①肝细胞损伤性黄疸:主要见于多种原因引起的肝细胞损伤,比如病毒感染、长期饮酒、服用某些药物、代谢异常以及自身免疫等,此时直接胆红素、间接胆红素都会升高,尿量颜色可加深,一般不会出现大便颜色变浅;②溶血性黄疸:主要见于一些溶血性病变,比如自身免疫性溶血、地中海贫血、遗传性球形红细胞增多症、蚕豆病等,胆红素以间接胆红素升高为主,主要是由红细胞破坏过多所致的,通常不伴 ALT/AST 明显升高;③胆汁淤积性黄疸:分为肝内性和肝外性,肝内性常见于肝内泥沙样结石、癌栓等,肝外性见于病毒性肝炎、药物性胆汁淤积等,主要以直接胆红素增加为主,尿胆红素阳性。

8. 入院后检验检查

(1) 血生化(2021-05-04):ALT 173U/L,AST 105U/L,TBIL 225.42μmol/L,DBIL 176.34mol/L,TP 64.73g/L,ALB 34.07g/L,ALP 741U/L,GGT 345U/L,TBA 147.5μmol/L,PA 128.4mg/L,CRP 11.59mg/L,脂肪酶 63U/L。

(2) 血常规:WBC 3.49×10^{12} 个/L,HGB 111g/L。

(3) 红细胞沉降率:35mm/h。

(4) 输血前一套(发光法):乙型肝炎病毒核心抗体(发光法)2.55S/CO。

(5) 糖类抗原 19-9>1 000U/ml。

(6) 大便常规+潜血、甲状腺功能三项未见异常。

(7) 心电图大致正常。

(8) 胸部 CT 平扫:考虑右下肺部分支气管扩张并感染,双上肺陈旧性肺结核。

(9) 胃镜:慢性浅表性胃炎。

(10) 上腹部增强 CT(图 3-6-2):①肝右叶-肝门区占位伴肝内胆管扩张,考虑新生物(肝门部胆管细胞癌?);②胆囊密度欠均;③脾脏小囊肿;④右肾囊肿。

(11) 胰胆管水成像 MR(图 3-6-2):①肝右叶-肝门区占位,肿块包绕胆总管上段致管腔狭窄,肝内胆管扩张,考虑为新生物(胆管细胞癌?);②胆囊结石;③脾脏小囊肿;④右肾囊肿。

9. 入院后治疗及转归 患者影像学考虑为胆管细胞癌,肿块包绕胆总管上段致管腔狭窄,导致梗阻性黄疸,请肝胆胰外科、介入放射科及肿瘤科会诊后,考虑外科手术治疗难度及风险大,遂行超声引导下经皮经肝胆管穿刺引流术,后行经皮肝动脉灌注化疗(造影)+化疗栓塞术。嘱患者定期复诊。

10. 出院诊断 ①胆管恶性肿瘤;②梗阻性黄疸;③右侧支气管扩张伴感染;④慢性浅表性胃炎。

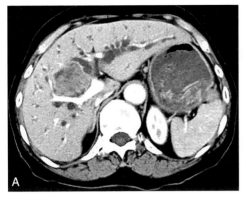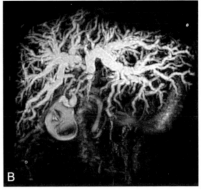

图 3-6-2　影像学及内镜检查

A. 上腹部增强 CT：肝右叶-肝门区见团块状混杂密度影，大小约 3.7cm×3.6cm，肿块包绕胆总管上段，肝内胆管扩张，肝门部淋巴结增多；胆囊内密度欠均匀；胆总管上段狭窄，下段管腔内未见异常密度影；胰腺未见明显异常密度影；脾内见结节状无强化低密度影；右肾见囊状无强化低密度影，径约 1.2cm，双肾及输尿管上段未见明显积水征象，未见含钙结石影；阑尾不粗，周围未见明显渗出，腹膜后淋巴结未见增大。B. 胰胆管水成像 MR：肝右叶-肝门区见团块状混杂信号影，大小约 3.3cm×3.1cm，其内信号不均，肿块包绕胆总管上段，肝内胆管扩张；胆囊内见结节状短 T_2 信号影；胆总管上段狭窄，下段管腔内未见异常信号影；胰腺未见明显异常信号灶；脾内见结节状稍长 T_1、稍长 T_2 信号影；扫及右肾见囊状长 T_1、长 T_2 信号影。

知识点一

　　胆管癌的危险因素有胰胆管汇流异常（pancreaticobiliary maljunction，PBM）、原发性硬化性胆管炎及胆管结石，而胆囊癌的危险因素是胆囊结石、慢性胆囊炎、胆囊息肉和 PBM。

知识点二

　　胆道系统恶性肿瘤的症状包括黄疸、右上腹疼痛以及体重下降。然而，很多患者在癌症早期并无症状，仅为生化检测、腹部超声检查或胃镜检查时发现。

知识点三

　　通过生化检测通常可以发现胆道癌患者的肝酶和胆酶异常，但是这些指标对于诊断胆道癌特异性不足。对于疑诊胆道系统恶性肿瘤的患者，腹部超声应作为首选检查，可以筛选出>50% 的胆囊癌患者。

知识点四

对于 PBM 患者，强烈建议行预防性外科手术治疗。伴胆管扩张的 PMB 患者，预防性切除胆囊、胆总管属于合理的治疗。对于无蒂的、直径≥10mm 和/或生长较快的胆囊息肉样病变，行胆囊切除术是必要的预防性治疗。

根治性切除是治愈胆道恶性肿瘤的唯一方法。外科治疗首先要评估手术指征。BTC 具有较高的复发率和远处转移率，因此有必要进行术后辅助化疗。

【专家点评】

胆道恶性肿瘤起病隐匿，早期缺乏特异的症状和体征，恶性程度高，容易复发转移，预后差。因此，提高胆道恶性肿瘤的早期诊断及规范化诊疗水平，对挽救患者生命、提高患者生活质量至关重要。

病例 1 中的患者以腹部不适入院，伴黄疸、乏力、食欲减退、呕吐，腹部 CT 提示胆总管下端、胰头区占位，考虑肿瘤性病变可能性大。入院后行胸及全腹 CT 平扫+增强以及 MRI-肝胆脾平扫+MRCP，有利于准确地评估肿瘤扩散程度以及与主要血管的解剖关系。本例患者行无痛 ERCP，通过胆道刷检液基细胞学确定胆管癌的诊断，并在 ERCP 术中对患者行 ERC+ERBD。但在 CT 平扫中发现的肝内稍低密度结节，未确定其性质，且患者确诊胆管癌后未追踪后续治疗效果及预后，规范性有待进一步提高。

病例 2 中患者的症状和体征提示梗阻性黄疸，入院后进行了肝肾功能、胸部常规平扫 CT、胃镜检查、上腹部增强 CT 检查、MRCP 检查等，根据其影像学结果，考虑其胆管细胞癌的可能性大。但此病例中未进行活检以明确胆管癌的诊断。同时，《CSCO 胆道系统肿瘤诊断治疗专家共识(2019 年版)》中指出，排除肝脏多发病灶及远处转移，可切除的肝内胆管癌建议行手术切除，分期不明者可行术中腹腔镜探查，依据探查结果确定手术方式。此例患者外科手术治疗难度及风险较大，遂行超声引导下经皮经肝胆管穿刺引流术，后行经皮肝动脉灌注化疗(造影)+化疗栓塞术。此患者化疗后未行术后的影像学检查，无法对比治疗前后肿瘤大小、周围血管情况，诊治规范性不足。

【规范化诊疗流程】（图 3-6-3，图 3-6-4）

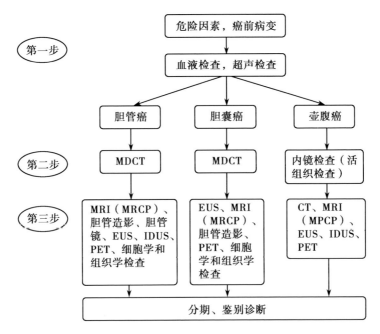

图 3-6-3　胆道癌诊断流程

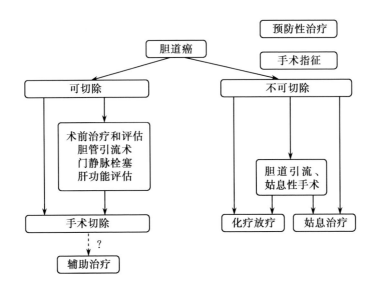

图 3-6-4　胆道癌治疗流程

【指南推荐】

1. 黄华冰,杜奕奇,李兆申.《2015 年日本肝胆胰外科学会指南:胆道癌管理》摘译[J].临床肝胆病杂志,2015,31(10):1592-1594.

2. 胆道肿瘤专家委员会.CSCO 胆道系统肿瘤诊断治疗专家共识(2019 年版)[J].临床肿瘤学杂志,2019,24(9):828-838.

【综述】

胆道肿瘤药物治疗进展

胆道恶性肿瘤(biliary tract carcinoma,BTC)约占所有消化系肿瘤的 3%,主要包括胆囊癌(gallbladder cancer,GBC)和胆管癌(cholangiocarcinoma,CCA),胆管癌又分为肝内胆管癌和肝外胆管癌[1]。BTC 起病隐匿,早期症状和体征缺乏特异性,但其恶性程度高,容易复发转移,预后极差,5 年存活率<5%。胆道肿瘤早期以手术切除为主,但只有 20%~40% 的患者在确诊后可进行手术切除[2],并且进行手术切除的患者仍有复发风险,大部分晚期患者主要依靠内科治疗。BTC 的药物治疗除了一线化疗外,现无标准的治疗方法。近年来,全基因组和转录组测序揭示了 BTC 的多样性,为癌变的发生、分类和治疗提供了更清晰的研究方向。更有效、更新颖的化疗、靶向治疗和免疫治疗相继出现,下面将介绍胆道肿瘤的药物治疗进展。

(一)化疗

多数患者在确诊胆道肿瘤时已无法进行手术切除,对于此类患者,化疗是其唯一的选择。对于可以进行手术切除的患者,其术后复发率亦很高[3]。胆管癌可以局部复发于剩余的肝脏,也可以全身复发于远处的器官,所以术后辅助化疗对于进行手术切除的胆道肿瘤患者来说也是必不可少的。

顺铂联合吉西他滨目前是进展期 BTC 标准的一线化疗方案。ABC-02 是一项入组了 410 例患者的随机对照Ⅲ期临床试验,该试验结果显示顺铂联合吉西他滨与吉西他滨单药相比,其总生存期更长(11.7 个月 *vs.* 8.1 个月,*HR*=0.64,95%*CI* 0.52~0.80)[4]。在日本的 BT22 研究中,一共有 83 名患者被纳入研究。顺铂联合吉西他滨组与吉西他滨单药组的 1 年生存率分别为 39.0% 和 31.0%,中位生存时间分别为 11.2 个月和 7.7 个月,中位无进展生存时间分别为 5.8 个月和 3.7 个月,总有效率分别为 19.5% 和 11.9%[5]。以上研究均证实,顺铂联合吉西他滨的姑息性化疗改善了符合条件的患者的预后,平均生存期维持在 1 年左右。

一线治疗失败的患者,其疾病进展迅速,只有 15%~25% 的患者接受二线治疗[6]。一项随机 3 期临床试验 UK-ABC 06 的研究结果显示,在一线(顺铂联合吉西他滨)治疗失败的 BTC 患者中,FOLFOX(5-FU+奥沙利铂)联合对症支持治疗与单纯对症支持治疗相比,其总生存期可以得到提高[6]。FOLFOX 可以被认为是继顺铂联合吉西他滨治疗之后疾病进展的标准化疗方案,可作为未来临床试验的参考方案。

(二)分子靶向药物

在过去的几年中,胆道癌的基因组图谱已经被检测,并且已经开发出了几种靶向治疗方法。具有临床意义的分子靶点包括成纤维细胞生长因子受体、异柠檬酸脱氢酶、RAS/RAF/MEK/ERK、人表皮生长因子受体-2 等[7]。

1. 成纤维细胞生长因子受体(fibroblast growth factor receptor,FGFR)　FGFR 是膜结合受体酪氨酸激酶(receptor tyrosine kinase,RTK),包含 FGFR1、FGFR2、FGFR3、FGFR4,分别由 *flg*、*bek*、*cek-2* 和 *frek* 基因编码。FGF/FGFR 复合物在胚胎发育、器官和血管生成时激活,参与到如凋亡、细胞黏附、细胞运动和细胞分化等过程中。FGFR 信号的失调与肿瘤微环境中肿瘤细胞的增殖、生存和耐药性以及促进新生血管生成和免疫逃逸有关。11%~45% 的肝内胆管癌患者中存在 FGFR2 融合,目前针对 FGFR2 融合的药物正在进行第二期临床试验和第三期临床试验。培美替尼(pemigatinib)是一种 FGFR1~3 抑制剂,在二线治疗有着较高的应答率和生存率,并于 2020 年 4 月获得美国食品药品监督管理局(FDA)批准,用于治疗具有 FGFR2 融合或重排的转移性胆管癌,是首批获准治疗胆道癌的靶向药物[8]。

2. 异柠檬酸脱氢酶(isocitrate dehydrogenase,IDH)　异柠檬酸脱氢酶-1(IDH1)通过将异柠檬酸转化为 α-酮戊二酸,从而在胞质 Krebs 循环中发挥重要作用。大约有 13% 的肝内胆管癌发生 *IDH1* 突变,导致 D-2-羟基戊二酸(D-2-HG)升高,进而影响肝祖细胞的增殖和分化,这在胆管癌发病机制中至关重要[9]。IDH1 抑制剂 ivosidenib 在 I 期和Ⅲ期临床试验的结果表明,其具有良好的耐受性,并显著改善 PFS[10]。

3. 人表皮生长因子受体-2(human epidermal growth factor receptor 2,HER2)　HER 家族受体(EGFR/HER1、HER2neu、HER3、HER4)可激活多种信号通路,包括丝裂原活化蛋白激酶(mitogen-activated protein kinase,MAPK)级联磷脂酰肌醇3 激酶/丝苏氨酸蛋白激酶(phosphatidylinositol 3-kinase/serine-threonine kinase,PI3K/AKT)通路和信号转导及转录激活因子(signal transducer and activator of transcription,STAT),引发细胞增殖、细胞分化、血管生成、转移和凋亡抑制等。在多种实体瘤中都发生 *HER2* 改变,包括过表达、扩增和其他突变。在 BTC 中,约 5% 的肝内胆管癌、约 20% 的肝外 CCA 和约 19% 的 GBC 中检测到 *HER2* 过度表达。用曲妥珠单抗治疗 *HER2* 过表达的胆囊癌患者的二期临床试验正在进行中。

4. RAS/RAF/MEK/ERK　在 BTC 患者中,MAP 激酶信号通路,即 RAS/RAF/

MEK/ERK 信号通路的突变,例如 *HER2* 过表达和 *KRAS*、*BRAF* 和 *NRAS* 突变等,是很常见的。一些针对 MEK-1 的治疗药物,比如司美替尼(selumetinib)、曲美替尼(trametinib)和比美替尼(binimetinib)等在治疗胆道肿瘤中已经取得了初步疗效[11]。

(三) 免疫治疗

随着对肿瘤微环境的研究深入,免疫疗法也得到了不断的发展。新型免疫疗法使癌症患者的治疗发生了革命性变化,免疫治疗与直接杀死癌细胞或诱导细胞凋亡的细胞毒性化疗不同,其可以激活免疫系统的内源性抗肿瘤特性,通过免疫介导癌细胞清除。免疫疗法的形式很多,相关方法正在研究。目前临床上使用的治疗方法包括免疫检查点抑制剂、过继性 T 细胞转移包括肿瘤浸润性淋巴细胞(tumor infiltrating lymphocytes, TIL)或基因工程 T 细胞(T 细胞受体或转基因 T 细胞转导)、双特异性抗体、疫苗和溶瘤病毒。

1. 免疫检查点抑制剂　近年来,关于免疫检查点抑制剂的研究取得了突破。目前研究较多的免疫检查点有程序性死亡受体 1(programmed death-1, PD-1)、程序性死亡受体-配体 1(programmed death-ligand 1, PD-L1)和细胞毒性 T 淋巴细胞相关抗原 4(cytotoxic T lymphocyte associated protein 4, CTLA-4)[12]。CCA 肿瘤的免疫组织化学染色显示,7.3% 的肝内 CCA 和 5.2% 的肝门周围或远端 CCA 为 PD-L1 阳性[13]。Kang 等的研究结果显示,PD-1 抑制剂的代表药物派姆单抗在 PD-1 阳性的 BTC 患者中表现出良好的疗效,并且耐受性良好,在重症患者人群中未发现新的不良反应[14]。目前有更多针对 PD-L1 的免疫治疗已进入临床试验阶段,因此,以上发现有望为胆囊癌的预防和治疗提供新途径。

2. 过继细胞治疗(adoptive cell therapy, ACT)　过继细胞治疗是通过收集、提取、修饰自体或异体的免疫细胞并在体外进行扩增,再回输到患者体内的免疫治疗方法。在 BTC 中存在免疫抑制性肿瘤微环境,随着对其认识的不断加深,在体外进行扩增的肿瘤反应性 T 细胞过继转移的应用已获得广泛关注。其方法是通过把已知与患者癌细胞有亲和力的特定 T 细胞群进行富集,并把富集的细胞大量注射到患者体内。在 Tran 等的研究中,证实了 ACT 在治疗 CCA 中的有效性,但尚未在更大的试验中得到证实。目前通过体外模型的结果可推测,利用第四代靶向 CD133 的 CAR-T 细胞进行 ACT 或许有治疗 BCT 的可能。CD133 在超过 50% 的胆道癌中表达。另一个 I 期临床试验(NCT01869166)研究了在 EGFR 阳性、晚期、不能切除的胆管癌中 CAR-T 细胞的作用,结果表明,CAR-T 细胞治疗在这一人群中是安全的,在该研究的 17 名可评估患者中,1 名患者得到完全缓解,10 名患者的病情得到部分缓解。尽管目前关于 ACT 的研究取得了一些进展,但在走向临床应用还需要更多的多中心、大样本的临床试验去进一步验证其疗效。

(四) 小结

胆道肿瘤早期缺乏特异的症状和体征,恶性程度高,进展快,其治疗一直是临床工作中的难题。胆道肿瘤目前首选手术治疗,辅助放疗和化疗。顺铂联合吉西他滨目前是进展期 BTC 标准的一线化疗方案,近年来更有效、更新颖的化疗方案、靶向治疗和免疫治疗的相继出现,使胆道肿瘤患者有了更多的治疗选择。胆道肿瘤的治疗目前除了一线化疗外,尚无标准的治疗方法,随着个体化治疗的需要,多药联合治疗也可能成为新型的治疗趋势。如何将放疗、化疗、靶向治疗以及免疫治疗在各类胆道肿瘤中联合应用,将是未来研究和临床工作中的热点和重点。

(亢　舰　吴晓涵　仝巧云　邹多武)

参考文献

[1] NARA S,ESAKI M,BAN D,et al. Adjuvant and neoadjuvant therapy for biliary tract cancer: a review of clinical trials [J]. Jpn J Clin Oncol,2020,50(12):1353-1363.

[2] CHOI W J,WILLIAMS P J,CLAASEN M,et al. Systematic Review and Meta-Analysis of Prognostic Factors for Early Recurrence in Intrahepatic Cholangiocarcinoma After Curative-Intent Resection [J]. Ann Surg Oncol,2022.

[3] ABDEL-RAHMAN O,ELSAYED Z,ELHALAWANI H. Gemcitabine-based chemotherapy for advanced biliary tract carcinomas [J]. Cochrane Database Syst Rev,2018,4(4):D11746.

[4] OKUSAKA T,NAKACHI K,FUKUTOMI A,et al. Gemcitabine alone or in combination with cisplatin in patients with biliary tract cancer:a comparative multicentre study in Japan [J]. Br J Cancer,2010,103(4):469-474.

[5] LAMARCA A,PALMER D H,WASAN H S,et al. Second-line FOLFOX chemotherapy versus active symptom control for advanced biliary tract cancer(ABC-06):a phase 3, open-label,randomised,controlled trial [J]. Lancet Oncol,2021,22(5):690-701.

[6] KAM A E,MASOOD A,SHROFF R T. Current and emerging therapies for advanced biliary tract cancers [J]. Lancet Gastroenterol Hepatol,2021,6(11):956-969.

[7] SALATI M,CAPUTO F,BALDESSARI C,et al. The Evolving Role of FGFR2 Inhibitors in Intrahepatic Cholangiocarcinoma:From Molecular Biology to Clinical Targeting [J]. Cancer Manag Res,2021,13:7747-7757.

[8] ABOU-ALFA G K,MACARULLA T,JAVLE M M,et al. Ivosidenib:an investigational drug for the treatment of biliary tract cancers [J]. Expert Opin Investig Drugs,2021,30(4): 301-307.

[9] ABOU-ALFA G K,MACARULLA T,JAVLE M M,et al. Ivosidenib in IDH1-mutant, chemotherapy-refractory cholangiocarcinoma(ClarIDHy):a multicentre,randomised, double-blind,placebo-controlled,phase 3 study [J]. Lancet Oncol,2020,21(6):796-807.

[10] ZHANG W,ZHOU H,WANG Y,et al. Systemic treatment of advanced or recurrent biliary tract cancer [J]. Biosci Trends,2020,14(5):328-341.

[11] ILYAS F Z,BEANE J D,PAWLIK T M. The State of Immunotherapy in Hepatobiliary Cancers [J]. Cells,2021,10(8):2096.

[12] MODY K,STARR J,SAUL M,et al. Patterns and genomic correlates of PD-L1 expression in

patients with biliary tract cancers［J］. J Gastrointest Oncol,2019,10(6):1099-1109.

［13］KANG J,JEONG J H,HWANG H S,et al. Efficacy and Safety of Pembrolizumab in Patients with Refractory Advanced Biliary Tract Cancer:Tumor Proportion Score as a Potential Biomarker for Response［J］. Cancer Res Treat,2020,52(2):594-603.

［14］刘立果,张一鉴,王许安,等. 免疫治疗在胆道恶性肿瘤中的应用进展［J］. 中华外科杂志,2021,59(2):156-160.

第七章

原发性肝癌诊疗思维

【概述】

原发性肝癌是起源于肝细胞或肝内胆管上皮细胞的恶性肿瘤,包括肝细胞癌(hepatocellular carcinoma,HCC)、肝内胆管癌(intrahepatic cholangiocarcinoma,ICC)和 HCC-ICC 混合型 3 种不同病理学类型,它们在病因、治疗以及预后等方面差异较大,其中 HCC 占 85%~90%,本章节中的"肝癌"即指 HCC。目前我国肝癌的首要病因仍是乙型肝炎病毒感染及其相关的肝硬化,且大多数肝癌患者在确诊时已属中晚期,病情复杂,预后差,患者 5 年总体生存率不足 15%。

我国肝癌发病率在所有恶性肿瘤中居第五位,病死率居第二位,严重威胁人们生命健康。

【典型病例】

 病例 1

1. 患者男性,65 岁,因"食欲减退伴乏力 2 个月余"入院。

2. 现病史　患者 2 个月余前无明显诱因出现食欲减退、乏力,无厌油,无明显腹胀、腹痛,无恶心、呕吐,无呕血、黑便,无头晕、头痛,无寒战、发热,遂至当地医院就诊,查 B 超提示肝内异常回声、肝回声不均匀。AFP 明显升高,未予处理。现患者为求进一步诊治遂来我院,门诊以"食欲减退、乏力待查:肝癌?"收入院。起病以来,患者睡眠、食欲、精神一般,大小便正常,近 2 个月体重下降 3.5kg。

3. 既往史　有乙肝肝硬化病史 10 余年。否认冠心病、高血压、糖尿病等慢性病病史。否认手术、外伤、输血史,否认食物、药物过敏史。有吸烟史数十年,每天约 10 根,未戒烟。否认饮酒史。

4. 体格检查　体温 36.4℃,脉搏 68 次/min,呼吸 18 次/min,血压 106/56mmHg。神志清,精神尚可,面色晦暗,步入病房,查体合作,营养较差。双侧瞳孔等大等圆,皮肤及巩膜无明显黄染,浅表淋巴结未及肿大。双肺呼吸音清,未闻及明显干、湿啰音。心率 68 次/min,律齐,各瓣膜区未闻及明显病理性杂音。腹软,无明显压痛及反跳痛,肝、脾肋下未及,墨菲征(−),移动性浊音(−),肝、双肾区无叩击痛,肠鸣音正常。双下肢无水肿,生理反射存在,病理反射未引出。

5. 入院前检验检查　甲胎蛋白(2021-07-29)623.69IU/ml。血常规:WBC 1.92×10⁹ 个/L,NEU# 0.84 × 10⁹ 个/L,LYM# 0.88 × 10⁹ 个/L,RBC 3.71 × 10¹² 个/L,HGB 118g/L,PLT 53 × 10⁹ 个/L。血生化:ALT 25.5U/L,AST 40.4U/L,TP 75.2g/L,ALB 39.9g/L,尿酸 659.4μmol/L。乙肝两对半:乙型肝炎病毒表面抗原定量>250.00IU/ml(+),乙型肝炎病毒表面抗体定量<2.00mIU/ml(−),乙型肝炎病毒 e 抗原定量 0.46OS/CO,乙型肝炎病毒 e 抗体定量 0.00OS/CO,乙型肝炎病毒核心抗体定量 0.01OS/CO。新型冠状病毒核酸检测(2021-07-30):阴性。

6. 入院诊断　①食欲减退、乏力待查:原发性肝癌? ②乙型病毒性肝炎肝硬化(失代偿期),脾功能亢进。

7. 鉴别诊断

(1) 消化系统疾病如慢性肝炎、肝硬化等,可伴反酸、厌油、腹痛等症状,血常规、超声等检查可初步鉴别。

(2) 神经系统疾病如神经性厌食、重症肌无力等可表现为食欲减退、乏力,可通过神经系统阳性体征及头颅 CT 等鉴别。

(3) 电解质紊乱常引起食欲减退、乏力等消化系统症状,可通过生化、血气分析鉴别。

(4) 恶性肿瘤等慢性消耗性疾病可引起食欲减退、乏力,需结合患者其他症状及既往史等,查找原发病灶以便鉴别。

8. 入院后检验检查

(1) 全腹部 CT 平扫:①肝 S6 肿瘤性占位;②肝硬化,脾大;③胆囊结石;④双肾囊肿;⑤腹主动脉、左侧肾动脉壁钙化(图 3-7-1)。

(2) 肝脏增强 MR:①肝 S6 占位,考虑为肝癌;②静脉期及延迟期肝右叶多发强化减低结节:转移瘤可能性大;③肝脏多发小囊肿;④肝硬化,脾大;⑤脾门区多发副脾;⑥双肾多发囊肿(图 3-7-1)。

(3) 肝穿刺结果:(右肝区肿物穿刺组织)为肝细胞性肝癌。

(4) 心电图:窦性心律,正常心电图。

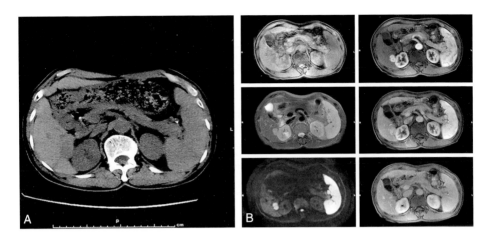

图 3-7-1 影像学检查结果

A. CT平扫:肝脏边缘不光整,肝S6见大小约为30mm×21mm的稍低密度影;脾脏体积增大;腹膜后未见肿大淋巴结;考虑为肝S6肿瘤性占位,肝硬化、脾大。B. 肝脏增强MR:肝S6见大小约为30mm×21mm的T₁WI稍低及T₂WI稍高信号,增强后动脉期明显强化,门静脉期及延迟期强化减低;静脉期及延迟期肝右叶见多发类圆形强化减低区,部分扩散受限,较大者直径约为10mm;考虑肝S6占位,考虑为肝癌;静脉期及延迟期肝右叶多发强化减低结节,转移瘤可能性大。

(5) 复查甲胎蛋白 628.00IU/ml。

(6) 血常规:WBC 1.50×10⁹ 个/L,NEU# 0.65×10⁹ 个/L,LYM# 0.68×10⁹ 个/L,RBC 3.34×10¹² 个/L,HGB 107g/L,HCT 32.4%,PLT 38×10⁹ 个/L。

(7) 血生化:TP 59.3g/L,ALB 34.9g/L,TBA 17.7μmol/L,余正常。

(8) 乙型肝炎病毒 DNA 测定(定量):超敏乙型肝炎 DNA 2.15×10⁴IU/ml。

(9) 乙肝三系检测:乙型肝炎病毒表面抗原>250.000IU/ml,乙型肝炎病毒 e 抗体 0.000COI,乙型肝炎病毒核心抗体 11.320COI。

9. 入院后治疗及转归 入院后给予保肝及对症支持治疗。患者拒绝手术治疗,与患者沟通后,于介入科行肝癌肝动脉化疗栓塞术;患者术后有低热,最高体温约37.4℃,伴右上腹隐痛,予以保肝及对症支持治疗。2 天后患者症状好转、无明显不适,建议患者至肿瘤科进一步化疗,并予办理出院手续。

10. 出院诊断 ①原发性肝癌,肝内转移瘤?②乙型病毒性肝炎肝硬化(失代偿期),合并脾大、脾功能亢进;③肝多发囊肿;④双肾囊肿。

病例2

1. 患者男性,53 岁,因"间断右上腹隐痛半年余"入院。

2. 现病史 患者半年来无明显诱因出现右上腹隐痛,间断性,伴口干、口苦,偶向右下腹放射,无腹胀、腹泻,无发热、咳嗽,无乏力、食欲减退、厌油,无恶心、呕吐,无皮肤瘙痒及白陶土样大便,无呕血、黑便,于当地社区医院行肝脏彩超示脂肪肝,未予特殊治疗。为求进一步治疗,遂来我院,门诊以"肝硬化"收入院。起病以来,患者精神、睡眠尚可,饮食一般,大小便正常,体力、体重较前无明显变化。

3. 既往史 有乙肝病史 10 余年,服用恩替卡韦抗病毒治疗;发现肝硬化 3 年余,服用鳖甲煎丸治疗;有高血压病史,血压最高为 140/100mmHg,服用苯磺酸氨氯地平片 5mg、1 次/d 降压治疗,自诉血压控制尚可;有慢性胃炎病史多年,未规律服药;2015 年我院痔手术史;幼年左手中指外伤史;否认冠心病、糖尿病病史;否认结核等传染病接触史;否认食物、药物过敏史。

4. 体格检查 体温 36.1℃,脉搏 95 次/min,呼吸 20 次/min,血压 125/87mmHg。发育正常,营养中等,神志清楚,自主体位,检查合作。皮肤、巩膜无黄染,浅表淋巴结未扪及肿大。颈软,气管居中,双肺呼吸音清晰,未闻及干、湿啰音。心率 95 次/min,律齐,各瓣膜区未闻及杂音。腹平坦,未见胃肠型及蠕动波,腹部无压痛及反跳痛,肝、脾肋下未扪及,墨菲征(−),肝区无叩痛,移动性浊音(−),肠鸣音正常。双下肢无水肿,生理反射存在,病理反射未引出。

5. 入院前检验检查 血常规(2021-06-08):WBC 6.26×10^9 个/L,NEU# 4.09×10^9 个/L,RBC 4.89×10^{12} 个/L,HGB 158g/L。电解质:钾 4.41mmol/L,钠 140.75mmol/L,氯 103.65mmol/L,钙 2.45mmol/L。肝功能:ALT 53.3U/L,AST 42.0U/L,GGT 32.7U/L,ALP 112.3U/L,TBIL 14.97μmol/L,IBIL 11.67μmol/L,DBIL 3.30μmol/L。肾功能:TP 83.11g/L,ALB 46.68g/L,GLO 36.43g/L,A/G 1.28,尿素 6.35mmol/L,肌酐 72.60μmol/L,尿酸 415.0μmol/L,碳酸氢根 22.60mmol/L,葡萄糖 5.80mmol/L,镁 0.88mmol/L,无机磷 1.09mmol/L,胱抑素 0.97mg/L,血浆渗透压 302mmol/L。甲胎蛋白测定(AFP)80.75ng/ml。肝脏彩超(图 3-7-2):①肝内实性结节(肝硬化结节可能,血管瘤?);②肝硬化,轻度脂肪肝;③胆囊息肉。肝弹性测定:肝硬度 20.6kPa,脂肪衰减 240dB/m。上腹部增强 CT(图 3-7-2):①肝左外叶上段肿瘤可能性大;②肝硬化、脾大;③肝左叶、右肾小囊肿。新型冠状病毒 RNA 检测(2019-nCoV)阴性。

6. 入院诊断 ①肝内占位待查:肝恶性肿瘤? 肝血管瘤? ②乙型病毒性肝炎肝硬化,脾大;③高血压 2 级,中危;④慢性胃炎;⑤胆囊息肉;⑥肝囊肿;⑦肾囊肿。

7. 鉴别诊断

(1) 肝脏疾病如血管瘤、肝硬化、肝癌等,可通过黄疸、肝功能、AFP、超声、增强 CT/MRI 等进行鉴别,必要时在超声引导下行肝活检。

(2) 胆道疾病如慢性胆囊炎、胆结石等,可通过胆绞痛、黄疸等症状及超声检查鉴别。

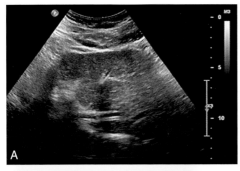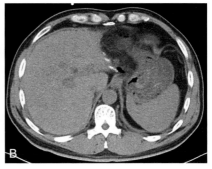

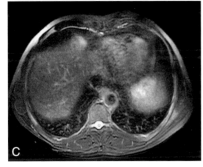

图 3-7-2　影像学及内镜检查结果
A.肝脏超声:①肝内实性结节(肝硬化结节可能,血管瘤?);②肝硬化,轻度脂肪肝;③胆囊息肉。肝弹性测定:肝硬度 20.6kPa,脂肪衰减 240dB/m。B.上腹部增强 CT:肝左外叶上端病变肿瘤可能性大;肝硬化、脾大。C.上腹部 MRI:①肝左外叶(脾前)肝癌首先考虑;②肝硬化;③肝左叶及右肾小囊肿。

(3) 胃肠道疾病如慢性胃炎、胃肠痉挛、慢性胃/肠扭转、功能性胃肠病等,可通过反酸、嗳气、腹胀等其他症状及胃肠镜等检查鉴别。

(4) 其他引起腹痛的疾病如胰腺炎、阑尾炎、铅中毒、尿毒症等,可结合病史、体检以及辅助检查进行鉴别。

8. 入院后检验检查

(1) 心脏超声(2021-06-10):主动脉窦部及升主动脉增宽,主动脉瓣少量反流,EF 63%。

(2) 胸部 CT:双肺少许小结节。

(3) 上腹部 MRI(2021-06-13)(见图 3-7-2):①肝左外叶(脾前)肝癌首先考虑;②肝硬化,肝左叶及右肾小囊肿。

(4) MRCP 未见明显异常。

(5) 胃镜(见图 3-7-2):食管炎、糜烂性胃炎。病理检查示(胃)黏膜重度慢性炎,活动度(3+),HP(3+)。

(6) 上腹部彩超(2021-06-15):肝硬化,肝脏多发小结节(考虑为肝硬化结节),肝左外叶异常病灶超声无法清晰显示及定位,胆囊壁增厚毛糙。

(7) 乙肝病毒检测:乙型肝炎病毒表面抗原定量(HBsAg 定量)>250.00IU/ml,乙型肝炎病毒 e 抗原定量(HBeAg 定量)6.41COI,乙型肝炎病毒核心抗体定量(HBcAb 定量)8.07COI。

(8) 甲胎蛋白测定(AFP)81.14ng/ml。

(9) 乙型肝炎病毒 DNA 测定(定量):1.05×10^2IU/ml。

(10) 血常规、血生化、凝血功能、尿常规及心电图检查未见明显异常。

9. 入院后治疗及转归　入院后给予补液、抗感染、护肝、护胃及抗病毒等对症支持治疗,经院内多学科会诊,于 2021 年 6 月 11 日由感染科转至肝胆外科,患者肝恶性肿瘤诊断明确,有手术适应证,无绝对手术禁忌,告知患者及家属手术风险及术后并发症后,患者及家属同意手术治疗,于 2021 年 6 月 16 日在全身麻醉下行 3D 腹腔镜下肝叶切除术,切除左外叶,手术顺利。术后复查胸部 CT 示:①双肺下叶坠积性炎症;②双肺少许小结节。腹部 CT(见图 3-7-2)示肝左叶部分切除术后,肝硬化、脾大。2021 年 6 月 24 日病理检查示:①(肝左外叶)恶性肿瘤,待免疫组化检测进一步明确分型;②MVI 评级 =M1;③结节性肝硬化;④慢性肝炎(G2S4)。补充报告示(肝左外叶)混合性肝细胞癌-胆管细胞癌;免疫组化结果示 HBsAg(结节性肝硬化+)、HBcAg(−)、CD34(血管+)、Hepa(−)、CK7(+)、CK8(+)、CEA(多)(部分+)、CK19(+)、CK18(+)、CD10(−)。2021 年 6 月 22 日补充报告示距肿块 6.2cm处见一系线区,系线处切面见一结节,直径为 0.6cm,镜下为血管平滑肌脂肪瘤,周围可见结节性肝硬化;免疫组化结果示 CK18(−)、Melan-A(+)、HMB45(+)、Desmin(−)、S-100(−)、SMA(局灶+)、MiTF(−)、TFE-3(−)。2021 年 6 月 27 日患者一般生命体征平稳,恢复可,要求出院,予以办理。

10. 出院诊断　①肝癌;②乙型肝炎肝硬化,脾大;③高血压 2 级,中危;④慢性胃炎;⑤肺结节病;⑥肺部感染;⑦肝囊肿;⑧单纯性肾囊肿。

> **知识点一**
>
> 我国肝癌高危人群主要包括有乙型肝炎病毒和/或丙型肝炎病毒感染史、过度饮酒、非酒精性脂肪性肝炎、长期食用被黄曲霉毒素污染的食物、各种其他原因引起的肝硬化以及有肝癌家族史等人群。建议高危人群至少每隔 6 个月进行 1 次检查,推荐肝脏超声检查和血清 AFP 检测用于肝癌早期筛查。

> **知识点二**
>
> 血清 AFP 是当前诊断肝癌和疗效监测常用且重要的指标。血清 AFP≥400μg/L,排除妊娠、慢性或活动性肝病、生殖腺胚胎源性肿瘤以及消化道肿瘤后,高度提示肝癌。动态增强 CT 和多模态 MRI 扫描是肝脏超声和血清 AFP 筛查异常者明确诊断的首选影像学检查方法,诊断主要根据"快进快出"的强化方式。PET/CT 有助于对肝癌进行分期及疗效评价。

知识点三

对于肝内直径≤2cm的结节，动态增强MRI、动态增强CT、超声造影或肝细胞特异性对比剂Gd-EOB-DTPA增强MRI 4项检查中至少有2项显示动脉期病灶明显强化、门静脉期和/或平衡期肝内病灶强化低于肝实质即"快进快出"的肝癌典型特征，即可做出肝癌的临床诊断；对于肝内直径>2cm的结节，则上述4种影像学检查中只要有，1项具有典型的肝癌特征，即可临床诊断为肝癌。

具有典型肝癌影像学特征的肝占位性病变，符合肝癌临床诊断标准的患者，通常不需要进行以诊断为目的的肝病灶穿刺活检。

知识点四

肝切除术是肝癌患者获得长期生存的重要手段，其原则是完整切除肿瘤，并保留足够体积且有功能的肝组织，因此完善的术前肝脏储备功能评估与肿瘤学评估非常重要。一般认为，肝功能Child-Pugh A级、ICG-R15<30%、剩余肝脏体积占标准肝脏体积的40%以上（肝硬化患者）或30%以上（无肝硬化患者）是实施手术切除的必要条件。对于不可切除的肝癌，术前可使用TACE、外放疗等将肿瘤降期后再行切除。

【专家点评】

肝癌是消化系统常见肿瘤之一，其发病率和病死率较高，且由于肝癌起病隐匿，多数患者诊断肝癌时已是晚期，治疗手段受限，预后不佳。因此，提高肝癌的早期诊断及规范化诊疗水平，对挽救肝癌患者生命、提高患者生活质量至关重要。

病例1是一位老年男性患者，因食欲减退、乏力就诊，结合其乙肝肝硬化病史、AFP和超声阳性的检查结果，以及CT和增强MRI的检查，肝癌诊断较为明确。肝癌的分期和肝功能分级对于评估患者病情、决定最优治疗方式及判断患者预后较为重要，但本病例未依据患者检查结果行肝癌分期和肝功能分级。同时，根据《原发性肝癌诊疗规范(2019年版)》，具有典型肝癌影像学特征的肝占位性病变，符合肝癌临床诊断标准的患者，通常不需要进行以诊断为目的的肝病灶穿刺活检。本病例既已穿刺活检，则除了用于获得肝细胞性肝癌的诊断外，还应该根据其免疫组化、肝癌分子分型等结果，在患者的靶向治疗、免疫治疗等方面起到指导作用。该病例中首先建议患者行手术治疗，患者拒绝后改行TACE，同时给予保肝及对症支持治疗。但是患者术后未行影像学复查,无法判断其治疗效果、肿瘤是否进展、是否需要联合其他治疗方法。

病例2中患者因间断右上腹隐痛就诊,其AFP及超声的检查结果不能明确提示肝癌,但由于患者具有高危因素且症状明显,故完善了CT及MRI检查。根据《原发性肝癌诊疗规范(2019年版)》,肝癌的临床诊断可根据典型影像学特征进行判断,虽然该病例病史及检查较为完善,肝癌诊断明确,但其中关于增强CT的描述不够规范,未显示肿瘤大小及数目,对于"快进快出"的典型特征也未明确描述。除此之外,该病例未对肝癌患者进行明确的分期以指导后续治疗。由于患者基础疾病较多,该病例还完善了心脏彩超和胃镜等检查,术前评估充分。在治疗方面,先给予抗感染及保肝护胃等对症支持治疗,再进行手术,但未对患者术后是否需要辅助治疗进行评估,诊疗规范有待完善。

【规范化诊疗流程】(图3-7-3,图3-7-4)

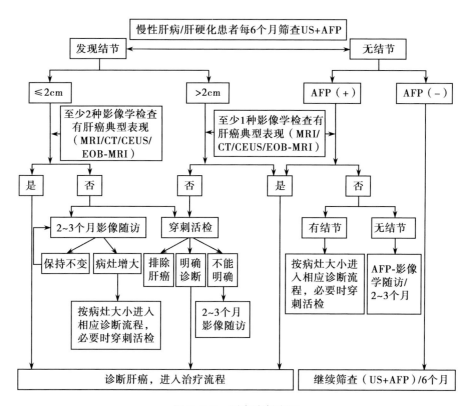

图 3-7-3 肝癌诊断流程

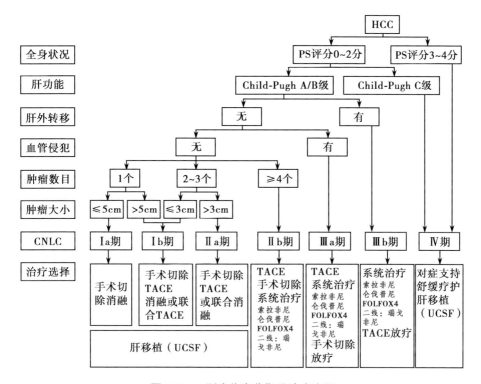

图 3-7-4　肝癌临床分期及治疗流程

【指南推荐】

中华人民共和国国家卫生健康委员会医政医管局.原发性肝癌诊疗规范(2019 年版)〔J〕.中华消化外科杂志,2020,19(1):1-20.

【综述】

肝癌诊断的最新进展

肝细胞癌(hepatocellular carcinoma,HCC)是最常见的原发性肝癌,占原发性肝癌的 85%~90%。根据 2020 年世界卫生组织(World Health Organization,WHO)的最新估算,我国肝癌新发病数约 41 万例,在癌症发病率中排名第五,死亡人数约 39 万例,排名第二,给我国人民带来沉重的疾病负担[1]。我国肝癌患者大多数在被诊断时已属中晚期,5 年总体生存率不足 15%。因此,为了能早期发现、诊断肝癌,提高肝癌患者的生存率,新的诊断方法与技术亟待被发现。

根据目前国内外各种肝癌的诊疗指南,肝癌的诊断主要依赖于血清甲胎蛋白（alpha fetoprotein，AFP）、超声及计算机断层扫描（computed tomography，CT）等影像学检查。血清 AFP 和超声是肝癌早期发现与常规检测的重要手段，而进一步确诊需要 CT 或者磁共振成像（magnetic resonance imaging，MRI）的影像学依据。然而，有研究表明 AFP 在检测早期肝癌方面灵敏度有限且特异度不高，在部分病毒性肝炎、胆管癌和其他肿瘤患者中也可观察到 AFP 升高，导致肝癌诊断的假阳性结果。超声诊断早期肝癌的灵敏度仅为 47%（95%CI 33%~61%），可能与其他肝病的干扰及操作人员的技术有关[2]。由此可见，肝癌诊断方法仍需不断精进，本文将介绍关于肝癌的最新诊断方法与技术。

1. 分子标志物　由于 AFP 的局限性，研究人员正在对许多新型血清生物标志物进行研究，其中备受关注的两种标志物是血清甲胎蛋白异质体（AFP-L3）和维生素 K 缺乏诱导的凝血酶原Ⅱ（PIVKA-Ⅱ，又称 DCP）。一项前瞻性研究结果显示，AFP 与 AFP-L3 联合诊断肝癌的灵敏度和特异度分别为 79% 和 87%，高于单独检测 AFP（灵敏度为 62%，特异度为 87%），而 AFP、AFP-L3 和 PIVKA-Ⅱ 三种标志物的联合检测将肝癌诊断的灵敏度从 79% 提高到 83%，特异性从 87% 下降到 75%。超声结合 AFP 将肝癌诊断的灵敏度提高到 88.6%，而超声+AFP+AFP-L3 的灵敏度为 94.3%，显著高于单独应用超声（灵敏度为 48.6%）[3]。包括性别、年龄、AFP、AFP-L3 和 DCP 五项指标的 GALAD 模型也是现在研究的热点，有研究证实 GALAD 模型对肝癌检测的受试者曲线下面积（area under the receiver operating characteristic curve，AUROC）达到 0.95，显著高于超声，且 GALAD 和超声组合（GALADUS 评分）可进一步提高其效果[4]。

其他用于肝癌诊断的新型分子标志物还有肝素结合细胞因子[5-6]、磷脂酰肌醇聚糖-3（GPC3）[7]、骨桥蛋白[8]等，它们在肝癌诊断方面展现出一定的应用前景，但仍需要大规模的研究进一步验证。还有学者将五种血清标志物结合起来，包括 OPN、生长和分化因子 15（GDF15）、神经元特异性烯醇化酶、肽 5 的凝血酶受体激活剂和骨保护素，该组合（AUROC=0.85~0.91）对于早期肝癌的诊断优于 AFP（AUROC=0.54~0.59），且大约在临床诊断前 1 年即可预测肝癌的发展[9]。

肿瘤相关抗原（tumor-associated antigen，，TAA）是指在肿瘤的发生和发展过程中产生的特定蛋白。这些蛋白的特异性自身抗体在体内稳定存在，是癌症早期诊断的理想生物标志物。为弥补单一抗 TAA 抗体在 HCC 患者血清中出现频率很低（10%~20%）的缺点，一项研究建立了包含 12 个抗 TAA 抗体的组合，并对 17 名受试者进行连续检测，其中 16 名在临床诊断为 HCC 平均 9 个月前即检测出抗体阳性，提示其对肝癌高风险患者具有早期预警作用[10]。另一项研究建立了一个包含 7 种血清自身抗体的模型，用于 HCC 的检测。与 AFP（28.4%~30.7%）相比，该模型的灵敏度（61.6%~77.7%）明显提高，且对于 AFP 阴性的肝癌，其 AUC 值为 0.841~0.948，展现出良好的临床价值[11]。

2. 影像学技术　目前,各指南推荐肝脏超声和血清 AFP 检测用于肝癌早期的筛查,但是它们的灵敏度和特异度有限。动态增强 CT 或多模态 MRI 扫描是肝癌诊断的有力证据,然而高成本、造影剂风险、辐射以及患者耐受性等因素限制了它们在肝癌筛查方面的应用。因此,研究者们提出使用低剂量 CT(low-dose computed tomography,LDCT)来降低辐射和造影剂的浓度。研究表明,在同时接受 1 年 2 次的 US 和 LDCT 的高危患者中,LDCT 展现出更高的灵敏度(83.3% *vs.* 29.2%)和特异度(95.6% *vs.* 87.7%),其假阳性率也更低[12]。还有学者提出了一种简化的 MRI 方案(abbreviated MRI,aMRI),以克服传统 MRI 成像时间长造成的障碍。aMRI 使用特定的序列来保证诊断的准确性,包括使用 T$_2$ 和弥散加权成像的非造影方案、使用细胞外钆造影剂或钆增强 T$_1$ 和 T$_2$ 加权成像等。一项针对 330 名患者的研究显示,aMRI 诊断肝癌的灵敏度和特异度分别为 0.92(95%*CI* 0.62~1.00)和 0.91(95%*CI* 0.84~0.95)[13]。另一项研究纳入了 86 例最终确诊为肝癌的患者,其结果显示 aMRI 方案诊断肝癌的灵敏度和特异度分别为 0.921(95%*CI* 0.864~0.956)和 0.886(95%*CI* 0.844~0.918),与完整的 MRI 序列无明显差异[14]。

与 CT 和 MRI 一样,对比增强超声(contrast-enhanced ultrasound,CEUS)可以评估肝脏的血供,在肝癌的诊断中发挥着越来越重要的作用。一项多中心前瞻性研究结果显示,在最终诊断为 HCC 的 378 例患者中,CEUS 对于肝癌的诊断更为准确(敏感性为 91.5%,特异性为 67.4%,阳性预测值为 92%,阴性预测值为 66%)[15]。欧洲肝病学会 EASL 也推荐,当 CT 和 MRI 存在禁忌证或对 HCC 诊断不明确时,CEUS 可作为肝癌诊断的二线影像技术[16]。

肝脏成像报告和数据系统(Liver Imaging Reporting and Data System,LI-RADS)最早由美国放射学会于 2011 年引入,经过多年的发展,已被用于临床实践指南[17]。多项研究表明[18-20],LI-RADS 具有较高的肝癌诊断性能,在诊断小肝癌方面显示出更高的特异性。

人工智能(artificial intelligence,AI)技术近些年在医学领域取得较大的进展,它能通过深度学习模式对临床、影像和组织学数据进行综合分析,从而有助于肝癌的准确诊断及分期,并提供预后、治疗方面的信息。Bharti 等提出了一个人工神经网络模型,使用超声图像数据来区分肝病的四个阶段,即正常肝脏、慢性肝病、肝硬化和 HCC。该模型的分类准确率为 96.6%[21]。Shan 等建立了一种基于 CT 图像的瘤周放射组学特征的预测模型,可以有效地预测肝癌的早期复发[22]。

3. 液体活检技术　液体活检指将人的体液或血液中某些物质,包括循环肿瘤细胞(circulating tumor cell,CTC)、循环肿瘤 DNA(ctDNA)、循环 RNA(例如 miRNA)和细胞外囊泡(例如外泌体)等,通过特殊方法分离鉴定,从中了解疾病特征的方法,具有微创、快速、安全等优点,是近年来肿瘤研究的热点。

肿瘤细胞凋亡或坏死后会释放 DNA,由此产生的 *ctDNA* 代表了整个肿瘤基因组,它包含与癌症相关的分子特征,如突变、表观遗传学改变等,在肿瘤的诊断和个体化治疗中越来越受到重视。对 10 项研究的系统回顾显示,ctDNA 结合 AFP 检测诊断肝癌的准确率要高于单独检测 AFP[23]。除此之外,通过测序解密 ctDNA 的基因组信息,还有助于预测疗效和预后。在一项招募了 121 名晚期肝癌患者的队列研究中,ctDNA 的突变图谱显示了最常见的肝癌相关原癌基因和抑癌基因的突变,包括 TP53、PTEN、AXIN1 等,它还揭示了与酪氨酸激酶抑制剂(TKI)系统治疗反应相关的突变信号,有助于预测系统治疗的疗效[24]。循环 RNA、CTC 和细胞外囊泡的相关研究也十分类似,都是运用微创、便捷的手段检测肿瘤相关物质,了解其生物学特征,从而达到指导诊断与治疗的目的。

4. 小结　近年来,我国的肝癌诊断技术取得了较大进步,年龄标化后的总体 5 年净生存率由 11.7% 提高到 14.1%[25],这得益于血液、影像等诊断技术的联合应用。未来在肝癌的早期诊断方面,血清标志物的联合检测及新型超声、MRI 技术势必占据一定优势,但仍需考虑其经济性问题。AI 在处理和分析大量数据方面具有较大优势且发展迅速,但仍需要大规模的临床试验验证。液体活检技术具有微创、快速等优点,但是距离其转化至临床应用尚需一段时间,需要发现更多特异性的标志物。总之,上述肝癌诊断技术的发展将在未来肝癌的治疗及预后中发挥重要作用。

(贺　阳　童　强　胡亚华　陈其奎)

参考文献

[1] SUNG H,FERLAY J,SIEGEL R L,et al. Global Cancer Statistics 2020:GLOBOCAN Estimates of Incidence and Mortality Worldwide for 36 Cancers in 185 Countries [J]. CA Cancer J Clin,2021,71(3):209-249.

[2] TZARTZEVA K,OBI J,RICH N E,et al. Surveillance Imaging and Alpha Fetoprotein for Early Detection of Hepatocellular Carcinoma in Patients With Cirrhosis:A Meta-analysis[J]. Gastroenterology,2018,154(6):1706-1718. e1.

[3] CHOI J,KIM G A,HAN S,et al. Longitudinal Assessment of Three Serum Biomarkers to Detect Very Early-Stage Hepatocellular Carcinoma [J]. Hepatology,2019,69(5): 1983-1994.

[4] YANG J D,ADDISSIE B D,MARA K C,et al. GALAD Score for Hepatocellular Carcinoma Detection in Comparison with Liver Ultrasound and Proposal of GALADUS Score [J]. Cancer Epidemiol Biomarkers Prev,2019,28(3):531-538.

[5] FILIPPOU P S,KARAGIANNIS G S,CONSTANTINIDOU A. Midkine(MDK)growth factor: a key player in cancer progression and a promising therapeutic target [J]. Oncogene,2020, 39(10):2040-2054.

[6] LU Q,LI J,CAO H,et al. Comparison of diagnostic accuracy of Midkine and AFP for detecting hepatocellular carcinoma:a systematic review and meta-analysis [J]. Biosci Rep,

2020,40（3）：BSR20192424.

［7］XU D,SU C,SUN L,et al. Performance of Serum Glypican 3 in Diagnosis of Hepatocellular Carcinoma：A meta-analysis［J］. Ann Hepatol,2019,18（1）：58-67.

［8］SUN T,TANG Y,SUN D,et al. Osteopontin versus alpha-fetoprotein as a diagnostic marker for hepatocellular carcinoma：a meta-analysis［J］. Onco Targets Ther,2018,11：8925-8935.

［9］CHENG K,SHI J,LIU Z,et al. A panel of five plasma proteins for the early diagnosis of hepatitis B virus-related hepatocellular carcinoma in individuals at risk［J］. EBioMedicine, 2020,52：102638.

［10］KOZIOL J A,IMAI H,DAI L,et al. Early detection of hepatocellular carcinoma using autoantibody profiles from a panel of tumor-associated antigens［J］. Cancer Immunol Immunother,2018,67（5）：835-841.

［11］ZHANG S,LIU Y,CHEN J,et al. Autoantibody signature in hepatocellular carcinoma using seromics［J］. J Hematol Oncol,2020,13（1）：85.

［12］YOON J H,LEE J M,LEE D H,et al. A Comparison of Biannual Two-Phase Low-Dose Liver CT and US for HCC Surveillance in a Group at High Risk of HCC Development［J］. Liver Cancer,2020,9（5）：503-517.

［13］BRUNSING R L,CHEN D H,SCHLEIN A,et al. Gadoxetate-enhanced Abbreviated MRI for Hepatocellular Carcinoma Surveillance：Preliminary Experience［J］. Radiol Imaging Cancer,2019,1（2）：e190010.

［14］KHATRI G,PEDROSA I,ANANTHAKRISHNAN L,et al. Abbreviated-protocol screening MRI vs. complete-protocol diagnostic MRI for detection of hepatocellular carcinoma in patients with cirrhosis：An equivalence study using LI-RADS v2018［J］. J Magn Reson Imaging,2020,51（2）：415-425.

［15］STROBEL D,JUNG E M,ZIESCH M,et al. Real-life assessment of standardized contrast-enhanced ultrasound（CEUS）and CEUS algorithms（CEUS LI-RADS®/ESCULAP）in hepatic nodules in cirrhotic patients-a prospective multicenter study［J］. Eur Radiol, 2021,31（10）：7614-7625.

［16］European Association for the Study of the Liver. EASL Clinical Practice Guidelines：Management of hepatocellular carcinoma［J］. J Hepatol,2018,69（1）：182-236.

［17］CHERNYAK V,FOWLER K J,KAMAYA A,et al. Liver Imaging Reporting and Data System（LI-RADS）Version 2018：Imaging of Hepatocellular Carcinoma in At-Risk Patients［J］. Radiology,2018,289（3）：816-818.

［18］MILLET J D,KAMAYA A,CHOI H H,et al. ACR Ultrasound Liver Reporting and Data System：Multicenter Assessment of Clinical Performance at One Year［J］. J Am Coll Radiol,2019,16（12）：1656-1662.

［19］SON J H,CHOI S H,KIM S Y,et al. Validation of US Liver Imaging Reporting and Data System Version 2017 in Patients at High Risk for Hepatocellular Carcinoma［J］. Radiology,2019,292（2）：390-397.

［20］HUANG J Y,LI J W,LU Q,et al. Diagnostic Accuracy of CEUS LI-RADS for the Characterization of Liver Nodules 20mm or Smaller in Patients at Risk for Hepatocellular Carcinoma [J]. Radiology, 2020, 294 (2): 329-339.

[21] BHARTI P, MITTAL D, ANANTHASIVAN R. Preliminary Study of Chronic Liver Classification on Ultrasound Images Using an Ensemble Model [J]. Ultrason Imaging, 2018, 40 (6): 357-379.

[22] SHAN Q Y, HU H T, FENG S T, et al. CT-based peritumoral radiomics signatures to predict early recurrence in hepatocellular carcinoma after curative tumor resection or ablation [J]. Cancer Imaging, 2019, 19 (1): 11.

[23] CHEN V L, XU D, WICHA M S, et al. Utility of Liquid Biopsy Analysis in Detection of Hepatocellular Carcinoma, Determination of Prognosis, and Disease Monitoring: A Systematic Review [J]. Clin Gastroenterol Hepatol, 2020, 18 (13): 2879-2902.e9.

[24] VON FELDEN J, CRAIG A J, GARCIA-LEZANA T, et al. Mutations in circulating tumor DNA predict primary resistance to systemic therapies in advanced hepatocellular carcinoma [J]. Oncogene, 2021, 40 (1): 140-151.

[25] ALLEMANI C, MATSUDA T, DI CARLO V, et al. Global surveillance of trends in cancer survival 2000-14 (CONCORD-3): analysis of individual records for 37 513 025 patients diagnosed with one of 18 cancers from 322 population-based registries in 71 countries [J]. Lancet, 2018, 391 (10125): 1023-1075.

第八章

胰腺癌诊疗思维

【概述】

胰腺癌（pancreatic cancer，PC）是原发于胰腺组织的一种发病隐匿、病因复杂且恶性程度高的消化道肿瘤。胰腺癌临床表现无特异性，以上腹疼痛、饱胀不适、黄疸、消瘦多见。胰腺癌早期诊断困难、疾病进展迅速，且手术疗效不佳、术后易复发转移，导致临床诊治极具挑战性，预后较差，是常见的恶性肿瘤死亡原因之一。

近年来，胰腺癌发病率呈逐渐上升趋势，40 岁以上多发，男性多于女性。

【典型病例】

 病例 1

1. 患者女性，76 岁，因"上腹痛 3 个月"入院。

2. **现病史** 患者于 3 个月前无明显诱因出现上腹痛，呈持续性胀痛，中上腹明显，伴腰背部放射痛，并进行性加重，伴反酸、嗳气、食欲减退，偶有心悸，无发热、黄疸，病后未行诊治。今为求诊治来我院门诊，门诊查腹部 CT 平扫示：①胰腺肿瘤并肝胃间隙及腹膜后淋巴结转移可能；②盆腔少量积液。遂以"胰腺癌？"收入院。起病以来，患者精神、食欲、睡眠较差，大便 2~3d/次，小便如常，体力下降，体重 3 个月内下降 4kg。

3. **既往史** 高血压病史 5 年，最高血压不详，平素服用"氨氯地平 1 片、1

次/d",血压控制可;有冠心病病史,院外自行服用"稳心颗粒",未规律用药;否认糖尿病等其他慢性病病史;否认肝炎、结核等传染病病史;否认食物、药物过敏史;否认烟酒史。

4. **体格检查** 体温 36.2℃,脉搏 74 次/min,呼吸 20 次/min,血压 120/81mmHg。神清,精神差,步入病房,查体合作,营养良好。双侧瞳孔等大等圆,皮肤及巩膜无明显黄染,浅表淋巴结未及肿大。双肺呼吸音清,未闻及明显干、湿啰音。心率 74 次/min,律齐,各瓣膜区未闻及明显病理性杂音。腹软,中上腹压痛,无反跳痛,肝、脾肋下未及,墨菲征(-),移动性浊音(-),双肾叩击痛(-)。双下肢未见水肿。生理反射存在,病理反射未引出。

5. **入院前检验检查** 腹部 CT 平扫(2021-02-15):①胰腺肿瘤并肝胃间隙及腹膜后淋巴结转移可能;②盆腔少量积液。

6. **入院诊断** ①胰腺癌? ②高血压;③冠心病。

7. **鉴别诊断**

(1) 消化性溃疡:腹痛有明显规律性,可以行消化内镜+组织学检查,易于鉴别。

(2) 慢性胰腺炎:既往有长期饮酒史或胆道系统疾病史,主要表现为反复发作性腹痛、腹泻、消瘦、黄疸。CT 可发现胰腺腺体部分钙化。胰腺影像学和胰腺外分泌功能可进行鉴别。

(3) 壶腹周围癌:主要表现为腹痛、黄疸、消瘦,CT 或 ERCP 检查可鉴别。

(4) 胆管癌:主要表现为黄疸、胆囊肿大、无压痛,血清胆红素增高,可行血生化、超声、MRCP 或 ERCP 等检查排除此诊断。

8. **入院后检验检查**

(1) 血常规:RBC 3.64×10^{12} 个/L,余正常。

(2) 肝肾功能及电解质:GGT 72.4U/L,ALP 135.4U/L,余正常。

(3) 凝血功能:纤维蛋白原 4.14g/L,D-二聚体 0.26mg/L,NT-proBNP、cTnI 正常。

(4) 肿瘤标志物:CA125 59.8U/ml↑,CA19-9 742U/ml↑,AFP、CEA、CA153、SCC 正常。

(5) 糖化血红蛋白(HbA1c)6.51%,增高。

(6) 大便检查+隐血正常。

(7) 尿常规:尿蛋白(弱+),尿隐血(1+),黏液丝 1.47/μl。

(8) 十二通道心电图:①窦性心律;②正常心电图。

(9) 心脏彩超:主动脉瓣退行性变伴钙化并轻度关闭不全,二尖瓣退行性变伴钙化并中度狭窄,左室舒张功能减退。

(10) 全腹部 CT 增强:①胰腺癌侵犯脾动脉并肝胃间隙、腹膜后淋巴结转移可能性大;②盆腔少量积液(图 3-8-1)。

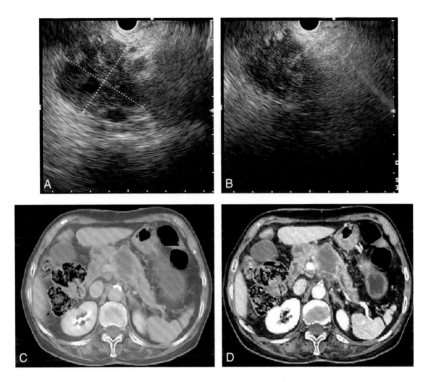

图 3-8-1 超声内镜及影像学检查

A、B.超声内镜:胰腺颈体部见一低回声占位性,回声不均,大小约4.8cm×4.6cm;在超声引导下COOK专用22G超声穿刺针成功穿入病灶,共穿刺3针,每次反复提插20余次,抽出适量组织条送病理检查,涂片送细胞学检查。C、D.腹部CT:胰腺癌侵犯脾动脉并肝胃间隙、腹膜后淋巴结转移可能性大。

(11)胸部CT增强:①双肺纹理增多,散在微结节;②二尖瓣区钙化灶,主动脉及冠脉硬化,升主动脉增宽。

(12)胃镜:反流性食管炎(C级),糜烂性胃炎。

(13)无痛超声内镜检查+EUS引导下胰腺穿刺活检:胰腺占位,癌?(性质待病理检查及细胞学检查,图3-8-1)。病理检查见恶性细胞,考虑为腺癌。补充报告示(胰腺穿刺组织)腺癌,胰导管上皮来源;免疫组化结果示CK7(+),CK19(+),CA19-9(+),TTF-1(−),Ki-67(约 30%+),CDX2(−),CK20(−),Villin(−),CD56(−);MMR 检测示 MLH1(+),MSH2(+),MSH6(+),PMS2(+),pMMR;特殊染色示爱先蓝(+)。

9. 入院后治疗及转归 入院后给予抑酸、保护胃食管黏膜、促胃肠动力、止痛等治疗。针对患者病情,请多学科会诊,建议转肿瘤科治疗,后转入肿瘤科行胰腺癌病灶局部放疗等。2021年4月3日患者腹痛等症状好转出院。

10. 出院诊断 ①胰腺癌($T_4N_1M_0$ Ⅲ期);②慢性胃炎;③反流性食管炎(C级);④高血压;⑤冠心病。

 病例2

1. 患者女性,82岁,因"黄疸1个月余"入院。

2. 现病史 患者诉1个月前出现黄疸,皮肤、巩膜明显黄染,大便3次/d,不成形,陶土样便,小便色黄,浓茶样;伴食欲减退,无明显瘙痒、乏力等不适,未经治疗。今为求进一步诊治来我院,门诊排除新型冠状病毒感染后,以"腹痛"收入院。起病以来,患者精神、食欲差,睡眠可,大小便如上,体力、体重未见明显变化。

3. 既往史 否认冠心病、高血压、糖尿病等慢性病病史;否认乙肝、结核、新型冠状病毒感染等传染病病史;否认外伤、手术、输血史;否认食物、药物过敏史。

4. 体格检查 体温36.3℃,脉搏91次/min,呼吸18次/min,血压111/55mmHg。神清,精神可,步入病房,查体合作,营养一般,双侧瞳孔等大等圆,皮肤及巩膜明显黄染,浅表淋巴结未及肿大,双肺呼吸音清,未闻及明显干、湿啰音。心率91次/min,律齐,各瓣膜区未闻及明显病理性杂音。腹软,右上腹扪及包块,质硬,轻压痛,肝、脾肋下未及,墨菲征(−),移动性浊音(−),双肾叩击痛(−),双下肢未见水肿,生理反射存在,病理反射未引出。

5. 入院前检验检查 无。

6. 入院诊断 ①黄疸待查;②腹腔包块待查。

7. 鉴别诊断

(1) 黄疸相关鉴别诊断:①食物源性皮肤黄染:询问是否进食富含胡萝卜素的食物,如胡萝卜、南瓜等。此类疾病血生化胆红素一般不升高,行血生化、影像学检查可排除此诊断。②溶血性黄疸:儿童和青少年多见,且有家族史、类似发作史,表现为黄疸、尿色正常、大便色深。急性溶血时可有发热、寒战、血红蛋白尿,查患者血常规可有贫血、网织红细胞增加。行血常规、UCB及尿常规可排除此诊断。③肝细胞性黄疸:由肝细胞严重损害引起,既往有肝疾病史、输血史、肝损药物史。查血生化有CB、UCB均增高,尿胆红素阳性,行血生化、尿常规可鉴别。④胆汁淤积性黄疸:胆道完全梗阻时表现为尿色深、陶土样大便,行影像学、细胞学检查可明确诊断。

(2) 右上腹部包块鉴别诊断:①炎症性包块:急性炎症多有发热、局部疼痛,血常规提示WBC增高;慢性炎症可有局部症状。腹部超声、CT等影像学检查可排除此诊断。②肿瘤性包块:良性肿瘤性包块表面光滑、活动性好;恶性肿瘤起病隐匿,肿块质硬、活动性差。腹部超声、CT等影像学检查可明确诊断。③梗阻性包块:急性梗阻时可短期内出现腹部包块,并有相应临床症状;慢性梗阻病程长,有消化道或胆道梗阻相关症状。行腹部超声、CT等相关检查可鉴别诊断。

8. 入院后检验检查

(1) 血常规+hsCRP+SAA (2021-09-09):NEU% 77.40%,LYM% 6.30%,MON% 15.40%,LYM# 0.40×10^9 个/L,MON# 0.98×10^9 个/L,RBC 3.67×10^{12} 个/L,HGB 74.00g/L,HCT 21.20%,MCV 57.80fl,MCH 20.20pg,RDW 变异系数 0.24。

(2) 胰腺炎生化(血 AMY、LIPA)(2021-09-09):脂肪酶 15.00U/L。

(3) 血常规(2021-09-10):LYM% 14.20%,MON% 17.70%,LYM# 0.88×10^9 个/L,MON# 1.10×10^9 个/L,RBC 3.21×10^{12} 个/L,HGB 65.00g/L,HCT 18.70%,MCV 58.30fl,MCH 20.20pg,RDW 变异系数 0.24。

(4) TBIL、DBIL、ALT+AST、电解质 6 项(急)(2021-09-10):AST 50.00U/L,TBIL 274.26μmol/L,DBIL 217.00μmol/L,钠 127.00mmol/L,氯 98.60mmol/L,钙 1.77mmol/L,镁 0.64mmol/L,磷 0.45mmol/L。

(5) 胰腺炎生化(血 AMY、LIPA)(2021-09-10):淀粉酶<30.00U/L,脂肪酶 12.00U/L。

(6) 血常规+hsCRP+SAA (2021-09-11):MON% 20.10%,LYM# 1.02×10^9 个/L,LYM# 0.96×10^9 个/L,RBC 3.38×10^{12} 个/L,HGB 70.00g/L,HCT 20.00%,MCV 59.20fl,MCH 20.70pg,RDW 变异系数 0.24。

(7) 胸部 CT 平扫(2021-09-07):①支气管疾病,双肺支气管扩张伴感染,左肺上叶毁损,右上肺局部膨胀不全;②气管及支气管管壁钙化;③主动脉及冠状动脉钙斑;④甲状腺右侧叶钙化灶;⑤肝内低密度灶,门静脉增宽,胆囊密度增高。

(8) MRI-肝胆脾增强,MRI-肝胆脾平扫+MRCP(2021-09-08):①胰头区占位,伴肝内、外胆管及胆总管扩张,主胰管扩张,考虑为肿瘤性病变、胆总管下段受侵可能,建议结合 MRI 增强检查;②胆囊增大、胆囊炎,胆囊管信号不均,结石可能,左肾囊肿可能;③肝脏多发异常信号,囊肿? 建议 MRI 增强检查;④腹膜后淋巴结可见;⑤部分腰椎、双侧髂骨内异常信号,建议进一步检查;⑥胃底区胃壁增厚,周围脂肪间隙模糊,建议结合胃镜检查。

(9) 行 EUS-FNA 及 ERCP 治疗,无痛超声胃镜检查(2021-09-09)(图 3-8-2):胰头低回声占位(癌?),胆总管中上段扩张,胰管扩张,胆囊炎胆汁淤积,腹膜后肿大淋巴结,肝囊肿,胃角溃疡(A2),慢性萎缩性胃炎伴糜烂。超声穿刺诊断为胰头低回声占位(癌?);ERCP 术后诊断为胆总管狭窄 ERC+ERBD。液基薄层细胞制片术示(胰头穿刺 10 张)涂片镜下见腺癌细胞。病理检查示穿刺标本(第一针、第二针、第三针、第四针)结合免疫组化,符合胰腺导管腺癌;免疫组化结果示 CK7(+),CK19(+),Villin(−),Ki-67(+,LI 约 20%),CDX2(灶状+),CK20(−),P53(弥漫+,突变型)。

9. 入院后治疗及转归 患者入院后予以抗感染、补液、对症治疗,病理检查结果回报后请肿瘤科会诊,后转肿瘤科进一步治疗。2021 年 9 月 24 日复查腹部

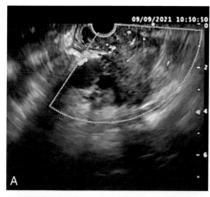
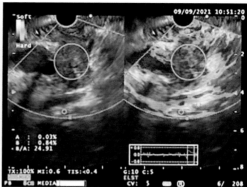
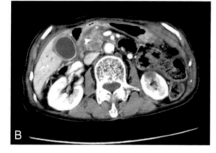

图 3-8-2 超声内镜及影像学检查
A. 超声内镜诊断为胰头低回声占位(癌?)。B.腹部 CT:①胰头部肿块,考虑为肿瘤性病变,累及十二指肠,并肝内外胆管、胆囊、主胰管扩张;②肝总管-胆总管置管术后改变,请结合临床;③肝内多发囊肿,左肾囊肿,左侧肾上腺结合部增粗;④肠管内容物较多;⑤盆腔少量积液。

CT(图 3-8-2)示:①胰头部肿块,考虑为肿瘤性病变,累及十二指肠,并肝内外胆管、胆囊、主胰管扩张;②肝总管-胆总管置管术后改变,请结合临床;③肝内多发囊肿,左肾囊肿,左侧肾上腺结合部增粗;④肠管内容物较多;⑤盆腔少量积液。2021 年 9 月 26 日复查肝胆脾 MRI,对比前片(2021 年 9 月 7 日 MRI)示:①胰头区占位,考虑为肿瘤性病变,肝内外胆管及胆总管扩张,主胰管扩张,较前稍减轻;②胆囊增大,胆囊炎,胆囊管结石可能;③肝脏多发囊肿,左肾囊肿,大致同前;④腹膜后淋巴结可见,同前;⑤部分腰椎异常信号,大致同前,建议行腰椎 MRI 平扫+增强;⑥胃底区胃壁增厚,周围脂肪间隙模糊,大致同前。患者于 2021 年 9 月 30 日开始行卡瑞利珠单抗 200mg d1+S-1(60mg、2 次/d 口服,d1~14)第 1 周期系统治疗。2021 年 10 月 26 日开始行卡瑞利珠单抗 200mg d1+S-1(60mg、2 次/d 口服,d1~14)第 2 周期系统治疗,辅以抗感染、止痛、护肝、护胃、营养支持等治疗。

10. 出院诊断　①胰腺导管腺癌;②胆囊结石胆囊炎;③胆汁淤积;④双肺支气管扩张伴感染;⑤肝囊肿;⑥胃角溃疡(A2);⑦慢性萎缩性胃炎伴糜烂;⑧化疗后骨髓抑制,白细胞减少,中性粒细胞减少症,继发性血小板减少;⑨急性下呼吸道感染;⑩慢性顽固性疼痛;⑪重度营养不良伴消瘦。

知识点一

胰腺癌高危因素有肥胖、2 型糖尿病、吸烟、遗传因素等。结合下列检查考虑胰腺癌的诊断：①肿瘤标记物明显升高，特别是 CA19-9、CA125 升高；②超声、CT、MRI 等影像学检查发现胰腺本身占位性病变，可向四周侵犯、淋巴结转移；③EUS 引导下穿刺活检病理组织诊断。

知识点二

血清 CA19-9 是目前最常用的胰腺癌诊断标志物，还有助于预后评估及疗效评价。对于 CA19-9 阴性的胰腺癌人群，联合应用其他临床常用的肿瘤标志物如 CA125、CEA、CA50、CA242、CA724 等，有助于提高诊断灵敏度和特异度。循环肿瘤 DNA、循环肿瘤细胞及外泌体检测等液体活检技术是胰腺癌诊断、疗效评价的重要手段。

知识点三

多期增强 CT 是目前诊断胰腺癌的首选检查方法，可明确显示肿瘤大小、位置、密度及血供情况，有助于评估肿瘤的可切除性及新辅助治疗的效果。MRI 可显示胰胆管扩张情况，有助于胰腺癌的鉴别诊断。PET/CT 有助于判断转移风险，鉴别肿瘤性质。EUS 有助于肿瘤 T 分期及胰周淋巴结转移的判断和获取组织学标本，明确病理学诊断。三维可视化模型可运用于术前可切除性评估和制定手术方案。

知识点四

胰腺癌分为可切除、交界可切除及不可切除胰腺癌。前两者多采取以手术为主的综合治疗方案，根据患者病情予以新辅助治疗，术前营养支持或胆道引流，术后制定个体化的营养支持方案，尽早予以辅助化疗可防止或延缓肿瘤复发；对于不可切除胰腺癌，多采取以放化疗、免疫治疗为主的综合治疗方案。

【专家点评】

胰腺癌是常见的恶性程度极较高的消化道肿瘤，其临床表现无特异性，以上腹痛、腹胀、黄疸、消瘦多见。由于病情发展迅速，胰腺癌早期诊断困难，致死率高。因此，早期诊断胰腺癌及提高规范化诊疗水平，对改善胰腺癌患者的预后至关重要。

病例 1 是老年女性患者，患者上腹痛进行性加重并向腰背部放射，门诊腹部 CT 考虑胰腺癌的可能，入院后进一步完善相关检查，患者 CA19-9 及 CA125 增高，结合增强 CT 探查胰腺肿瘤与周围血管及邻近器官的关系，同时利用 EUS 引导下穿刺活检明确病理学诊断并进行免疫组化，对胰腺癌进行了明确诊断及系统评估，并请多学科会诊协助诊治，符合规范。但需要指出的是，本病例胰腺癌放疗后应进行影像学复查以评价治疗效果，也应进一步评估放疗后是否需要进行手术、化疗或免疫治疗。

病例 2 根据患者黄疸伴右下腹包块、食欲减退、直接胆红素升高为主等证据，考虑梗阻性黄疸可能性大，结合 MRI、MRCP 来探查胰腺及周围组织器官侵犯情况，利用 EUS-FNA 获取组织学标本以明确病理学诊断并进行免疫组化，以及 CT 探查胰腺肿瘤邻近器官侵犯情况，对胰腺癌进行了系统评估，并积极对症治疗（包括行 ERCP 治疗），转肿瘤科行周期性免疫治疗，这对延缓病情进展、改善患者预后至关重要。但本病例在诊断胰腺癌过程中未检验血清肿瘤标志物及增强 CT 扫描，且 MRI 提示腰椎、双侧髂骨内均有异常信号，但并未进一步检查是否为胰腺癌骨转移灶。另外，患者经两次免疫治疗结束后均未行影像学检查，不能对比治疗前后肿瘤大小、周围血管、胆总管及胰管扩张情况。

【规范化诊疗流程】（图 3-8-3）

【指南推荐】

中华医学会外科学分会胰腺外科学组. 中国胰腺癌诊治指南（2021）[J]. 中华消化外科杂志，2021，20（7）：713-729.

【综述】

超声内镜在胰腺癌诊断中应用的研究进展

胰腺癌是一种恶性程度极高的消化道肿瘤，其发病率呈逐渐上升趋势。胰腺癌患者临床表现无特异性。由于胰腺为腹膜后位器官，早期可无症状或症状不明显，当患者确诊时多已达局部晚期，或有远处转移[1]。胰腺癌早期诊断困难、病情发展快、手术切除率低、术后易复发转移，临床诊治极具挑战性，故预后极差。

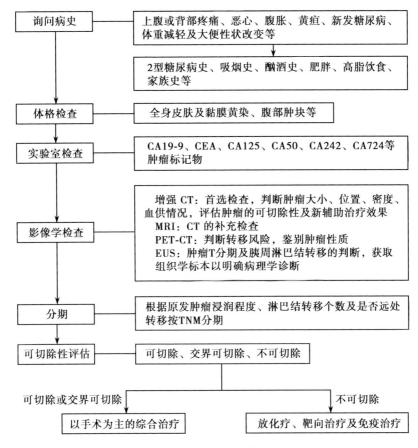

图 3-8-3　胰腺癌诊疗流程

2021 年统计数据显示,近 10 年来,胰腺癌发病率每年上升约 1%[2]。过去 10 年间,胰腺癌导致的死亡在所有恶性肿瘤相关死亡中所占的比例上升了 9%[3]。因此,早期确诊胰腺癌并予以干预措施可延缓病情进展,改善预后。目前临床上常用的影像学检查方法有多期增强 CT 和动态 MRI。近些年来,随着超声内镜(EUS)及其相关技术的发展,在胰腺癌的早期诊断、病理诊断等方面起到了至关重要的作用,本文将介绍关于 EUS 在胰腺癌诊断方面的新突破。

1. EUS 在胰腺癌诊断中的价值　EUS 可以对胰腺及胆道系统进行近距离超声扫描,且不受胃肠道内气体、皮下脂肪层和骨骼等的干扰,可以完整地显示胰腺内部结构,是目前诊断及鉴别诊断胰腺肿瘤最敏感的检查手段[4]。目前 EUS 最小可发现直径为 5mm 的肿瘤,被认为是胰腺癌最有效的诊断方式[5]。

Yamashita 等研究认为,对于那些有非特异性表现的小胰腺癌,且 CT、MRI 无法找到相关病灶的患者,可首先考虑 EUS 进行进一步诊断[6]。研究发现,增强

EUS(CE-EUS)对小胰腺癌有更高的灵敏度[7]。在传统的 EUS 检测到胰腺病变的情况下,CE-EUS 能发现更小的肿块,有助于胰腺癌的鉴别诊断。Kitano 等研究结果指出,EUS、体表超声、CT 和 MRI 检查胰腺癌的敏感度分别为 94%、67%、74% 和 79%[8],表明 EUS 在检测胰腺癌方面优于体表超声、CT 和 MRI 等常规影像学检查。有研究显示,EUS 诊断 T_{1-2} 期胰腺癌的灵敏度和特异度分别为 72% 和 90%,诊断 T_{3-4} 期的灵敏度和特异度分别为 90% 和 72%,对肠系膜上静脉及门静脉是否侵犯和浸润范围的判断优于 CT 及 MRI 检查[9]。

2. EUS 引导下穿刺活检术　EUS 引导细针抽吸及细针穿刺活检术(EUS-FNA、EUS-FNB)在组织获取和安全性方面优于 ERCP 等其他方法。一项回顾性研究表明,术前 EUS-FNA 诊断准确率高,约 26.7% 的患者根据术前 EUS-FNA 检查发现为其他胰腺疾病,从而避免手术[10]。研究发现,EUS 能准确地从胰腺导管腺癌(PDAC)中获取到足够的组织用于靶向基因组测序,从而指导胰腺癌治疗和预测预后。当需要对肿瘤进行基因分型时,特别是直径≤3cm 或位于胰腺头颈部的肿瘤,应首先考虑 EUS-FNB[11]。

3. EUS 弹性成像　EUS 弹性成像用于发现胰腺癌的胰腺肿块和淋巴结转移,以及通过评估病变弹性来判断胰腺病变的严重程度。Kitano 等总结了 15 项研究发现,EUS 弹性成像的总体敏感性和特异性分别为 93% 和 63%[8]。研究显示,基于 EUS 弹性成像的高应变率与胰腺癌间质比例呈正相关,与切除的胰腺癌不良预后相关,且预测出采用白蛋白-紫杉醇和吉西他滨的治疗方案可以使局部晚期胰腺癌患者生存率提高[12]。该研究表明,EUS 弹性成像可辅助判断胰腺癌间质含量,指导临床药物的选择。

4. 快速现场评价　快速现场评价(rapid on-site evaluation,ROSE)是指用穿刺等方法获取标本,并在取材现场对其进行细胞学染色、判读、快速评价及初步诊断的技术。Khoury 等发现,与单用 FNA 相比,ROSE 联合 FNA 的诊断率明显提高(81% vs. 55%),且 ROSE 与胰腺癌最终组织病理诊断高度符合[13]。Crinò 等也认为,在胰腺实体病变中实施 EUS-FNA、EUS-FNB 时使用 ROSE,可提高诊断率和准确性[14]。

5. 人工智能技术　人工智能(artificial intelligence,AI)是利用数学模型和计算机算法来模仿人类智能。基于 AI 检测胰腺癌的方法总体准确率为 80%~97%,灵敏度为 83%~100%,且 AI 能提高 CE-EUS 的灵敏度。

Muhammad 等[15]报道了一种可以用于预测胰腺癌的人工神经网络(ANN),其灵敏度为 80.7%,特异性为 80.7%。ANN 还能够将人们分为低、中、高癌症风险等级,以便进行更有针对性的筛查和风险管理,同时计算机辅助框架也可以帮助放射科医师识别高风险的胰腺病变[16]。利用 AI 辅助多种流体和血清的生物标志物分析,如 miRNA,可能提供更敏感和特异性的检测[17]。

6. 小结　胰腺癌诊断主要靠影像学检查,对于胰腺癌高危人群的筛查,ERCP是有创性检查且并发症较多,而 CT 对于较小的早期病变敏感度较低,因此 EUS是更有希望应用于胰腺癌筛查的成像方式[18],并且临床常用来引导穿刺以获取组织标本[19]。EUS-FNA 及 EUS-FNB 可通过基因测序对胰腺癌患者的个体治疗发挥至关重要的作用;EUS 弹性成像具有高敏感性,且能预测预后;ROSE 能对胰腺癌进行快速评价和初步诊断;AI 作为一种评估胰腺癌风险的新兴方法,有望通过提高放射成像扫描和患者数据分析的准确性和一致性,提高胰腺癌的早期诊出率[20]。

EUS-FNA 作为一种侵入性检查,其准确性较大程度受操作者技术及经验的影响,且术后并发症不可避免,其中较常见的包括疼痛、出血以及胰腺炎。另外,对胰腺癌患者行 EUS-FNA 可能发生针道播种而引起腹膜癌,但缩短术前 EUS-FNA到最终手术的时间和切除针道可以减少针道播种的风险[21]。AI 准确性高,但 AI辅助 EUS 诊断胰腺癌时,图像的采集是大数据的难点,需要创建大量 EUS 图像数据。未来应不断发展 EUS 及其相关技术,尽可能降低其并发症的发生率,使胰腺癌的诊断与治疗有重大突破。

（廖　斐　林　晨　李胜保　董卫国）

参考文献

［1］HUNG Y,HSU M,CHEN L,et al. Alteration of Epigenetic Modifiers in Pancreatic Cancer and Its Clinical Implication［J］. J Clin Med,2019,8(6):903.

［2］SIEGEL R L,MILLER K D,FUCHS H E,et al. Cancer Statistics,2021［J］. CA Cancer J Clin,2021,71(1):7-33.

［3］FENG R M,ZONG Y N,CAO S M,et al. Current cancer situation in China:good or bad news from the 2018 Global Cancer Statistics?［J］. Cancer Commun(Lond),2019,39(1):22.

［4］WANG A Y,YACHIMSKI P S. Endoscopic Management of Pancreatobiliary Neoplasms［J］. Gastroenterology,2018,154(7):1947-1963.

［5］陈昱涵,王伟宁.消化内镜对小胰腺癌的诊断价值[J].现代消化及介入诊疗,2021,26(4):504-507.

［6］YAMASHITA Y,KITANO M. Endoscopic ultrasonography for pancreatic solid lesions［J］. J Med Ultrason,2020,47(3):377-387.

［7］YAMASHITA Y,TANIOKA K,KAWAJI Y,et al. Utility of Contrast-Enhanced Harmonic Endoscopic Ultrasonography for Early Diagnosis of Small Pancreatic Cancer［J］. Diagnostics,2020,10(1):23.

［8］KITANO M,YOSHIDA T,ITONAGA M,et al. Impact of endoscopic ultrasonography on diagnosis of pancreatic cancer［J］. J Gastroenterol,2019,54(1):19-32.

［9］KRISHNA S G,RAO B B,Ugbarugba E,et al. Diagnostic performance of endoscopic ultrasound for detection of pancreatic malignancy following an indeterminate multidetector CT scan:a systemic review and Meta-analysis [J]. Surg Endosc,2017,31(11):4558-4567.

[10] PARK J S,LEE J H,SONG T J,et al. The impact of preoperative EUS-FNA for distal resectable pancreatic cancer:Is it really effective enough to take risks? [J]. Surg Endosc, 2022,36(5):3192-3199.

[11] ELHANAFI S,MAHMUD N,VERGARA N,et al. Comparison of endoscopic ultrasound tissue acquisition methods for genomic analysis of pancreatic cancer [J]. J Gastroenterol Hepatol,2019,34(5):907-913.

[12] SHI S,LIANG C,XU J,et al. The strain ratio as obtained by endoscopic ultrasonography elastography correlates with the stroma proportion and the prognosis of local pancreatic cancer [J]. Ann Surg,2020,271(3):559-565.

[13] KHOURY T,KADAH A,FARRAJ M,et al. The role of rapid on-site evaluation on diagnostic accuracy of endoscopic ultrasound fine needle aspiration for pancreatic,submucosal upper gastrointestinal tract and adjacent lesions [J]. Cytopathology,2019,30(5):499-503.

[14] CRINÒ S F,DI MITRI R,NGUYEN N Q,et al. Endoscopic Ultrasound-guided Fine-needle Biopsy With or Without Rapid On-site Evaluation for Diagnosis of Solid Pancreatic Lesions: A Randomized Controlled Non-Inferiority Trial [J]. Gastroenterology,2021,161(3): 899-909.e5.

[15] MUHAMMAD W,HART G R,NARTOWT B,et al. Pancreatic Cancer Prediction Through an Artificial Neural Network [J]. Front Artif Intell,2019,2:2.

[16] CAZACU I M,UDRISTOIU A,GRUIONU L G,et al. Artificial intelligence in pancreatic cancer:Toward precision diagnosis [J]. Endosc Ultrasound,2019,8(6):357-359.

[17] ALIZADEH SAVAREH B,ASADZADEH AGHDAIE H,BEHMANESH A,et al. A machine learning approach identified a diagnostic model for pancreatic cancer through using circulating microRNA signatures [J]. Pancreatology,2020,20:1195-1204.

[18] 孙心竹,孙思予. 超声内镜在胰腺癌筛查中的作用[J]. 中国实用内科杂志,2021, 41(5):358-361.

[19] 中华医学会外科学分会胰腺外科学组. 中国胰腺癌诊治指南(2021)[J]. 中华消化外科杂志,2021,20(7):713-729.

[20] YOUNG M R,ABRAMS N,GHOSH S,et al. Prediagnostic Image Data,Artificial Intelligence,and Pancreatic Cancer:A Tell-Tale Sign to Early Detection [J]. Pancreas, 2020,49(7):882-886.

[21] UOZUMI N,OURA S,MAKIMOTO S. Subclinical Needle Tract Seeding by Endoscopic Ultrasound-Guided Fine-Needle Aspiration for Pancreatic Cancer [J]. Case Rep Oncol, 2021,14(2):977-982.